常用临床研究方案设计与标书撰写技巧

主审　武阳丰
主编　梁立荣　童朝晖

编者名单（按姓氏笔画排序）
左颖婷　冯　琳　李嘉琛
张　迪　梁立荣　童朝晖
褚水莲

编写秘书　冯　琳

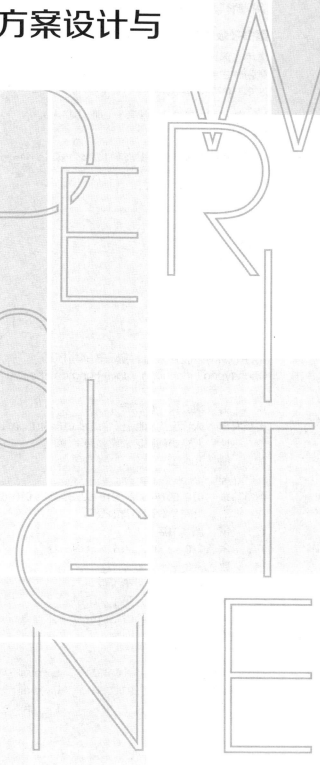

人民卫生出版社
·北京·

图书在版编目（CIP）数据

常用临床研究方案设计与标书撰写技巧 / 梁立荣，
童朝晖主编. 一北京：人民卫生出版社，2023.11
ISBN 978-7-117-35157-7

Ⅰ.①常… Ⅱ.①梁… ②童… Ⅲ.①临床医学
Ⅳ.①R4

中国国家版本馆 CIP 数据核字（2023）第 150448 号

常用临床研究方案设计与标书撰写技巧
Changyong Linchuang Yanjiu Fang'an Sheji yu Biaoshu Zhuanxie Jiqiao

主　　编　梁立荣　童朝晖
出版发行　**人民卫生出版社**（中继线 010-59780011）
地　　址　北京市朝阳区潘家园南里 19 号
邮　　编　100021
E － mail　pmph @ pmph.com
购书热线　010-59787592　010-59787584　010-65264830
印　　刷　北京华联印刷有限公司
经　　销　新华书店
开　　本　710×1000　1/16　印张：22
字　　数　393 千字
版　　次　2023 年 11 月第 1 版
印　　次　2023 年 12 月第 1 次印刷
标准书号　ISBN 978-7-117-35157-7
定　　价　78.00 元

打击盗版举报电话　010-59787491　　E － mail　WQ @ pmph.com
质量问题联系电话　010-59787234　　E － mail　zhiliang @ pmph.com
数字融合服务电话　4001118166　　　E － mail　zengzhi @ pmph.com

序

临床研究以人为研究对象，以人的健康为研究问题，其对医学、医疗卫生机构和医生个人发展的重要性显而易见。

然而，要把临床研究做好并指导临床实践并不容易。除充足的资金、优良的技术平台、规范的受试者保护体系和经验丰富的研究团队外，更重要的是要有优秀的临床研究者。

优秀的临床研究者，首先应是优秀的临床实践者，能够始终以患者为中心，从患者需求出发，在临床实践中敏锐地观察和发掘科研问题。同时，还必须学习和掌握临床研究的理论、方法与实践技能，能在实践中找到正确解决和回答问题的方法。

当前，在中国乃至全球，对医学创新人才的需求正在迅速增加。我们需培养出能够掌握和运用临床研究理论和方法的新一代复合型医学人才，即"临床科学家"，以满足当前及未来健康事业发展的需求。

临床研究方法涉及多个学科。其中流行病学和卫生统计学是临床医生和医学生们感觉最难懂的内容之一，常导致"学完就忘""一用就错"的困境。如何解决这一问题，本书进行了较详细的阐述。

本书从解决临床科学问题出发，整合了流行病学和卫生统计学的相关知识，以高效地设计与撰写临床研究方案为目标，为医学生和临床医务人员提供注重实际应用的临床研究方案设计与撰写的重要参考。本书巧妙地运用 PICOTS 模型，拆解剖析了临床研究设计 4 种常见类型的原理、关键要素和与之相配套的统计分析方法，以及如何基于 PICOTS 模型结构化搭建不同研究方案框架的步骤。通过使用 PICOTS 模型，研究者能更深入地理解、凝练并清晰地表述临床研究问题，合理地选择研究类型，快速地搭建研究方案。这有助于研究者在设计与撰写临床研究方案时，建立结构化思维，实现结构化表达，确保研究方案设计的科学性和撰写方案的规范性。

为了帮助读者更好地理解和应用 PICOTS 模型，本书为每种研究设计类型都提供了范例及问题案例，讲解了撰写临床研究方案的关键点和技巧。此外，为便于读者将本书介绍的方法和 PICOTS 模型有效地应用于临床研究项目或课题申报，本书还提供了一个在线辅助工具，供读者免费使用，为提升读者的临床研究能力提供有力的支持。

本书的主编梁立荣研究员拥有多年临床诊疗实践经验，并在医院开展临床研究二十余年，曾参与和负责多项高水平临床研究的设计、数据分析及文章发表，在长期临床研究方法学教学、培训及评审工作中积累了丰富的经验；主编童朝晖教授是国内知名呼吸与危重症专家，他在临床研究领域积累了丰富的经验并取得了卓越的成就，深知临床研究方法学对高质量临床研究产出的重要性，并长期致力于临床研究方法学平台的建设与人才培养。本书其他编者也均是在医院开展临床研究的一线工作者，在临床研究设计、方案撰写及统计分析方面都有丰富的经验。

本书不仅适用于医学本科生和研究生的医学教育，还可以作为临床医护人员的继续教育培训教材。

最后，衷心期望本书的读者能够从中获益，提升自己的临床研究能力，为我国临床研究高质量发展作出贡献。

武阳丰

2023 年 7 月于北京

前言

随着循证医学理念深入人心，开展临床研究、产生高质量证据是医学发展的大趋势。我国高度重视临床资源的科研应用与转化，部分地区开始建设研究型病房，临床研究能力将成为临床医务人员的一项核心竞争力。设计与撰写研究方案是开展临床研究的第一步，更是医学生及临床医生必备的基本功。但目前的医学教育是将临床研究所需的方法学知识——流行病学和卫生统计学作为两个独立的学科进行授课，其内在联系被忽视了，临床研究方法学的综合知识体系被割裂了，导致学生使用困难。

本书以全新的视角重新搭建流行病学和卫生统计学知识，为医学生和临床医务人员定制了一套注重应用的临床研究方法学的知识体系，并且该体系还能指导学生批判性地阅读文献、选取合理的统计方法、撰写符合要求的论文、避免因方法学而被拒稿。

此外，从搭建知识体系到实际应用的过程中需要反复实践。如何缩短这个实践周期是需要解决的第二个问题。对此，我们开发了配套的线上辅助工具，免费为相关人员研究方案的撰写提供参考范式。自 2020 年以来，这套知识体系与辅助工具已应用于首都医科大学研究生课程——临床研究设计与数据分析，绝大多数同学在20 多个学时结束时都能提交一份较为规范的临床研究方案，这也大大增强了我们编写此书的信心和动力。

本书共五篇：第一篇介绍常见的临床研究设计方法（包括横断面研究、病例对照研究、队列研究、随机对照试验和诊断试验）的原理及方案要素，并推荐使用PICOTS 模型来搭建临床研究方案的框架，即患者或人群（patients/population，P）、暴露因素或干预措施（intervention，I）、对照组（comparison，C）、结局指标（outcomes，O）及研究周期（time frame，T），而选取的研究设计类型（design style，S1）、样本量估算（sample size，S2）及统计分析方法（statistical analysis，S3），被归纳为"S"。第二篇结合案例对样本量估算进行了详细讲解。第三篇为常用的统计分析思路与方法，并附有 SPSS 的相应操作。第四篇是实操部分，结合范例系统讲解每一类研究的设计要点和方案撰写框架，并附应用工具辅助方案撰写的操作步骤。第五篇通过结合经典研究案例，介绍采用前述五种研究方法撰写科研论文的规范，有助于加深对 PICOTS 要素的理解与应用。

本书适用于医学研究生及临床医务人员。希望读者通过此书能实现两个转变：一是将研究方法的"选择"变为"匹配"，即首先对研究问题进行归类，再根据前述五种研究方法的特点进行匹配；二是实现临床研究设计与方案撰写的"结构化"，通过 PICOTS 模型凝练研究问题、搭建研究框架和绘制技术路线图，掌握结构化的思维模式，从而高效地完成临床研究设计、方案撰写及数据分析。

本书所有编者均有多年从事临床研究实践、方法学培训及咨询辅导的经验，在编写过程中力求内容专业性强、贴近实践应用，在此表示衷心感谢！此外，感谢首都医科大学附属北京朝阳医院临床流行病学研究室的景行在本书编写过程中协助查阅文献、绘制图表。

尽管本书经过了多轮核对修改，但鉴于编者水平有限，加之编写时间仓促，难免有不尽如人意之处，诚恳希望各位读者批评指正。

梁立荣　童朝晖

2023 年 7 月于北京

目录

第一篇　临床研究设计基本知识

第二篇　样本量估算及工具实现

第三篇　常用临床研究的统计分析方法及软件实现

第四篇 常用临床研究方案撰写及辅助平台

15

第五篇 常用临床研究的报告规范

第一篇
临床研究设计基本知识

第一章 临床研究设计基本要素

临床流行病学是临床医学与流行病学的交叉学科，为一套进行临床研究的理论与方法，其核心为临床科研设计（design）、测量（measurement）和评价（evaluation），简称为 DME。在立题后要有严密周到的设计，否则不能很好地控制影响因素，得不到真实可靠的结果。

第一节 提出临床研究问题

一切科学研究始于问题，准确地说，是提出问题。医务人员和临床研究从业者们每天的实践就是发现问题、提出问题、分析问题和解决问题。该过程需要医务人员或研究者既要有一定的临床经验，又要具备一定的科研洞察力，还要具备搜集资料的能力。

一、临床研究问题分类

临床研究是临床医务人员针对临床实践中遇到的一些与疾病诊断、治疗、护理、康复或预后有关的问题所做的研究。常见的临床研究问题有如下几类。

1. **描述性研究** 研究某种疾病在某个时间点人群中的分布情况，如调查 2022 年我国北方地区中老年人群高血压的患病率等。

2. **病因学研究** 探讨某种疾病的病因或危险因素的研究。

3. **诊断学研究** 选择哪种检查方法来确诊某种疾病、评估病情的严重程度或疾病分型，或明确某种检查/化验结果的临床意义或临床应用价值。

4. **治疗性研究** 多为临床疗效及安全性评价研究，即明确临床应用哪种药物治疗、手术方案、护理或康复的治疗措施，效果更好或更安全，或是明确哪种药物（治疗方案）或剂量对患者更有利，也包括进行几种药物（治疗方案）效果的比较。

5. **疾病预后或自然病程研究** 明确疾病预后或评估自然病程，或探讨如何预测病程的发展，明确疾病预后的影响因素，如何预防或降低患者不良预后的发生风险等。

二、构建一个好的临床研究问题

在临床实践中，每天可以提出很多新的研究问题。这些问题必须通过进一步思考分析，转化为清晰完整的研究问题。可以根据 PICOT 原则构建一个清晰完整的临床研究问题。PICOT 于 1995 年提出，指出了构建临床研究问题的逻辑框架或思路，PICOT 原则中每一个字母所表示的内涵如下。

P（patients/population）：即患者或人群，代表研究对象或研究人群，需要首先明确研究对象是什么人，患有什么疾病，主要特征是什么，如研究对象为慢性阻塞性肺疾病（简称"慢阻肺"）急性加重住院患者。

I（intervention）：即暴露因素或干预措施，代表要对研究对象实施的治疗措施，包括药物治疗、手术、护理或康复等。该措施针对干预性研究或临床试验研究，定义是极其广泛的，对于观察性研究如队列研究或病例对照研究，通常不给研究对象施加某种治疗措施，I 代表暴露因素（exposure factor）或分组因素；对于诊断试验研究，I 代表待评价的诊断方法。

C（comparison）：即对照组，代表对照或对照组将接受的治疗措施，与干预措施 I 相对应，其定义也是极其广泛的。对于诊断试验研究，C 代表金标准诊断方法。

O（outcomes）：即结局指标，包括主要结局指标和次要结局指标等。

T（time frame）：即研究周期，代表拟开展的研究周期，可以是出现观察研究结果的时间，或研究对象纳入所需要的时间。

例如：依据 PICOT 原则，构建慢阻肺急性加重住院患者以不同给药方式进行全身糖皮质激素治疗效果比较的临床研究问题（表 1-1-1）。

表 1-1-1 采用 PICOT 原则构建研究问题示例

研究问题要素	具体内容
P：患者或人群	慢阻肺急性加重住院患者
I：暴露因素或干预措施	入院 24 小时内给予口服甲泼尼龙 40mg，每日一次，连续服用 5 日
C：对照组	静脉给予甲泼尼龙，40mg，每日一次，连续 5 日
O：研究的结局指标	主要疗效评价指标：治疗失败率 次要疗效评价指标：住院时间，出院 30 日内再住院率等
T：研究周期	住院第 1 日至出院后 3 个月，并且出院后每个月门诊访视 1 次，连续随访至第 3 个月

经过上述基于 PICOT 原则构建临床研究问题的过程，使得研究问题所涉及的研究人群、治疗分组、评价的结局指标及研究周期变得更加具体和明确。构建后的研究问题可以表述为"与静脉给药相比，口服甲泼尼龙治疗慢阻肺急性加重住院患者可能不会增加治疗失败的风险"。

三、临床研究选题原则

提出和构建临床研究问题后，并不是每个研究问题都值得研究或可作为申报项目的选题，需要先排除是否由于在该领域的研究进展上存在认知上的盲区而导致的问题，这可以通过查阅相关文献和咨询该领域的专家来解决。如果在查阅文献和咨询专家后，发现该问题属于该领域尚未解决并且具有亟待解决的需求，那么这样的问题就具备研究价值。但是，最终是否真正要开展这个研究，投入人力、物力去实施，还需要采用一定的标准评估其是否具有可行性、重要性、创新性和符合伦理道德标准，这个标准简称为 FINER。其中，F（feasible）为可行，I（interest）为有趣，N（novel）为创新，E（ethical）为伦理标准，R（relevant）为相关。

（一）可行

可行（feasible）指拟开展的研究项目所需要的条件是否具备，主要包括以下几个方面。

1. 技术可行　指是否具有实施这项研究所需要的技术能力或条件是否可以满足，如研究者是否具有相关的专业知识背景、是否有前期工作基础、是否具备研究所需要的仪器设备或实验平台或其他技术能力等。

2. 操作可行　主要考虑拟开展的研究项目在具体实施的各个环节所需要的条件是否具备，例如：入选研究的人群是否有足够的病例资源能够满足样本量的需求，是否具备足够的人力和物力确保研究顺利并如期完成，如大规模队列研究两年一次的现场调查随访，需要投入大量的人力和物力，需要有充足的经费保障等。

3. 时间进程可行　整个项目的时间安排，包括完成方案设计、伦理申请、研究对象招募、资料收集与随访等所需要的时间是否符合基金或申报项目的要求，能在规定的时间内完成。

可行是目前项目评审的一个重要内容，因此，在进行临床选题时，特别是申报项目时，需要重视从可行性的角度来选题。

（二）有趣

回答提出的问题必须在研究者、同行和学术界看来是有趣（interest）的。这里的有趣不能简单理解为好玩，而是有其深刻的含义，包含重要、有价值等意义。

首先，研究者有兴趣驱动。好奇心是让研究者寻找研究问题的答案的动力，这就要求可满足这种好奇心的答案，至少假定存在。

其次，同行未来会对研究发现或结论感兴趣。研究结论要么能回答同行关心的问题或作为同行研究的起点，要么能为同行提供值得借鉴的方法、结果或结论，要么启发同行找到新的研究方向、提供新思路或解决方案。

再次，解决的研究问题可引起学术界的兴趣。仅仅只有自己、个别同行对研究的问题感兴趣是不够的，这就要求研究问题的有趣性具有一定的普适性。

（三）创新

创新（novel）指研究的问题或采用的方法与技术等具有原创性、独特性和首创性。但从临床实践中提出的研究问题往往是亟待解决的诊疗问题，不一定都是新问题，往往也不是从未研究过的问题；采用的研究方法，往往也不是原创或首创，恰恰相反，大部分研究需要参考标准化的研究设计，但研究的问题应是目前尚无明确答案的问题，或之前的研究还存在一定的不足，需要发展和完善；研究结果应能提供新的知识或证据，甚至能被引入指南成为新的诊疗方案推荐。因此，选题的创新性要求研究者要具备创新思维能力。此外，研究的选题可以研发或评价新的诊疗技术，体现技术创新；也可以提出一个新的理论或干预模式，体现理论创新或模式创新。目前项目评审对创新性的要求越来越高，因此，创新是临床研究选题的一个重要标准。

（四）伦理标准

任何临床研究开展与实施都应该符合医学伦理的标准，目前普遍遵照的标准是被国内外广泛接受《赫尔辛基宣言》和《药物临床试验质量管理规范》标准。

（五）相关

虽然研究的选题肯定是研究者感兴趣的，但从研究需求的角度考虑，最好还能与自己的研究领域甚至更广阔的领域、医学科学发展的策略与趋势密切相关（relevant），特别是从研究需求的大小和研究结果对临床实践可能带来的变化或给社会带来效益的角度来衡量。从这种意义上来说，相关性与研究问题的意义（重要性）及上述提到的有趣有一定的重复。可从以下几个方面来衡量选题的相关性或重要性。

1. 拟开展研究的疾病是否属于常见病和多发病？研究问题的解决是否可以惠及较大的患病群体。

2. 拟开展研究的疾病是否属于国家或地区研究规划中列出的研究重点领域或项

目申报中明确的重点疾病。

3. 研究结果是否能够在一定程度上改善临床实践。

4. 研究结果可能产生一定的社会影响力。

5. 研究结果是否能被推广或转化成具有自主知识产权的相关产品。促进科研成果转化和加速科研成果产业化已经成为我国科技政策的新趋势。目前临床类研究课题或项目评审越来越重视研究结果的转化应用价值，建议研究者在临床与科研工作中加强研究成果的转化意识，瞄准市场需求，加强与企业的交流合作，促进研究成果的转化应用，以惠及更多的患者。

总之，提出一个好的研究问题是临床研究的第一步，可以采用 PICOT 原则构建一个明确而又具体的研究问题，之后还需要应用 FINER 标准评估该研究问题是否真正值得去做。

‖ 第二节 明确研究方案设计要素

明确临床研究问题后，就需要设计研究方案了，这是开展研究或申报临床研究项目的一项重要工作，也是医务人员和研究人员需要具备的一项重要能力。

如何高效设计一个科学合理的研究方案，需要明确方案的要素，包括选取什么疾病人群作为研究对象，需要入选多少例研究对象即估算样本量，要收集哪些指标及收集的方法即明确测量方法与测量指标，采用何种指标评价研究的主要结果即确定主要评价指标，最后选择什么设计类型能更好地回答研究问题，以上是设计方案时要考虑和明确的几个关键点，这些内容构成了临床研究方案设计的要素。这些要素恰好是上一节提到的 PICOT 原则。

一、研究对象的选择

研究问题明确后，也就确定了研究的目标人群。临床研究对象主要为患有某种疾病的人，所以选择研究对象首先要明确该病的诊断标准。考虑到研究的可行性，研究者往往会从研究的目标总体中选取一部分作为研究对象，并且选取的研究对象能够准确代表所关注的目标总体，例如：地域、年龄、性别、民族或种族等特征与目标总体一致，确保选取的研究对象具有良好的代表性；此外还要考虑能否在特定研究时间内获取足够数量的研究对象，因此选取研究对象时需要兼顾研究结果的真实性与研究的可行性，在二者之间反复权衡，因此，需要设计科学合理的研究对象的纳入标准与排除标准。

（一）诊断标准

根据不同的研究问题，研究对象既可能是被确诊患有某种疾病的人，也可能是以某种不适就诊但未患病的亚临床人群，有时还可能是健康志愿者或社区人群。如果明确是患有某种疾病，那么采用统一、通用的诊断标准是选择适宜研究对象的首要条件。

诊断标准（diagnostic criteria）指现行公认的能够正确诊断疾病的标准。临床研究中采用的诊断标准主要有以下来源：①国际统一标准，如世界卫生组织（World Health Organization，WHO）关于原发性高血压的诊断标准，或某种疾病的国际权威临床指南，如慢性阻塞性肺疾病全球倡议组织（GOLD）2022 年发布的对慢阻肺的诊断标准；②国内统一标准，包括政府主管部门或全国性学术组织制定的诊断标准，如《慢性阻塞性肺疾病诊治指南（2021 年修订版）》；③地方性学术组织制定的诊断标准；④借鉴欧美等国家通行的诊断标准。研究者应选择学术界公认的诊断标准来选择研究对象，如有国际统一标准，应首选国际统一标准。当然，研究者也可根据研究目标结合疾病研究的国内外现状合理选择，如中国成年人群肥胖现患率的调查，研究者往往不会采用 WHO 通用的肥胖和超重标准，而选择中国人群肥胖诊断标准。这种选择是考虑到人种差异，选择中国标准更为合理。

必须指出，符合诊断标准要求的人群不一定都是符合研究设计要求的研究对象。因为同一种疾病的患者病情严重程度、病程长短、年龄、性别、既往病史或合并疾病等特征或暴露因素存在差别，可以进一步分为不同的亚群，在探讨某一因素对研究主要结局的影响时，常会受到这些非研究因素的影响。因此，设计时需要考虑对选择的研究对象某些特征加以限制，以控制某些非研究因素对研究结果的影响，这就需要制定具体的纳入、排除标准来筛选符合需要的研究对象（eligible subject）。

（二）纳入标准

纳入标准（inclusion criteria）是指在明确诊断标准的基础上，按照研究设计、研究假设和干预因素的目标，而制定符合研究要求的入选标准。一般来说，纳入标准应简明扼要，较为宽泛，以确保研究对象具有一定的代表性、样本的可获得性和研究结果的可外推性等。然而，根据具体研究的需要，有时也需要对纳入标准进行特殊限定，如疾病的诊断分型标准、分期标准或特定人群的特征等。

（三）排除标准

只有纳入标准还不能更好地控制临床上各种非研究因素，为了提高研究结果的可靠性，应根据研究目的及干预措施的特点，制定相应的排除标准（exclusion criteria），使研究对象处在同一基线上，以便能真实反映研究因素的效应。根据纳入标准，可以将临床实践中的病例最大范围地纳入到研究中，但如果研究对象存在某些情况，则不适合参加该研究，必须排除。通常需要从以下几个方面制定相应的排除标准。

1. 已接受有关治疗，可能影响试验干预措施的效果评价者。

2. 伴有影响主要结局指标观察或评估的其他生理或病理状况，如月经周期；伴有心、肝、肾损伤而影响药物的体内代谢或影响试验药物安全性评价者。除非特别需要，一般有心、肝、肾等器质性病变者应排除在外。

3. 是否存在竞争风险（competing risk），即研究对象可能患有其他严重疾病，导致研究观察结束前会因为其他疾病发生死亡或退出研究。

4. 是否需要同时服用治疗其他疾病的药物，如参加试验可能会增加患者发生干预措施不良事件（adverse event）的风险，因存在混杂因素影响对干预措施疗效的判断，应予以排除。

5. 某些特殊人群，入选可能有悖伦理并增加其风险者，如孕妇、婴幼儿、儿童、老年人、危重或晚期患者等应排除。

6. 不愿签订知情同意书、对于队列研究或临床试验，研究对象依从性差或可能退出者（如经常出差、临近出国、行动不便等）也应排除等。

需要注意，设计详细的研究对象纳入标准与排除标准，虽然可提高研究内部的真实性和可行性，但会影响研究的外部真实性，即研究结果的外推性。从研究对象的筛选流程图（图 1-1-1）可见，研究最终获得的实际研究样本往往与目标的人群存在一定的差别，这是由于各种选择偏倚造成的。因此研究者在设计时需要对研究对象的纳入和排除标准定义给予足够的重视[1]。

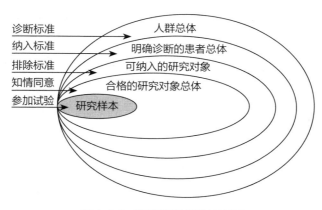

图 1-1-1　研究对象筛选流程图

此外，不同的研究问题和研究设计类型，在选取研究对象时考虑纳入标准与排除标准的因素也会有所不同。

二、临床研究常用设计类型

临床研究的问题主要涉及诊断、治疗及预后等，常用的研究方法主要来自经典的流行病学方法，包括横断面研究、病例对照研究、队列研究和随机对照试验（randomized controlled trial，RCT）。此外，还包括诊断学研究，但该研究的方法涉及前述四种经典的研究方法。对于研究方法的分类，通常会根据是否属于原始研究将其分为一次研究和二次研究，一次研究主要有描述性研究、分析性研究和实验性研究；二次研究主要有系统综述和荟萃分析（Meta 分析）[2]。这些方法的原理和特征各不相同，用于解决的临床问题也不相同。基于临床流行病学方法的临床常用研究方法比较见表 1-1-2。

表 1-1-2 基于临床流行病学方法的临床常用研究方法比较

类型	分类		特点	用途
一次研究	观察性研究	描述性研究	病例报告	快,无对照,无设计	用于提供病因线索
			系列病例研究	样本增加,常为连续性收集的病例,仍无对照	用于提供病因线索
			现况研究	有设计,无对照	描述分布,寻找病因线索
			纵向研究	可反映变量的时间变化	可进行病因分析,研究疾病的发生和发展,估计预后
			生态学研究	调查单位是群体而不是个体	可提供病因线索,验证病因,评价干预措施效果
		分析性研究	病例对照研究	从果到因,按有无疾病分组	可进一步提供病因线索,初步验证因果关系
			队列研究	从因到果,按暴露状况分组	验证因果关系
	实验性研究	以个体为单位的实验研究		随机化分组,人为干预,研究对象是以个体为单位,包括临床试验和现场试验	研究或评价某种药物或治疗方法的疗效或副作用,或评价预防措施的效果

类型	分类		特点	用途
一次研究	实验性研究	以群体为单位的实验研究	随机化分组,人为干预,抽样和干预单位是社区	评价社区干预或预防措施的效果
		类实验	缺少1个或多个严格实验研究应有的特征(前瞻、随机、对照)	研究或评价某种药物或治疗方法的疗效或副作用,或评价某种预防措施的效果
	理论流行病学研究		用数学的方法研究疾病发生发展的规律	诊断、预后和预测
二次研究	系统综述		应用临床流行病学原则和统计方法,对同类原始研究进行合并	为循证医疗和循证决策提供依据
	荟萃分析		对系列原始文献进行统计处理与合并分析	是系统综述的统计方法

需要说明的是,申报临床研究项目时多采用一次研究的方法,主要为横断面研究、病例对照研究、队列研究、RCT 和诊断学研究。

三、样本量估算

样本量估算是指为满足统计的准确性和可靠性（Ⅰ类错误的控制和检验效能的保证）计算出所需的样本量。样本量估算是临床研究设计中一个极为重要的环节,直接关系到研究结论的可靠性、可重复性及研究效率的高低,对整个研究的科学性、可行性和研究投入都有重要的影响。一般来说,临床研究的样本量必须足够大,以可靠地回答研究假设所提出的相关问题,但又不至于太大而造成浪费。从研究的可行性来说,样本量越小,所需经费越少,实际操作也越简单;但样本量太小,研究结果的可重复性和代表性较差,检验效能低下,导致不能发现原本存在的真实差异,容易得出假阴性或假阳性的结论。另一方面,样本量越大,所需经费和资源越多,研究对象招募入组的时间也越长,研究实施的难度也就越大。

因此,样本量的大小影响研究成本的投入,需要采用科学的方法正确估算样本量。这也是研究者在设计临床研究项目时最为关注的问题之一。事实上,多数样本量的计算并不会用到复杂的数学计算或统计方法,而是需要考虑多种因素,包括明确研究目的、研究设计类型、假设检验类型、主要评价指标等,并据此选择合理的样本量计算公式。需要注意的是,不同研究设计类型所适用的样本量计算公式不同。其中，对于主要评价指标，估算样本量时还需要明确该指标的数据类型，属于计量指标还是计数指标，其相应的样本量计算公式亦不同。更为重要的是，估算样本量时需要对比较组间主要评价指标的效应值（effect size）进行预设，而预设的依据通常需要查阅已发表的同类研究文献或课题组前期的研究数据等。因此，对于主要评价指标取值的设定是科学合理估算样本量的关键。鉴于样本量计算考虑的因素多，临床医务人员短时间内不容易掌握，本书第二篇将介绍如何应用便捷的工具快速完成样本量计算。

四、测量指标与测量方法

（一）测量指标的选取

测量（measurement）是研究的一个重要环节，收集统计分析所需要的数据或指标，这些指标就是研究方案中的测量指标，也称为观察指标。从统计分析的角度考虑，测量指标或观察指标统一称为变量，主要分为两大类变量，数值变量和分类变量。

数值变量多为连续变量（如血压、血糖）等。分类变量包括二分类变量（如预后结局指标主要有两种情况：存活或死亡）、多分类无序变量（如血型）和多分类有序变量（如根据病情严重程度分为轻度、中度及重度等）。当多分类有序变量的分级较多时（如 7 级 Likert 量表），在统计分析阶段常会作为连续变量进行处理。此外，从构建多元回归模型的角度考虑，用于描述研究因素的测量指标又称为自变量，描述研究效应（反映主要结局指标）的测量指标即为应变量。

一项研究的内部真实性往往依赖于研究的测量指标（变量）是否能很好地反映研究现象。对此，选择测量指标时尽可能：①选择客观指标。如调查患者戒烟情况，可以通过患者自报是否戒烟来判定，但如果能收集患者的血液或尿液进行可替宁浓度检测，判定戒烟结果会更客观准确。②选择可行性好的测量指标。临床研究的主要研究对象是人，应尽量选择无创的测量指标，尤其在大样本临床研究中，最好选择简便易行的测量指标。例如：痰中嗜酸性粒细胞计数较外周血嗜酸性粒细胞计数更能准确地识别慢阻肺急性加重患者全身糖皮质激素治疗是否获益，但由于部分患者痰标本不易获取，并且痰液处理与检测有一定的技术要求，不是所有的医疗机构都具备相应的检测技术。而外周血嗜酸性粒细胞计数通过血常规检测即可获得，简便易行，因此目前相关研究多选取外周血嗜酸性粒细胞计数这一观察指标。此外，研究还需要收集许多其他变量，如吸烟史、合并的基础疾病、肺功能测量结果等，特别是要收集效应变量即主要结局指标，例如：前述研究的主要结局指标为慢阻肺急性加重住院治疗失败率，需要收集的指标包括患者住院期间病情加重需要有创机械通气、住院期间死亡或 30 日内因慢阻肺急性加重再住院等。③选取新技术，体现创新性。例如：基于前瞻性队列研究开展中老年人群认知功能减退的病因时，研究关注到人体肠道微生态不但是最近的研究热点，而且可能与中老年认知功能减退的发生相关，可以选择人体肠道微生态宏基因组多样性作为测量指标，同时收集年龄、性别、吸烟、饮酒等其他测量指标，随访时收集的认知功能量表评分作为效应指标。

需要注意的是，选择测量指标时，除考虑以上原则外，还需要根据具体的研究目的，研究的可行性进行权衡。如前述提到的人体肠道微生物宏基因组多样性分析虽然有创新性，但如果项目的研究经费有限，加入该研究指标会影响研究实施的可行性，则不适合将其作为测量指标。

（二）测量方法

1. 测量误差 研究实施中，实际测量值与总体真实值之间总会存在一些差异，即误差（error）。从统计学的角度，误差主要有如下两大类。

（1）随机误差（random error）：由于个体水平的生物学变异、抽样方法的不同、测量方法本身的随机变异等偶然性（chance）导致的实际测量值与真实测量值之间的差异为随机误差，其大小和方向是围绕真实值随机分布的。例如：在体检中测量身高、体重、血压等指标，同一人的连续多次测量结果并不完全相同。随机误差是无法消除和避免的，但可以采用统计方法估计随机误差对研究结果的影响程度，还可通过增加研究的样本量，提高统计效率与研究的精确度（precision）。

（2）系统误差（systematic error）：与随机误差不同，这类误差可导致研究结果偏离真实值，从而高估或低估真实效应，在流行病学研究中被称为偏倚（bias）。测量中发生的偏倚可能是由于测量仪器不准、分组不均衡、测量者有主观倾向等因素导致。例如：肺功能仪使用前没有调零，导致用力肺活量测量结果普遍偏高或偏低。

误差是客观存在的，在研究设计与实施过程中，应尽可能减小测量误差，提高测量结果与研究现象本身（真实值）之间的一致性，以增强研究的内部真实性。

2. 测量要求

（1）真实性：研究数据测量必须是真实且有迹可查。因此，在研究实施过程中，要有真实的原始记录。

（2）精密度（precision）：指测量的可重复性（reproducibility），包括观察者内可重复性（对同一个体多次测量结果之间的一致性）和观察者间可重复性（不同观察者之间测量结果的一致性）。此外，也包含同一仪器测量结果的可重复性或不同仪器间测量结果的可重复性。连续变量的可重复性通常采用受试者内标准差或变异系数（coefficient of variation，CV）（针对同一受试者进行多次测量后计算得到的标准差与均数之比）表示。观察者间的可重复性评价，如颈动脉超声不同检测者之间对同一组研究对象的检测结果的一致性需要进行评价，其中主要的检测指标包括颈动脉内中膜厚度和颈动脉斑块，前者为连续变量，可采用组内相关系数（intraclass correlation coefficient，ICC）比较不同检测者之间的一致性；后者颈动脉斑块为分类变量（有或无），常使用卡帕（Kappa）值进行一致性评价。

提高测量的精密度可采取如下措施。

1）制定测量的标准化操作流程（standard operating procedure，SOP）：SOP 是具体的测量说明，包括每一项测量的操作定义（operational definition）、解释如何准备测量环境和受试者、如何校准仪器、如何开展和记录测量结果等内容。

2）对测量人员进行规范培训并考核：培训的目的是提高不同观察者间测量技术的一致性。制定详细、具体的观察者培训内容、培训形式与培训流程，并进行定期考核，考核合格后方可以开始测量。

3）选择尽可能精密度高的测量工具：如相对于自填式问卷，采用实验室检测可以避免人工测量所导致的误差。同时注意对测量工具或仪器进行定期评估，必要时给予更新，避免由于故障或性能不稳定导致的测量误差。

4）必要时进行重复测量：通过重复测量，使用两次或多次读数的均数可以减少任何来源的随机误差所产生的影响，切实提高精密度。

（3）准确度（accuracy，Ac）：指测量值与真实值的符合程度。准确度主要受系统误差（偏倚）的影响较大，系统误差越大，准确度越低。测量的系统误差可能来源于观察者、测量仪器或研究对象。一般情况下，所使用仪器的精密度高，测量的准确度就高。如用米尺和螺旋测微计测量长度，前者测到的数据准确度不如后者测到的数据准确度高。因此，测量所使用仪器的准确度和精密度影响测量的准确度。当测量的准确度较差时，样本均数会偏离总体均数；而测量的精密度较低时，会导致样本均数的离散度增大，影响目标总体均数估计的可信区间的宽窄。因此，研究必须同时兼顾测量的精密度与准确度，测量数据才能真实反映研究现象本身（图 1-1-2）。

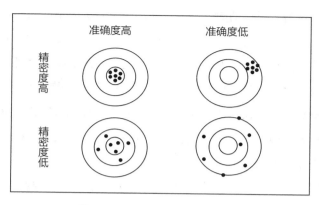

图 1-1-2　测量准确度与精密度

提高精密度的策略同样有助于提高准确度，但在研究经费与精力有限时，没必要一味追求使用高精尖的测量仪器，而应从研究实施的各个环节入手，尽最大可能控制偏倚，将其对测量的影响降至最低。

五、盲法

（一）盲法的意义

临床研究收集的很多资料通常是通过询问病史、观察患者反应、测定一些指标获得，为此易出现信息偏倚。如研究一种止痛药物，研究者期望患者的疼痛减轻或消失，所以在询问患者时会自觉或不自觉地暗示患者；而患者为取悦医生，或知晓此药为止痛药，将有意或无意地反映疼痛减轻。再如，当进行吸烟与肺癌关系的病例对照研究时，研究者已知肺癌与吸烟有关，在询问吸烟情况时，会详细地询问肺癌患者的吸烟史，甚至进行暗示与启发，例如：让患者仔细回忆吸烟开始的年龄，而询问对照时则可能轻描淡写，若患者回答现在不吸烟，将其认定为不吸烟者，不会进一步询问患者既往是否吸烟等。在进行诊断试验研究时，检验人员若已知被检标本是患者的，判断结果可能倾向于阳性的考虑，若出现阴性会重复检测，设法取得阳性结果。此类情况均可由于研究人员与研究对象的主观心理作用造成收集到的信息不真实。为避免此种偏倚，应采用盲法。

（二）盲法分类

对观察者设盲，不让其了解每一个研究对象的分组信息，可以保证观察者对每组研究对象均实施同样的测量操作或相关量表评估。在盲法实施条件下，即使有误差，也可保证测量误差在不同组间的分布相似、均衡，并不影响对研究效应值的估计。对研究对象设盲，可以消除不同分组间的研究对象因不同的心理感受而导致的"安慰剂效应"。但是，当测量指标为客观变量（是否接受某种治疗，是否存活）时，不采取盲法测量也不会影响准确估计。反之，当测量指标为研究效应指标时，通过研究对象或观察者主观判断收集结果信息，要尽量考虑对测量人员设盲。

盲法主要分为三类，仅对研究对象设盲，称为单盲；对研究对象和观察者均设盲，称为双盲；若对研究对象、观察者及统计分析人员均设盲，称为三盲。研究设计类型不同，采用的盲法也不同。

1. 临床试验　视情况采用单盲、双盲或三盲。这三种盲法的具体定义详见本篇第五章。

2. 诊断试验　评价某种诊断或检测技术方法时，操作者或测量人员应不知道金标准检查的结果。

3. 病例对照　研究者询问研究对象病史、收集观察指标信息时应不了解分组情况；对标本进行检测和研究数据进行整理与分析时尽量采用盲法，即不知道分组情况。

4. 队列研究　对研究对象进行随访时应由不了解分组状况的人员进行。对标本进行检测的实验室人员和进行研究数据整理与分析的人员，也应实行盲法。

六、评价

评价就是根据研究目的，制定出科学、客观的标准，并运用这些标准来评价研究收集的各种数据（患者的临床特点、实验室检测结果、影像学检查结果及随访结局）和研究结论，以检验其真实性（validity）、可靠性（reliability）和可行性（feasibility）。在临床研究设计阶段，需要采用科学合理的标准，确定评价研究主要结果的指标与方法。

（一）评价指标与方法

评价指标来自测量指标（观察指标），属于研究效应观察指标，但评价指标并不等同于测量指标或观察指标，特别是对于疗效评价研究，这也是临床研究方案或申报书中最常见的问题。例如：一项研究拟明确一种新型手术治疗方法——椎体成形术对急性骨质疏松性椎体压缩性骨折的治疗效果，采用随机对照试验（RCT）研究设计，纳入发生急性骨质疏松性椎体压缩性骨折的患者，随机分为试验组和对照组，试验组的受试者接受经皮椎体成形术治疗，对照组的受试者接受保守治疗，主要评价指标为 1 个月和 1 年时的疼痛缓解情况，采用视觉模拟评分（visual analogue score，VAS）评估疼痛程度。该研究定义，与基线 VAS 相比，术后 1 个月和 1 年 VAS 降低 ≥ 3 分，则为临床有意义的疼痛缓解；为比较组间术后疼痛缓解情况，统计计算每组疼痛缓解率，即该组术后发生缓解的例数 / 接受试验或对照手术治疗组的所有病例数 ×100%。由此可见，临床疗效评价指标不是通过收集一个时间点某种指标的数据直接获得的，而是需要基于一个重要指标干预前后的变化情况来反映干预措施的效果，并且往往需要通过统计分析计算得出。了解这一特点有助于制定科学合理的疗效评价指标。

每项研究的评价指标与研究目的密切相关，研究目的不同，评价指标也不同。此外，研究设计类型不同，评价指标也不同。例如：横断面研究评价指标一般为患病率；队列研究通常为某一事件的发生率，如某种疾病发病率、复发率或病死率；对于 RCT，通常为缓解率、治愈率或治疗失败率等。

从数量上看，一项临床研究虽然可以有多个评价指标，但样本量计算和评价研究主要结果时，通常依据一个主要的评价指标，其他感兴趣的评价指标可以作为次要指标。

（二）评价的主要内容

1. 评价研究结果的临床意义　根据主要评价指标的结果，结合专业知识与临床实践，对其临床价值予以评价，从而确定研究结果对改善临床诊疗实践的意义。如 RCT 评价研究结果分为两类：疗效评价和安全性评价。

2. 评价研究结果的统计学意义　不仅要对研究结果的临床价值或公共卫生价值予以评价，还必须对研究结果进行统计学显著性检验，确定其统计学意义。这是由于临床研究的对象是患病群体，但受现实客观条件的限制，只能从目标患者群体中选取部分样本开展研究，因此，只有在确定研究结果不是由于抽样误差造成的，对研究结果的临床意义与卫生经济学意义的综合评价才有意义。这就需要应用正确的统计方法评价研究结果的统计学意义，即对研究结果进行显著性检验，以评价临床差异的真实程度。研究设计时需要制定统计分析计划，包括统计描述和统计推断的方法。各种研究设计类型常用的统计分析方法，见第三篇结合案例的详细介绍。

3. 评价结果的卫生经济学意义　应用卫生经济学的原理方法，计算成本 - 效果（cost-effectiveness）、成本 - 效益（cost-benefit）及成本 - 效用（cost-utility），并进行比较和评价，以明确在成本较低的情况下能够达到良好效果的诊疗措施。这样的评价可为推广和应用这些经济有效的诊疗措施提供卫生经济学上的决策参考。因此，研究设计时可以根据研究需要设定卫生经济学的评价指标。

七、偏倚的预防与控制

（一）偏倚的概念

偏倚（bias）是指从研究设计、实施、数据处理和分析的各个环节中产生的系统误差，以及结果解释、推论中的片面性，使研究结果与真实值之间出现倾向性差异，错误地描述暴露与疾病之间的联系。偏倚是影响临床研究结果内部真实性的主要因素，它可能夸大或缩小真实效应，从而导致研究因素与研究结局间的关联强度高于或低于真实的关联。例如：高估或低估了药物或手术干预措施的效果，因此偏倚是有方向性的。

（二）偏倚的分类与控制

按偏倚的性质分类，主要包括选择偏倚、信息偏倚、混杂偏倚。

1. 选择偏倚（selection bias） 指在对样本进行研究时，入选的研究对象与总体之间的某些特征具有较大差别，导致样本不能代表总体，因而使样本的研究结果与总体真实值之间有差别。主要产生于研究的设计阶段和资料收集阶段（如失访）。常见的选择偏倚包括入院率偏倚、现患病例 - 新发病例偏倚、检出偏倚、无应答偏倚等。控制选择偏倚的方法有多种，需采用科学的研究设计，掌握研究对象的纳入与排除标准，通过随机化分组，提高应答率，减少失访等。

2. 信息偏倚（information bias） 又称观察性偏倚（observation bias），是收集研究对象各种信息时产生的偏倚。其表现是使研究对象的某种特征被错误分类（misclassification）。各种类型的研究均可发生信息偏倚，可来自研究对象、研究者本身，也可来自测量仪器、设备、方法等。常见的信息偏倚包括回忆偏倚、诊断怀疑偏倚、测量偏倚、报告偏倚和错分偏倚等。控制信息偏倚的方法也有多种，如使用统一的标准收集资料、使用客观的研究指标、采用盲法收集资料等。对于敏感问题的调查，可采用随机应答技术等方法，提高应答率和真实性。

3. 混杂偏倚（confounding bias） 在分析某个危险因素与所研究疾病之间的联系时，如果存在其他因素，这些因素本身为所研究疾病的病因或危险因素，同时又与所要研究的危险因素有联系，则这些因素称为混杂因素。常见混杂因素有：人口统计学因素，如年龄、性别、种族、职业、经济收入、文化水平等指标。当混杂因素在比较组间分布不同时，会使所研究的因素与疾病的关系发生曲解，这就产生了混杂偏倚。识别混杂偏倚，首先需要结合专业知识判断是否可能存在混杂因素，然后用分层分析进行定量判别。控制混杂偏倚的方法涉及两个阶段。

（1）研究的设计阶段：可针对某一或某些可能的混杂因素，在设计时对研究对象的入选条件予以限制；在为研究对象选择对照时，采用匹配的方法使其针对一个或多个潜在的混杂因素与病例组或试验组的研究对象相同或接近，从而消除混杂因素对研究结果的影响。观察性和实验性研究均可使用；在研究对象分组时还可采用随机化方法，使潜在的混杂因素在各组间均衡可比，常用于实验性研究。

（2）资料分析阶段：可通过一定的统计处理方法控制混杂因素的影响，如标准化方法、分层分析和多元回归模型分析等。

第三节　采用 PICOTS 模型搭建研究方案框架

临床研究拟解决的问题类型有多种，可采用的研究方法或设计类型也有多种，如何选择科学合理的研究设计类型，撰写出规范的研究方案，既是研究设计阶段要完成的两个重要任务，也决定着申报项目能否获批、项目实施后能否达到预期的结果。而这也是刚开始从事临床研究的医务人员和研究者们迫切希望解决的难点问题。对此，本节将介绍一个工具——PICOTS 模型，可帮助研究人员快速掌握临床研究设计与方案撰写的要素与框架。

本章第一节提到 PICOT 原则能帮助研究人员构建临床问题，在设计和搭建临床研究方案框架时同样需要遵循 PICOT 原则。虽然临床研究的设计类型有多种，由于原理不同，不同研究设计类型的研究方案及其技术路线也不同，但任何临床研究方案都离不开 PICOT 原则所包含的 5 个要素，即患者或人群（P）、暴露因素或干预措施（I）、对照组（C）、结局指标（O）与研究周期（T）等。此外，目前的研究项目或课题申报书还要求在研究方案部分阐明研究设计类型（design style，S1），样本量估算（sample size，S2）及统计分析方法（statistical analysis，S3）等，这三部分内容简称 3S。将 3S 与 PICOT 原则合并，从实操的角度，构成了 PICOTS 模型（图 1-1-3），用于指导搭建各类临床研究方案的框架。

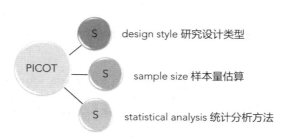

图 1-1-3　临床研究方案撰写框架：PICOTS 模型

一、选定研究方案设计类型

当研究者明确拟研究的问题及其所属研究问题类型后，在设计研究方案时，应首先明确要研究的问题适合采用哪种研究方法即设计类型。同一种研究问题，可采用的研究设计类型往往有多种，但每种研究设计类型产生的研究证据的强度有所不同。这是由于研究设计类型是医学领域研究证据分级的一个重要标准。目前广泛使用的研究证据分级标准（不限于临床研究）是牛津大学循证医学中心发布的证据分级标准，本书引用其 2011 年更新的分级标准[3-4]。

不同研究设计的证据等级图如金字塔（图 1-1-4），从上向下，研究证据的等级逐级降低。因此，在研究设计阶段，研究者不仅要熟悉各类研究问题适合选取的设计类型，还要根据每种类型的证据强度进行优先级排序。如表 1-1-3 所示，开展病因学研究，探讨某种疾病的危险因素或构建发病风险的预测模型，首选队列研究，其次为病例对照研究，横断面研究虽然可以，但其证据等级较低；若开展治疗性研究，评价不同药物或不同手术方案的治疗效果，首选 RCT，其次为队列研究，而病例对照研究虽然可以，但其证据等级较低。目前，制定临床指南时，专家委员会给出的诊疗建议主要是参考本领域内最强证据等级的研究文献。

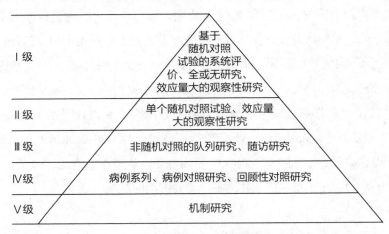

图 1-1-4　不同研究设计类型的证据分级标准

表 1-1-3　常见临床研究问题及适用的研究方法 / 设计类型

研究问题类型	适宜选择的研究方法 / 设计类型
描述性研究（疾病在人群中的定量分布，某种疾病的患病率）	横断面研究

续表

研究问题类型	适宜选择的研究方法／设计类型
病因学研究	队列研究 > 病例对照研究 > 横断面研究
诊断学研究	与标准诊断方法（金标准）比较，随机对照试验 > 队列研究 > 横断面研究 > 病例对照研究
治疗性研究	随机对照试验 > 队列研究 > 病例对照研究
疾病预后研究	队列研究 > 随机对照试验 > 病例对照研究
疾病预防性研究	随机对照试验 > 队列研究 > 病例对照研究

选取研究方案就是选择与研究问题匹配最佳的研究设计。但要注意的是，研究证据等级最高的不一定就是最佳的研究设计，还要兼顾方案的可行性。例如：某项治疗性研究，从研究证据等级的角度考虑应该首选 RCT，但如果待评价的治疗措施是新研发的治疗方法，前期在临床上应用该技术治疗的患者例数较少，分析其治疗效果的数据则不可靠，无法据此科学估算其随机化分组的样本量，此时更适合采用观察性研究设计，如队列研究。因此，选取研究设计类型时，不仅要考虑不同设计类型的证据等级以确保方案的科学性，还要兼顾其可行性，便于实施（图 1-1-5）。

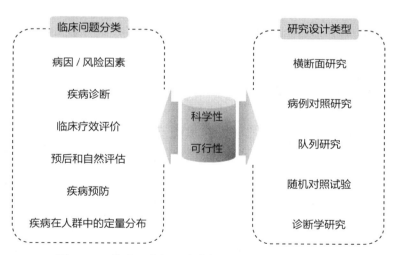

图 1-1-5　临床研究问题分类与研究设计类型匹配原则

二、搭建研究方案框架

下面将重点介绍如何应用 PICOTS 模型搭建一个较为完整的临床研究方案框架。

（一）基于 PICOTS 模型的方案设计框架

基于 PICOTS 模型的方案设计框架说明与示例见表 1-1-4。

表 1-1-4　PICOTS 模型方案设计框架说明与示例

框架要素	要素释义
S1（design style）	撰写研究方案时首先明确研究设计类型，主要包括横断面研究、病例对照研究、队列研究、随机对照试验和诊断学研究
P（patients / population）	研究的目标人群，包括研究人群的来源、纳入标准、排除标准及招募方式等
I（intervention/exposure）	干预措施或暴露因素。对于干预性研究或临床试验研究，此处指试验组及给予的干预措施，如研究待评价的新型药物、手术、护理或康复等治疗方案；对于观察性研究，此处指根据人群暴露因素或特征，具有该因素或特征的人群为暴露组
C（comparison）	对照组或对照组的处理措施。对于干预性研究或临床试验研究，此处指对照组给予的治疗措施；对于观察性研究，此处指相对于暴露组，没有某种暴露因素或特征的人群为非暴露组或对照组
O（outcomes）	研究结局指标，包括主要结局指标和次要结局指标
T（time frame）	研究周期。可以是出现观察研究结果的时间，或患者纳入所需要的时间
S2（sample size）	样本量计算。虽然不同研究设计类型样本量计算方法不同，但都包括研究目的、假设检验类型、Ⅰ类错误、Ⅱ类错误或把握度、组间比较的效应值等，同时要提供效应值设定的参考依据
S3（statistical analysis）	统计分析方法，包括统计描述和统计推断等

（二）应用 PICOTS 模型搭建研究框架示例

应用 PICOTS 模型拆解已发表的高质量研究方案，便于研究者掌握应用 PICOTS 模型搭建临床研究方案框架的技巧。

1. 搭建随机对照临床研究方案框架　以一项于 2019 年发表在 *Lancet Respiratory Medicine* 上的多中心临床 RCT 研究 CORTICO-COP 为例，介绍如何应用 PICOTS 模型拆解其研究方案框架（表 1-1-5）。该研究评价了血嗜酸性粒细胞指导的全身糖皮质激素治疗慢阻肺急性加重住院患者的疗效与安全性[5]。

表 1-1-5　应用 PICOTS 模型搭建随机对照研究方案示例

框架要素	研究示例
S1（design style）	多中心临床随机对照试验
P（patients / population）	目标人群为慢阻肺急性加重住院患者 ①纳入标准：住院 24 小时以内；年龄 ≥ 40 岁；明确诊断的慢阻肺[吸入支气管舒张剂后第 1 秒用力呼气容积（FEV$_1$）/用力肺活量（FVC）≤ 0.70]，并且其稳定期经专科医生确诊为慢阻肺；当前的急性加重符合权威指南（GOLD）急性加重的定义等 ②排除标准：自述患有医生明确诊断的哮喘；预期寿命不超过 30 日；对全身糖皮质激素过敏；严重的慢阻肺急性加重需要机械通气或入住重症监护病房；药物不能控制的严重精神疾病等；严重语言障碍或无法提供书面知情同意书；孕妇或哺乳期妇女；全身性真菌感染；每日接受 10mg 以上的全身皮质类固醇药物治疗等 ③招募方式：各研究中心连续入选符合纳入和排除标准的研究对象
I（intervention）	干预组：患者入院后不久给予静脉滴注甲泼尼龙 80mg，从第 2 日开始，每日给予口服泼尼松片 37.5mg，最多 4 日；同时监测血嗜酸性粒细胞水平，若血液中嗜酸性粒细胞计数 <0.3×10^9/L，则不再给予全身糖皮质激素治疗
C（comparison）	对照组即标准治疗组，同干预组，患者入院后不久给予静脉滴注甲泼尼龙 80mg；从第 2 日开始，每日给予口服 37.5mg 泼尼松片，连续 4 日至入院第 5 日；不监测血液中嗜酸性粒细胞水平，且不根据该指标指导全身糖皮质激素治疗
O（outcomes）	①主要结局指标（主要疗效评价指标）为住院日数，要求为出院时存活且住院 <14 日 ②次要结局指标包括多种：30 日内治疗失败；30 日内因慢阻肺急性加重再住院或死亡；出院后 30 日内因急性加重再住院的时间间隔或发生死亡的时间间隔；住院期间累计的糖皮质激素使用剂量；30 日全因死亡；入院时出现高血糖（空腹血糖 ≥ 7.0mmol/L）；30 日内新发糖尿病；30 日内糖尿病病情恶化等
T（time frame）	该项目预计于 2016 年 8 月 10 日开始纳入患者，计划 2 年内完成招募，即于 2018 年 7 月底纳入最后一例患者。每例研究对象随访至少 90 日，数据收集截止到 2019 年 12 月，研究周期约 3 年
S2（sample size）	该研究的目的是明确血嗜酸性粒细胞指导的全身皮质类固醇治疗策略的疗效是否不劣于目前的标准治疗，采用非劣效性假设检验，以住院天数为主要疗效评价指标，单侧 α 水平为 0.025，把握度 $1-\beta$ 为 0.8（80%），参考相关研究，设定试验组较安慰剂对照组缩短住院 1.2 日，标准差为 3.8 日，据此估算，该试验需要 318 例患者

续表

框架要素	研究示例
S3（statistical analysis）	①基线组间均衡性分析：计量资料采用均数 ± 标准或中位数、四分位间距（偏态分布）表示，组间差异采用 t 检验或 Mann-Whitney U 非参数检验（偏态分布）；计数资料描述采用 $N(\%)$ 表示，组间比较采用 χ^2 或 Fisher 精确概率检验 ②疗效评价分析：采用意向性分析原则，计算试验组与对照组治疗失败率风险比（HR）及其 95%CI；采用混合线性模型比较两组间多个时点观察指标的差异，如第 1 秒用力呼气容积（FEV_1）预测值等，组间多重比较采用 Bonferroni 校正等 ③安全性评价分析：组间不良反应或不良事件发生率比较采用 χ^2 或 Fisher 精确概率检验

2. 搭建观察性研究方案框架 对于观察性研究，如队列研究、病例对照研究及横断面研究等，由于没有干预措施，PICOTS 要素中的 I（intervention）泛指暴露（exposure）因素。下面以一项于 2006 年发表在 *JAMA* 上的前瞻性队列研究为例，介绍如何应用 PICOTS 模型拆解并搭建其研究方案框架。该研究利用全国代表性样本探究了中国成年人体重指数（body mass index，BMI）与全死因及死因别死亡之间的关系[6]（表 1-1-6）。

表 1-1-6 应用 PICOTS 模型搭建队列研究方案示例

框架要素	研究示例
S1（design style）	前瞻性队列研究
P（patients / population）	目标人群为中国成年人 ①纳入标准：年龄 40 岁及以上 ②排除标准：无联系方式；身高或体重数据缺失 ③招募方式：采用多阶段整群随机抽样方法，从 30 个省（自治区、直辖市）抽取人群的代表性样本
I & C（intervention / exposure & comparison）	暴露因素为体重指数（BMI），根据数值分为 10 组：<18.5kg/m², 18.5 ~ 19.9kg/m², 20.0 ~ 20.9kg/m², 21.0 ~ 21.9kg/m², 22.0 ~ 22.9kg/m², 23.0 ~ 23.9kg/m², 24.0 ~ 24.9kg/m², 25.0 ~ 26.9kg/m², 27.0 ~ 29.9kg/m², ≥ 30.0kg/m², 以 24.0 ~ 24.9kg/m² 为参照组
O（outcomes）	结局为全死因和死因别死亡，死因采用国际疾病分类第 9 版（ICD-9）编码

框架要素	研究示例
T（time frame）	基线调查于 1991 年开展,于 1999—2000 年进行随访调查,平均随访时间为 8.3 年
S2（sample size）	本研究是基于已有的中国高血压调查及随访数据,且总样本量达到 15 万例以上,在统计效能方面完全可以满足 BMI 与死亡的关联分析,因此未在文中提及样本量计算
S3（statistical analysis）	从基线调查开始到死亡或随访日期为止,计算每名研究对象的随访年数。利用 5 岁一组的年龄别死亡率,以中国 2000 年人口普查数据为标准,计算年龄标化死亡率。使用 Cox 比例风险模型调整混杂因素,以 BMI 为 24.0 ~ 24.9kg/m² 为参照组,计算其他各组的相对危险度。将各 BMI 组的 BMI 中位数作为连续变量纳入 Cox 模型,以检验线性或"U"形(二次项)趋势 亚组分析包括:年龄(<65 岁和 ≥ 65 岁),基线是否具有心血管疾病、卒中、癌症、终末期肾病、慢阻肺,是否吸烟和重度饮酒(饮酒 ≥ 3 次 /d)。在敏感性分析中调整了基线高血压;此外,还按 WHO的 BMI 数值分组(<18.5kg/m², 18.5 ~ 24.9kg/m², 25.0 ~ 29.9kg/m², ≥ 30.0kg/m²)进行了敏感性分析

三、技术路线

　　临床研究方案最后需要绘制技术路线图,但是初学者总是会将其绘制成研究流程图,介绍先做什么,再做什么,最后是"完成数据统计分析,撰写文章……"。其实技术路线图是将研究方案的设计与要素信息以图形的形式可视化呈现,呈现的要素信息就是 PICOTS 模型的各要素,包括研究设计类型（S1）、研究人群（P）、分组（I & C）、观察指标和结局指标（O）、观察周期（T）、研究样本量（S2）、主要统计分析方法（S3）等。因此,绘制技术路线图的过程就是将研究方案的 PICOTS 模型各要素信息以图形的形式结构化呈现。此外,PICOTS 模型各要素信息绘制完成后,还需在图的最末端以文本框的形式呈现研究的主要目的。如图 1-1-6 ~ 图 1-1-11 所示,展现了研究目的明确,体现不同研究设计类型和研究方案主要内容的技术路线图。这些技术路线图分别适用于随机对照试验、队列研究、病例对照研究和横断面研究。这些常用临床研究的技术路线图的绘制要点见第四篇。

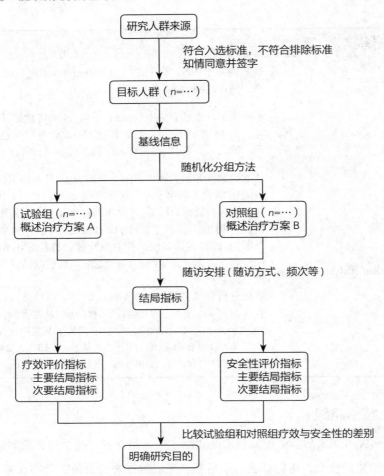

图 1-1-6 随机对照试验研究方案技术路线图模板

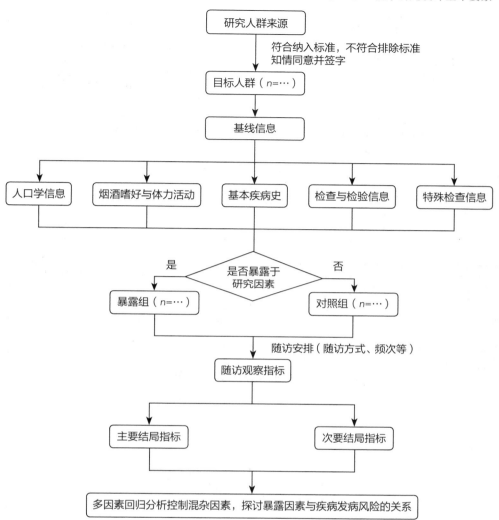

图 1-1-7 队列研究方案技术路线图模板

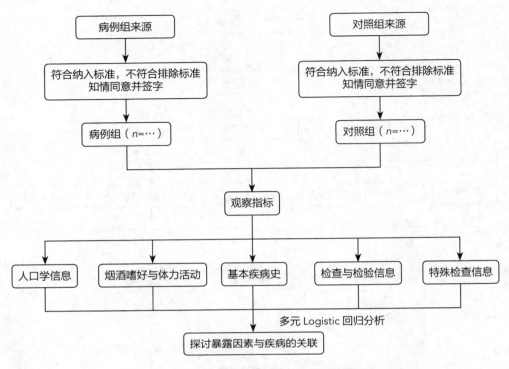

图 1-1-8　病例对照研究方案技术路线图模板

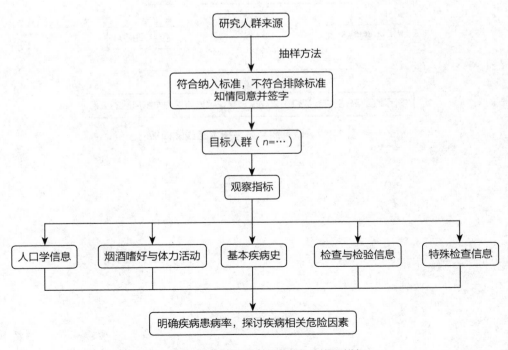

图 1-1-9　横断面研究方案技术路线图模板

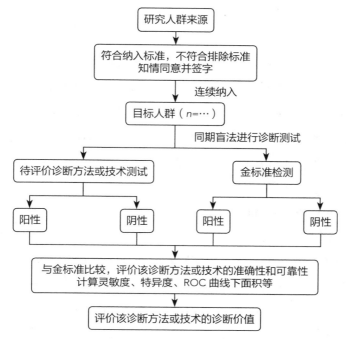

图 1-1-10 诊断学研究：横断面研究设计方案技术路线图模板

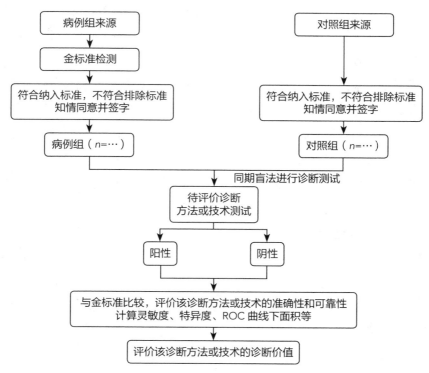

图 1-1-11 诊断学研究：病例对照研究设计方案技术路线图模板

四、质量控制

质量控制（quality control，QC）是指在质量保证系统内，为达到临床研究某一质量要求所采取的具体操作技术和实施措施，以查证与试验相关的活动都符合质量要求。临床研究质量控制的目的是保证受试者入选，保证试验数据准确性、完整性、一致性，并且研究的实施要符合现行法规及《药物临床试验质量管理规范》的规定，并遵照 SOP 的执行要求。

质量控制贯穿临床研究的全过程，包括如下内容。

1. 研究设计阶段 编制质量控制操作手册，明确招募策略及应急计划；若为多中心研究，需要选择研究中心；研究流程尽量简化以方便研究者和受试者；创建各种测量指标的操作性定义，编制研究所需的调查问卷或病例报告表（case report form，CRF）；参加研究的试验人员要有一定水准，必要时组长单位要召集研究人员进行统一技术培训和技术考核；必要时开展预试验，对研究对象招募、测量、干预等各个研究环节的可行性与可能存在的实际问题进行评估，以免在正式研究启动后才发现需要修改研究方案。

2. 研究实施阶段 密切观察总体及各中心研究对象的入选情况，积极应对，如果入组的受试者例数未达到预期，可以考虑张贴招募海报或通过微信朋友圈转发招募信息，也可以考虑增加研究中心等；定期邀请研究人员召开会议，定期评估研究过程中的质量控制；研究使用的测量仪器要达标，并事先予以校准，测量的数据尽可能量化，特别是一些主观观察的项目，将定性数据换成定量或半定量数据更好。研究中要比较不同测量人员之间的变异程度。研究实施前，最好指定研究团队中的某些成员作为质量控制协调员，专门负责研究实施中各个方面的质量控制。其主要职责有撰写质量控制操作手册，监督测量仪器的校准，研究人员的培训与认证，周期性评估临床研究方法，报告临床研究的质量等。

3. 数据管理过程 为保证数据的质量，研究设计阶段需要设计科学的研究方案和详细的实施计划；制定完善的标准操作程序（standard operation procedure，SOP）等；有质量控制检查团队，确保研究入组的受试者符合纳入和排除标准，并在研究现场标记或检查主要的遗漏；双份录入数据以避免录入错误，周期性检查数据的频数分布以发现异常值，数据进行备份以保证安全等。

不同研究设计类型的质量控制措施重点有所不同。

五、伦理学考虑

与临床实践不同，临床研究的目的是明确或提出某种新的、有可能应用后能让患者获益的知识或证据。临床研究中的受试者不同于一般的患者，一旦进入研究就要接受一种可能从未对人类使用过的诊疗措施。受试者可能会从新的诊疗措施中获益，但也可能受到伤害，甚至导致生命危险。因此受试者有权对参与研究的过程充分知情，对是否参与研究有完全的自主权，所以开展临床研究要遵循伦理的原则，应按国际惯例进行伦理管理。《赫尔辛基宣言》是世界各国公认的医学研究伦理的纲领性文件，对临床研究中涉及的伦理问题进行了详细说明。该文件提出临床研究应该通过专门成立的委员会进行伦理审查，批准后方可实施；受试者应在充分知情并自愿同意签字的基础上才能参加临床研究。

临床研究设计中伦理学的考虑主要包括三大方面。

1. 应严格遵循伦理的原则

（1）尊重（respect）：①研究人员必须为受试者提供他们作出是否参加研究的理性决定所必需的信息，不能强制潜在受试者参加（包括变相地强迫）临床研究；要给潜在受试者充足的时间，以便他们获得各种资源的支持，从而作出是否参加研究的决定。②自主性差的人，如儿童、昏迷患者、痴呆患者等，不能作出知情选择或理解力严重受损时，需要额外的保护措施。

（2）受益（beneficence）：包括受试者本人的受益，未来类似患者可能的受益。进行临床研究时，不仅要尊重受试者的选择权，还要保护他们不受伤害。例如：研究中获取血标本时，要尽量减少取血量或利用临床检验后剩余的废弃血标本。平衡风险收益比是一个重要的伦理学考虑。

（3）公平（justice）：是指如何公平地分担参与研究的负担和获得研究结果的利益，以及确保受试者选择的过程是公正的。公平在临床研究中涉及三个方面：负担和受益的公正分配，确保风险合理平衡，以及受试者选择过程的公正性。

2. 应严格遵守临床研究伦理管理规范的要求　如果有某种新疗法或预防性措施，在动物实验的基础上未经小范围人群试验，则不能在人群中应用，或虽经初步人群试验，但对其不良反应尚未深入监测，不可在人群中推广。2020年7月1日正式实施新版《药物临床试验质量管理规范》，特别要求强化受试者的保护，除伦理委员会外，研究者和申办者也是保护受试者的重要角色，研究者要有合格的临床试验资格，不可预筛受试者，严格知情同意，及时报告安全性信息和避免禁用的合并用药等。2019 年 7 月 1 日起施行《中华人民共和国人类遗传资源管理条例》第九条明确要求"采集、保藏、利用、对外提供我国人类遗传资源，应当尊重人类遗传资源提供者的隐私权，取得其事先知情同意，并保护其合法权益"。

3. 知情同意　研究方案中应设计知情同意书，与研究方案一起报伦理委员会批准，获得个人知情同意后方可实施。

知情同意是伦理审查的主要内容，包括"知情"和"同意"两部分。"知情"是指受试者在参加临床研究前，研究者通过口头告知和书面告知方式使受试者了解临床研究项目的来源、目的、意义，受试者参加临床研究可能的获益和风险，以及发生不良反应 / 不良事件时的处理方法和可能的后果。"同意"是受试者在充分知情和认真考虑的前提下，自愿同意参加临床研究，并在知情同意书上签字的过程。对于前述所说的未成年人、昏迷患者、痴呆患者等没有独立意识或认知受损的受试者，需由法定监护人代理同意并签字。

某些特殊情况会导致知情同意及签字无法实施：一是利用既往获得的样本及相关信息进行临床研究，或利用住院患者的病历资料开展回顾性的临床研究，或仅使用废弃的人体生物样本或临床常规化验后剩余的血清作为试剂盒的验证等研究，已经无法联系到患者，并且研究项目不涉及个人隐私和商业利益。二是生物样本捐献者已经签署了知情同意书，同意所捐献样本及相关信息可用于所有医学研究。研究者提交研究实施方案的同时提交豁免知情同意签字的申请。

知情同意豁免是指获得知情同意不现实或不可能的情况下，经伦理委员会慎重审查，认为研究不大于最小风险，受试者的隐私能够得到很好的保护，受试者的权益不会被侵袭，可以不向受试者告知研究信息，不用取得受试者的知情同意，直接开展临床研究[7]。因此，伦理委员会对于申请知情同意豁免的临床研究审查重点，即知情同意豁免的条件是同时符合"获得知情同意不现实或不可能""研究不大于最小风险""受试者隐私能够得到很好的保护"和"受试者的权益不会被侵害"。

还有一些情况虽然"知情"过程可以进行，但获得纸质"同意"签字不现实或不可能，在权衡研究风险，确保受试者隐私能够得到很好的保护和受试者权益不会被侵袭的条件下，研究者提交研究实施方案的同时可提交免签知情同意书的申请。例如：开展电话调查或网络调查时，研究者通过口头告知或网络知情同意书的方式可以完成"知情"部分，但受试者"同意"参加研究无法获得纸质签字，只能获得"口头同意"或网络"勾选同意"，并保留"同意"部分的电话录音和网络勾选操作痕迹，证明该受试者同意参加研究。但为研制新药、医疗器械或发展新的预防和治疗方法，需要进行临床试验的情况，强调应"书面同意"，而非口头同意加上过程记录。

六、小结

设计与撰写临床研究方案阶段就如同建筑师绘制施工图，先画出框架，制作模型，便于施工时参考。本章介绍了一个简便实用的工具——PICOTS 模型。应用该模型有助于抓住研究方案的核心要素，快速搭建科学可行的研究方案框架，应用 PICOTS 模型还可以绘制该研究方案的技术路线图，结构化呈现研究目的、研究设计类型和主要研究内容。此外，设计与撰写研究方案时还要考虑伦理学相关要求及质量控制措施。

视频 1　临床研究方法的选取

视频 2　设计与撰写临床研究的工具

（梁立荣）

参考文献

[1] 张薇，许吉，邓宏勇.国际医学证据分级与推荐体系发展及现状.中国循证医学杂志，2019，19(11): 1373-1378.

[2] Oxford Centre for Evidence-Based Medicine 2011 Levels of Evidence. OCEBM Levels of Evidence Working Group, 2011. [2023-01-21].http://www.cebm.net/index.aspx?o=5653.

[3] SIVAPALAN P, LAPPERRE T S, JANNER J, et al. Eosinophil-guided corticosteroid therapy in patients admitted to hospital with COPD exacerbation (CORTICO-COP): a multicentre, randomised, controlled, open-label, non-inferiority trial. Lancet Respir Med, 2019, 7(8): 699-709.

[4] GU D, HE J, DUAN X, et al. Body weight and mortality among men and women in China. JAMA, 2006, 295(7): 776-783.

[5] 刘锦钰，赵琼姝，袁静，等.临床研究豁免知情同意的情形分析与探讨.中国医学伦理学，2019, 32(10): 1243-1246.

[6] 詹思延.临床流行病学.2版.北京：人民卫生出版社，2015.

[7] 彭晓霞，方向华.循证医学与临床研究.北京：人民卫生出版社，2019.

第二章 横断面研究

横断面研究（cross-sectional study）指按照事先设计的要求，在某一特定人群中，应用普查或抽样调查等方法收集特定时间内某种疾病或健康状况及有关变量的资料，以描述该疾病或健康状况的分布及与疾病分布有关的因素。从时间上讲，此类研究是在特定时间内进行的，即在某一时点或在短时间内完成，犹如时间维度的一个断面，故称为横断面研究。因为研究的是现在的状况，故称现况研究，又因为它所用的指标主要是患病率，故又称患病率研究或现患研究（prevalence study）。

横断面研究可在较短的时间内得到调查结果，并且具有如下特征：①在设计时不设立对照组，根据研究目的确定研究对象，然后调查研究对象在某一特定时点上的暴露特征和疾病状态，在资料分析时可灵活地进行组间比较分析，并将其中一组视为对照组；②研究某一特定时点或时期内某一群体暴露与疾病的状况或联系；③揭示暴露与疾病之间的统计学联系，而非因果关联，仅为进一步明确因果关系提供线索，是分析性研究（病例对照研究和队列研究）的基础，但不能据此做因果推论；④对不会发生改变的暴露因素，可以作因果推论，如性别、种族、血型或基因型等因素与疾病的关系。

有些情况下，可以用现在的暴露（特征）来替代或估计过去的情况：①现在的暴露或暴露水平与过去的情况存在良好的相关关系，或已证明变化不大。如某些环境性或职业性的暴露因素长时间内稳定不变。②已知研究因素暴露水平的变化趋势或规律，以此估计过去的暴露水平。③回忆过去的暴露或暴露水平极不可靠，而现在的暴露资料可以用来估计过去的暴露情况。

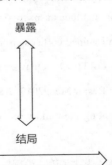

由于横断面研究的暴露因素和结局在相同时点获得，所以经常无法分辨其因果时序关系，只能提示暴露因素与疾病之间是否存在关联，而不能明确是否为因果关联（图 1-2-1）。例如：某横断面研究发现，与不患关节炎的人群相比，患有关节炎的人群中肥胖者更为常见，可能是由于体重负担的增加导致关节炎，也可能是因为患关节炎导致活动量减少，进而引起肥胖，这种问题是横断面研究设计无法回答的，但能为病因研究提供初步线索。

图 1-2-1 横断面研究暴露
与结局时序关系示意图

‖ 第一节　研究设计要点

一、调查类型

根据涉及研究对象的调查范围可将横断面研究分为普查、抽样调查和典型调查。

1. 普查（census）　即全面调查，指在特定时点或时期、特定范围内的全部人群（总体）均为调查的研究对象，如全国人口普查。

2. 抽样调查（sampling survey）　指通过随机抽样的方法，对特定时点、特定范围内人群的一个代表性样本进行调查，以样本的统计量来估计总体参数。如全国吸烟率、慢阻肺患病率等大型流行病学调查。

3. 典型调查　根据调查目的，在对研究对象总体进行全面分析的基础上，从中选取若干个单位进行系统周密的调查研究的一种非全面调查。

二、明确研究目的

这是研究设计的重要步骤，应根据研究所期望解决的问题，明确该次调查的目的。例如：了解某疾病或健康状况的人群分布情况。应根据具体的研究目的来确定调查类型。

三、确定研究对象

确定合适的研究对象是顺利开展横断面研究的关键环节，应根据研究目的明确总体和目标人群。首先要确定研究对象的纳入标准，从目标总体中划分出一个子集为预期研究样本；制定排除标准来排除不适合参加研究的对象，提高研究结果的内部真实性。综合考虑研究的可行性及伦理学原则，确定最终的研究对象。

四、抽样方法

确定研究所需要纳入的目标人群，选择合适的抽样方法选取研究对象。抽样分为非随机抽样和随机抽样。

非随机抽样是指抽样不是遵循随机原则，而是按照研究人员的主观经验或其他条件来抽取样本的一种抽样方法，如重点调查、典型调查等。非随机抽样获得的样本不能应用统计推断。

　　随机抽样是遵循随机化原则，即保证总体中每一个对象都有已知的、非零概率被选入作为研究对象，保证样本的代表性。若样本量足够大、调查数据可靠、分析正确，则可以把调查结果外推到总体。

　　常见的随机抽样方法有单纯随机抽样、系统抽样、整群抽样、分层抽样和多阶段抽样。

　　1. 单纯随机抽样（simple random sampling） 也称简单随机抽样，是将调查总体全部观察单位编号，利用抽签法或随机数字表法抽取部分观察单位组成样本，适用于调查总体人数较少的情况。

　　2. 系统抽样（systematic sampling） 又称等距抽样，是按照一定顺序，每隔若干观察单位抽取一个单位的抽样方法。如设总体单位数为 N，需要调查的样本数为 n，则抽样间隔为 $K=N/n$。将每 K 个单位为一组，用随机方法确定每一组的单位号，最后每隔 K 个单位抽取一个作为研究对象。该方法在人群现场易进行，如可按门牌号间隔 K 户调查一户。系统抽样对总体人数要求不高，可以使样本分布均匀，减小抽样误差，但当总体的排列有周期规律，而抽取的间隔恰好是其周期，则可能产生偏倚。

　　3. 整群抽样（cluster sampling） 将总体分群，随机抽取其中几个群组成观察单位作为样本的抽样方法。若被抽到的群组中全部个体均作为调查对象，称为单纯整群抽样（simple cluster sampling）；若调查部分个体，称为二阶段抽样（two stages sampling），适用于总体较大，需节省人力、物力或没有条件实施其他抽样方法时。整群抽样要求群之间的差异尽量小，群内的差异尽量大。但该方法抽样误差较大，故样本量比其他方法要增加至少 1/2。

　　4. 分层抽样（stratified sampling） 先按对观察指标影响较大的某种特征将总体分为若干个类别，再从每一层内随机抽取一定数量的观察单位组成一个样本。它适用于总体单位数量较多、内部差异较大的调查对象。与简单抽样和系统抽样相比，在样本数量相同时，它的抽样误差较小；在抽样误差的要求相同时，它所需的样本数量较少。分层抽样的缺点是必须对总体各单位的情况有较多了解，否则无法作出科学的分类。而这一点在实际调查前又往往难以做到。

　　5. 多阶段抽样（multistage sampling） 结合使用几种抽样方法，先从总体中抽取范围较大的单元，称为一级抽样单位（如省），再从每个抽得的一级单元中抽取范围较小的二级单元（如县），依次类推，最后抽取其中范围更小的单元（如村）作为调查单位，是大型流行病学调查常用的最具有代表性的抽样方法。在抽样之前需要掌握各级调查单位的人口资料及特点。

五、数据收集

在横断面研究中，收集资料的方法在整个研究过程中必须保持一致，避免不同的收集方法对结果的影响。数据收集一般有两种方法，一是通过客观的测量或检查方法，如测量身高、体重和血压，实验室检测血糖和血脂水平等；二是使用问卷对研究对象进行调查，让其回答或回忆暴露或疾病情况。收集过程中要注意暴露（特征）的定义和疾病的诊断标准均要有依据，所有参与研究的调查员、检测或检验人员都应经过培训，以统一调查和检测标准，控制测量偏倚。

六、数据分析

对于横断面研究收集的资料，应先仔细检查数据的完整性和准确性，处理缺项、漏项数据信息，对重复的数据予以删除，错误的予以纠正等。数据分析主要是描述疾病分布，计算各种率，如患病率、暴露率、病残率和感染率等，这些率的定义与计算方法如下。

（1）患病率：指特定时间内总人口中某病新旧病例所占比例。

（2）病残率：某一人群中，在一定期间内每百（或千、万）人中实际存在的病残人数。

（3）感染率：指在某个时间内能检查的整个人群样本中，某病现有感染者人数所占比例。

由于横断面研究收集了研究对象的暴露（特征）与疾病资料，可进一步将人群按暴露因素或疾病状况分组，比较各组间的特征差异，发现病因线索。横断面研究主要的数据整理与分析方法见表1-2-1，暴露组和非暴露组的现患率分别为 $a/(a+c)$ 和 $b/(b+d)$；计算 χ^2 值进行统计学检验，说明不同组的现患率是否有显著性差别。

表 1-2-1　横断面研究资料整理表

项目	暴露组	非暴露组	合计
现患者	a	b	$a+b$
非患者	c	d	$c+d$
合计	$a+c$	$b+d$	N

七、偏倚及控制

横断面研究中各类偏倚产生的原因为：①主观选择研究对象，即选择研究对象具有随意性，没有采取随机抽样。②任意变换抽样方法，如根据出院号进行随机抽样时，就不能改用入院号等其他方法来抽样。③调查对象不合作或因种种原因不能或不愿意参加调查，导致无应答偏倚。若应答率低于85%则较难通过样本调查结果准确估计总体分布。④在横断面研究中，所调查到的对象均为幸存者，无法调查死亡的人，因此不能全面反映实际情况，有一定的局限性和片面性，此种现象又称为幸存者偏倚。由以上原因导致的偏倚主要是选择偏倚。⑤询问调查对象有关问题时，由于种种原因回答不准确从而引起报告偏倚；或调查对象对过去的暴露史或疾病史等回忆不清，特别是健康的调查对象由于没有疾病的经历，容易将过去的暴露等情况遗忘，导致回忆偏倚。⑥调查员有意识地深入调查某些人的某些特征，而不重视或随意对待其他人的这些特征而导致的偏倚，称为调查偏倚；在疾病的测量中由于测量工具不同、检验方法不正确、化验技术操作不规范等可导致测量偏倚。此外，在数据分析中，要注意有无混杂因素的存在及其影响程度。

偏倚是可以避免的，在横断面研究或其他类型的研究中需要注重质量控制，其目的是尽量减少偏倚的产生，从而尽量准确地反映真实情况。在研究设计阶段要反复论证，尽量严密，应考虑到调查中或调查结束时对资料进行质量评价的方法和指标。如调查结束时，随机抽取一定数量的研究对象进行重复调查，比较两次结果的一致性，或在调查过程中，对调查表中若干问题进行电话回访复查，均是非常有效的评价数据质量的方法。在横断面研究中，针对各种偏倚可能的来源做好预防与质量控制是研究成功与否的重要环节。

具体来说，横断面研究应着重强调以下几个方面的质量控制：①严格遵照抽样方法的要求，确保抽样过程完全按照方案实施；②提高研究对象的依从性和应答率，应答率一般应高于85%；③正确选择测量工具和检测方法，包括调查表的编制等，调查或检查方法还应标准化且前后一致；④调查员一定要经过培训，统一操作标准；⑤做好资料的复查、复核等工作；⑥选择正确的统计分析方法，注意识别混杂因素并评估其影响。

第二节　基于 PICOTS 模型的方案设计框架

一、研究对象

1. 来源　根据研究目的确定研究对象（patients / population，P）的来源，如地域范围及时间点。

2. 选择标准　①诊断标准：参考国内及国际权威疾病诊疗指南中的诊断标准。②纳入标准：按照研究目的，事先界定研究对象的纳入标准。根据纳入标准，初步从目标总体中划分出一个子集为预期研究样本。③排除标准：考虑到研究的可行性、研究对象的可控性及伦理学原则，需要制定排除标准来排除某些不适合的研究对象。

3. 抽样方法　需确定详细的抽样方法，提高样本的代表性。

二、结局指标

横断面研究设计阶段，通常预先不设定比较组，因此不涉及 PICOTS 模型中的干预 / 暴露（intervention / exposure，I）和对照（comparison，C）。

结局指标（outcomes，O）是与研究目的最相关的主要研究指标，同时可收集多个次要指标。可以通过问卷调查、体格检查、仪器检测等方式来收集这些相关指标。①人口学及社会学信息：包括年龄、性别、职业、收入等；②既往疾病史信息：包括慢性病史、手术史等；③环境暴露信息：包括吸烟、二手烟暴露、空气污染暴露等；④常规身体检查指标：包括身高、体重、腰围、臀围、血压等；⑤疾病相关检查指标：如调查慢阻肺的患病情况需要检测肺功能等。

三、研究周期

横断面研究中研究周期（time frame,T）主要用于开展人群健康疾病的患病率及相关危险因素调查，研究在某一点或某一特定时期内某一人群中暴露与疾病的状况及其关系，理论上这个时间应该越集中越好，但很容易受调查目的及样本量大小的影响，如果开展的是大规模人群的患病率或危险因素调查，势必由于样本量庞大、调查因素多、组织实施困难等原因导致研究周期延长，但这也是现实问题，是无法回避的，只有完成这样的调查，才能得到更加趋近于真实的结论；相反，调查研究如果仅局限在某些场所、某些社区等，调查可以迅速结束，但由于人群的代表性不足，结果的外推性必然受限。因此横断面研究的研究周期与研究目的、样本量大小、组织实施条件等方面有关。

四、样本量估算

影响横断面研究样本量大小的因素来自多方面，以患病率调查为例，主要包括预期患病率（P），如现患率越接近 50%，所需样本量越大；调查精确度（d）即调查的允许误差，允许误差越大，样本量越小。如果允许误差固定，当不了解预期发病率时，可以 $P=0.5$ 计算样本量，此时计算的样本量最为保守。此外，主要研究指标的数据类型不同（定量变量或定性变量）时，相应的样本量估算（sample size，S）公式也不同，见第二篇第二章。

五、统计分析方法

横断面研究的统计分析主要是描述三间分布，还可以进行组间比较和关联分析，以探索病因线索、识别可能的影响因素。需要在方案中明确不同类型变量的统计分析方法（statistical analysis，S）。例如：连续型变量描述采用均数 ± 标准差或中位数与四分位间距（偏态分布）表示，组间差别采用方差分析或非参数检验（偏态分布）；分类变量描述采用频数或百分比（%）表示，组间比较采用 χ^2 检验或 Fisher 精确概率检验；指标间的相关性采用 Pearson 或 Spearman 秩相关分析等。

六、小结

横断面调查的主要目的是了解疾病或健康水平的状况及影响因素，为寻找疾病的病因奠定基础，为制定合理的卫生保健计划提供依据；在人群中筛查患者，以达到早发现、早诊断和早治疗的目的；用于评价医疗与卫生保健措施的效果及疾病监测等。横断面研究可在较短的时间内得到调查结果，相对于需要随访的队列研究而言花费不高，并且在设计时不设立对照，在资料分析时可进行组间比较分析。由于横断面研究关心的是某一特定时点上或时期内某一群体暴露和疾病的状况或联系，因此，揭示的是暴露与疾病之间的统计学联系，而非因果关联，仅为进一步明确因果关系提供线索，是分析性研究（病例对照研究和队列研究）的基础。

▌ 第三节　研究实例与应用

以一项于 2018 年发表在 *Lancet* 的全国性横断面研究——中国肺健康（China pulmonary health，CPH）研究为例，围绕 PICOTS 模型横断面研究的设计要素[1]。

一、研究背景

由于慢阻肺高患病率、高致残率和高死亡率，已成为全球性的公共卫生问题。2015 年全球疾病负担研究显示，全球约有 1.74 亿名成年人患有慢阻肺。慢阻肺是中国第三大死亡原因，2013 年造成 900 多万人死亡。2002—2004 年开展的全国性慢阻肺调查显示，40 岁及以上成年人的患病率为 8.2%（男性 12.4%，女性 5.1%）。在过去十年中，空气污染已经成为中国一个重要的公共卫生问题，并且中国男性的吸烟率一直较高。因此评估当前中国人群的慢阻肺负担对制定公共卫生政策和合理规划卫生资源至关重要。此外，有研究显示年轻人患慢阻肺也日益增多，但目前尚缺乏中国 40 岁以下成年人慢阻肺患病率的全国代表性的数据。

二、研究目的与研究假设

1. 研究目的 调查 20 岁及以上中国人群慢阻肺的患病率及相关危险因素。

2. 研究假设 中国人群慢阻肺患病率较高，疾病负担严重，且可能与空气污染和吸烟等因素有关。

三、研究对象

1. 纳入标准 20 岁及以上常住居民（在当前居住地居住 1 年及以上）。

2. 排除标准 ①无法进行肺功能检查，如过去 3 个月内行胸部、腹部手术或眼科手术、发生视网膜脱离或心肌梗死；②过去 1 个月内因心脏疾病而住院；③心率 >120 次 /min；④进行抗结核治疗的结核病；⑤妊娠或哺乳期。

四、抽样方法

采用多阶段分层整群抽样方法。第一阶段：从全国 30 个省、自治区、直辖市中采取典型抽样的方法，共选取 10 个省、自治区和直辖市（北京和上海），并且只包括海拔 1 500m 以下的地区。第二阶段：用 SAS 软件生成的随机数随机抽取各省、自治区、直辖市的一个大型城市、一个中型城市、一个经济发达的县和一个不发达的县（基于该地区生产总值的中位数值）。第三阶段：从每个城市（大型、中型城市）随机抽取两个城区，从直辖市随机抽取 4 个城区；从每个县（发达与不发达）随机抽取两个乡镇，从直辖市抽取 4 个乡镇。第四阶段：从上述城区随机抽取两个社区，从乡镇随机抽取 2 个农村，每个社区或农村再随机抽取 1 000 ~ 2 000

户。第五阶段：从选定的社区或农村中随机选择年龄在 20 岁及以上的常住居民。根据 2010 年中国人口普查数据，按性别和年龄分布对最终样本进行分层。每户只选择 1 名成员作为研究对象，没有替代（图 1-2-2）。

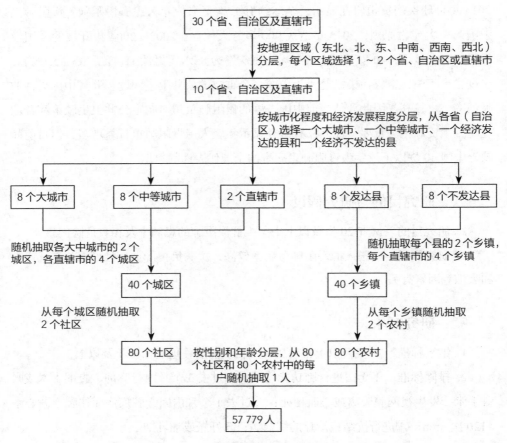

图 1-2-2　CPH 研究多阶段整群抽样流程

五、结局指标

由调查员采用标准化问卷调查，收集人口学特征、既往疾病史、家族呼吸道疾病史和其他危险因素，如吸烟、被动吸烟等。由经过培训和认证的技术人员进行肺功能检查，若支气管扩张后 $FEV_1/FVC<0.70$，则诊断为慢阻肺。

六、研究周期

从 2012 年 6 月—2015 年 5 月，57 779 名（24 160 名男性和 33 619 名女性）被选择并邀请参加调查。

七、统计分析方法

对连续变量采用方差分析（analysis of variance，ANOVA），对分类变量采用 χ^2 检验，检验差异是否具有统计学意义。为使计算的患病率可代表中国 20 岁及以上成年人群，将根据 2010 年人口普查数据，结合整群分层抽样的特点，经过加权计算。计算权重时还考虑了本项调查的几个特点，包括对女性的过度抽样、调查人群的无应答率及研究样本与总人群之间在人口统计学方面的差异。分析时使用了所有感兴趣的变量，对缺失数据没有进行填充。根据 2010 年中国人口普查数据计算了年龄标准化的慢阻肺患病率。此外，以 2015 年中国人口数据为基准，计算了我国慢阻肺患病者的绝对数。数据按年龄、性别（男性 *vs.* 女性），城市化（城市 *vs.* 农村），以及不吸烟分别列出。采用多元 Logistic 回归分析，分别探讨所有调查的研究对象和其中从不吸烟者患慢阻肺的危险因素。统计分析软件使用 SUDAAN 11.0 版本和 SAS 9.4 版本。

（张　迪　梁立荣）

参考文献

[1] WANG C, XU J Y, YANG L, et al. Prevalence and risk factors of chronic obstructive pulmonary disease in China (the China Pulmonary Health [CPH] study): a national cross-sectional study. Lancet, 2018,391(10131):1706-1717.

第三章　病例对照研究

病例对照研究是一种探索疾病危险因素的回顾性研究。它是以一组患有某种疾病的人与未患这种病的人相对照，调查他们过去是否暴露于可疑致病因子及其程度，通过比较推断某种因子作为病因的可能性。

第一节　研究设计要点

一、基本原理

病例对照研究设计的基本原理：①以确诊某病的患者为病例；②以明确不患有

该病但具有可比性的个体为对照；③搜集既往各种可能的危险因素暴露史；④测量并比较各因素在病例组与对照组的暴露比例，经统计学检验该因素与疾病之间是否存在统计学关联。详见图 1-3-1。

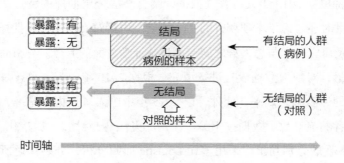

图 1-3-1 病例对照研究基本原理

二、研究类型

（一）病例与对照不匹配

设计所规定的病例和对照人群中，分别抽取一定量的研究对象，一般对照人数应等于或多于病例人数。此外没有其他限制与规定。

（二）病例与对照匹配

匹配或称配比（matching），即要求对照在某些因素或特征上与病例保持一致，目的是对两组进行比较时排除匹配因素的干扰。如以年龄作为匹配因素，使两组在年龄构成上类似或相同，在分析比较两组资料时，可避免由于两组年龄构成的差别对疾病和因素关系的影响，从而更真实地反映研究因素与疾病的关系。匹配分为频数匹配和个体匹配。

1. 频数匹配（frequency matching） 指匹配因素在对照组与病例组中所占比例一致。匹配时需明确或估计出匹配变量每一层的病例数，然后从备选对照中选择对照，直至达到每层所要求的数目，不一定要求绝对数相等，重要的是比例相同。例如：病例组中男女各半，则对照组中也应一样。

2. 个体匹配（individual matching） 指以个体为单位进行病例和对照的匹配。1∶1 匹配，为每个病例配一名对照，又称配对（pair matching），1∶2、1∶3……1∶R 时，称为匹配。定量指标一般要求在一定范围内匹配。例如：年龄匹配，病例为 50～59 岁组，则对照亦应为 50～59 岁组；或要求对照在 ±2 岁、±3 岁或

±5岁等范围内匹配，如要求对照与病例的年龄之差在±3岁之内，则一个39岁的病例，其对照的年龄应在36~42岁。匹配的目的：首先是为了提高研究效率，当研究的疾病病例组比较少时，可通过匹配多个对照来增加信息量，这样所需的样本量可减少，但一般不超过1∶4，最为常用的为1∶1配比；其次匹配可用于控制已知混杂因素。所以匹配的特征或变量必须是已知的混杂因素，或有充分理由怀疑为混杂因素。

为使病例和对照尽量一致，把不必要的项目列入匹配，可能丢失信息，增加工作难度，反而降低研究效率，称为匹配过度（overmatching）。有两种情况不应使用匹配：一是疾病因果链上的中间变量不应匹配；二是只与可疑病因有关而与疾病无关的因素不应匹配。一般除性别、年龄外，对其他因素是否进行匹配，须持慎重态度，以防止匹配过度，增加研究费用和实施难度。

无论是否采用匹配设计，为控制混杂作用都须在分析阶段用分层、标准化或多因素回归分析，但匹配后再按匹配因素作分层分析可以提高分析的效率，也就是提高了控制混杂因素的效率。

（三）衍生类型

1. 巢式病例对照研究（nested case-control study） 是病例对照研究与队列研究的结合，其设计原理是基于已有研究队列，收集队列内每个成员的相关信息和生物学标本，随访至能满足病例对照研究中需要的病例数为止。将这些病例组成病例组，在同一队列中，按病例进入队列的时间与性别、年龄等匹配条件，选择一个或数个非病例组成对照组；然后抽取病例和对照的基线资料并检测其生物标本；按照病例对照研究（主要是匹配的病例对照研究）的分析方法进行资料的统计分析和推论。特别适用于在队列研究开始已经留存了可用于后期分析的、检测费用较高的血清和其他标本或影像检查资料。因为对所有病例和一部分对照样本进行费用较高的测量，所需总费用远低于对整个队列进行测量，这种设计保留了队列研究的所有优点，即在结局发生之前收集预测变量，避免传统的病例对照研究不能对死亡病例进行测量，以及从不同总体中选择病例和对照所带来的潜在偏倚。此研究设计的基本原理见图1-3-2。

2. 病例-队列研究（case-cohort study） 又称病例参比式研究（case-base reference study），即队列研究开始时，在队列中按一定比例随机抽样选出一个有代表性的样本作为对照组，观察结束时，队列中出现的所研究疾病的全部病例作为病例组，与上述随机抽取的对照组进行比较。与巢式病例对照研究的不同之处在于：①对照是在队列

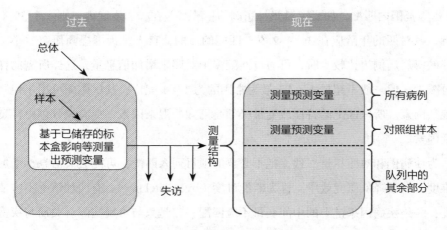

图 1-3-2　巢式病例对照研究的基本原理

研究开始即随机选取的，不与病例进行配比；②随机对照组中的成员如发生被研究的疾病，既作为对照，又同时作为病例；③可以同时研究几种疾病，不同的疾病有不同的病例组，但对照组都是同一组随机样本。因其对照为随机抽样得到的一个子队列，而不是病例的配对者，所以增加了对照的代表性。

3. 单纯病例研究（case only study） 也称病例 - 病例研究，或病例系列研究（case series study）。即确定某一患病人群作为研究对象，追溯每一成员的环境暴露因素，并收集患者的一般情况、混杂变量及其他宏观资料，采集患者的生物标本检测基因型，以具有某一基因型的患者作为病例组，以无该基因型的患者作为对照组，按病例对照研究的方法旨在分析环境因素与易感基因型之间的相互作用。单纯病例研究应用的前提条件是所研究疾病为罕见病，在正常人群中基因型与环境暴露各自独立发生。

4. 病例交叉研究（case crossover study） 比较相同研究对象在某急性事件发生前一段时间的暴露情况与未发生该急性事件时同一时间内（更早的时间内）的暴露情况，以研究暴露与该急性事件之间的关联。如果研究的暴露与研究的急性事件发生（如急性心肌梗死的发生）有关联，则研究对象发生该急性事件前的一段时间内暴露水平应平均高于对照时间内的暴露水平（图 1-3-3）。

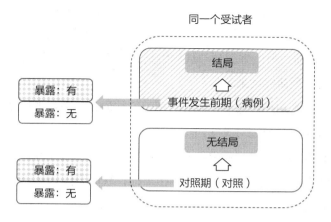

图 1-3-3 病例交叉研究的基本原理

三、优点和缺点

根据病例对照研究设计的基本原理，可以看出病例对照研究主要有表 1-3-1 中所示的优点和缺点。

表 1-3-1 病例对照研究的优缺点

项目	内容
优点	1. 特别适用于罕见病 2. 省力、省时、省钱,容易组织实施 3. 可同时研究多个因素与某种疾病的联系,特别适合于探索性病因研究 4. 无干预,对研究对象多无损害
缺点	1. 不适用于研究人群中暴露比例很低的因素 2. 选择研究对象时,难以避免选择性偏倚 3. 信息的真实性难以保证,暴露与疾病的先后顺序常难以判断 4. 获取既往信息时,难以避免回忆偏倚 5. 不能测定暴露组和非暴露组疾病的发病率

四、偏倚及控制

病例对照研究的偏倚主要有两个来源：病例组和对照组的选择，以及预测变量回顾性测量的准确性。病例对照研究设计从病例组研究对象的选择开始，与横断面研究不同，病例对照研究中的病例一般不是从所有研究人群中系统性获得的，而是从已确诊的患者中获取。因此，研究中纳入的病例可能无法包括尚未诊断、漏诊、无法参与研究、已经死亡的患者，故无法代表该疾病的所有患者，此时就会产生选择偏倚。对照组的选择是病例对照研究的难点，一方面与病例组的选择相似，对照组的选择也受到研究对象选择可及性的限制，一般难以代表所有的"非该病患者"，产生选择偏倚；另一方面要与病例组具有可比性，否则将很可能因为混杂偏倚而难以得出可靠的研究结果。

确定了病例组和对照组之后，需要对两组既往的暴露因素进行测量。由于暴露是在调查之前发生的，研究对象在回忆时难免存在偏差。另外，对于同样的暴露因素，由于疾病诊断的要求等，病例组和对照组的测量方法可能存在差异（如在医院通过静脉血和在社区通过指尖血测量的血糖值），继而导致暴露因素在两组中产生系统性偏差，最终产生信息偏倚。事实上，很多疾病的发生是多因素综合作用的结果，因素与因素、因素与疾病之间的作用是非常复杂的。当采用病例对照研究探讨某暴露因素与某种疾病的关系时，特别是在数据分析阶段，要识别某个既与疾病有关联又与暴露有关联的因素可能会歪曲研究因素与研究疾病之间的关系，这就产生了混杂偏倚。能否控制这三类偏倚是病例对照研究成功的关键。

（一）选择偏倚

选择偏倚（selection bias）是由于选入的研究对象与未选入的研究对象在某些特征上存在差异而引起的系统误差，常发生于设计阶段。

1. 入院率偏倚（admission rate bias） 也称 Berkson 偏倚。当利用医院患者作为病例和对照时，由于研究对象是医院的某一部分患者，而不是全体目标人群的一个随机样本，患者对医院及医院对患者双方都有选择性，难免产生偏倚，特别是因为各种疾病的入院率不同导致病例组与对照组某些特征上的系统差异。对住院病例进行研究时可能没有包括：①抢救不及时死亡的病例；②距离医院较远的病例；③因经济原因未住院的病例；④病情轻的病例。应尽量随机选择研究对象，在多个医院选择对象等方法以减少该偏倚的发生。

2. 现患病例-新发病例偏倚（prevalence-incidence bias） 又称奈曼偏倚（Neyman bias），调查对象选自现患病例，可能得到很多只与存活有关的信息，而未必与该病发病有关，从而高估某些暴露因素的病因作用。另一种情况，某病的幸存者改变了生活习惯，从而降低了某个危险因素的水平。例如：研究吸烟与老年人痴呆的关系时，由于痴呆为一种退行性神经病变，多见于老年人，而吸烟者常因其他疾病早死，即尚未发生痴呆就已死亡，从而得出吸烟对痴呆具有保护作用的错误结论。为减少该偏倚的发生应尽量选择新发病例开展研究。

3. 检出症候偏倚（detection signal bias） 也称暴露偏倚（unmasking bias），指

患者常因某些与该病无关的症状而就医，从而提高了早期病例的检出率，致使过高地估计了暴露程度，从而产生系统误差。例如：在妇女服用复方雌激素与子宫内膜癌关系的病例对照研究中，妇女服用复方雌激素后发生阴道出血而就医，故被发现有早期子宫内膜癌的机会增多，从而得出服用复方雌激素与子宫内膜癌有关联的错误结论。如果延长收集病例的时间，使其超过由早期向中、晚期发展的时间，则检出病例中暴露者的比例会趋于正常。

4. 无应答偏倚（non-respondent bias） 指研究对象因各种原因对研究的内容不予回答而产生的偏倚。无应答的原因是多种多样的，如研究对象不了解研究目的；调查内容过于烦琐或涉及隐私；研究对象的文化程度低不能正确了解研究内容；研究对象病重或外出等。由于无应答研究对象的存在，使得从应答者中分析得出的结论并不能反映研究因素与疾病的真实联系。除非可以了解到无应答者在某些重要的特征或暴露上与应答者没有差异。一般而言，在一项研究中应答率最低要在80%，否则会产生严重的偏性。

5. 时间效应偏倚（time effect bias） 慢性疾病从开始暴露于危险因素到出现病变往往经历一个较长的时间过程。暴露后即将发生病变者，或已发生早期病变而不能检出者，或在调查中已有病变但因缺乏早期检测手段而被错误地认为是非病例者，都可能被选入对照组，由此产生时间效应偏倚。例如：在研究急性心肌梗死的危险因素时，选择就诊于心内科的其他患者作为对照，由于对照组的患者也常合并冠状动脉粥样硬化这一心肌梗死发生的重要病理变化，此时将低估暴露因素与急性心肌梗死的关系。在调查中尽量采用敏感的疾病早期检查技术，开展观察期尽可能长时间的纵向调查。

（二）信息偏倚

病例对照研究可能产生的信息偏倚（information bias）常见的有以下几种。

1. 回忆偏倚（recall bias） 指各比较组回忆以前的经历时，在准确性和完整性上存在着系统差异而导致的偏倚。如研究吸烟、被动吸烟与某些癌症的关系时，对照组因未患癌，对吸烟和被动吸烟情况关注较少，该人群对于过去暴露的经历更易遗忘或不予重视，而病例组在患癌症后会审查自己日常生活中可能与癌症相关的危险因素，包括吸烟和被动吸烟，因此他们会对此方面信息格外关注，回忆起的信息更为准确和清晰，这种回忆上的差异即是回忆偏倚。开展信息收集时应选择不易被忘记的重要暴露指标，并重视问卷的提问方式和调查技术，将有助于减少回忆偏倚的发生。

2. 测量偏倚（measurement bias） 病例与对照的调查环境与条件不同，或调查技术、调查质量不高或差异及仪器设备的问题等均可产生调查偏倚。例如：采用调查问卷的方法收集数据信息，如果研究者知道谁是病例，谁是对照，对于病例，研究者可能会通过研究对象发掘更多的关于暴露的信息，而对于对照则不会如此发掘信息，这种调查数据时存在的组间差异可导致信息偏倚。如果可能，研究者应该不知道研究对象是病例还是对照，如果不能实施盲法，至少应该不告知研究的假设。例如：在医院通过静脉血和在社区通过指尖血测量的血糖值就因测量方法不同而存在测量偏倚。因此，采用客观指征、合适的人选参加调查、调查技术培训、复查等方法做好质量控制，检查条件尽量一致、检查仪器应精良、严格掌握试剂的要求等均可减少偏倚。

（三）混杂偏倚

对混杂偏倚（confounding bias）的识别可以根据其产生的机制，结合专业知识，并运用定量分析的方法进行判断。一般来说常见的混杂因素分为两类：一类是人口统计学指标，如年龄、性别、种族、职业、经济收入、文化程度等；另一类是除研究因素以外的危险因素，如研究氡气与肺癌的关系时，吸烟就是一个可能的混杂因素。

控制这类偏倚的发生应在设计时利用限制或匹配的方法为病例选择对照，或在资料分析阶段采用分层分析（Mantel-Haenszel）或多因素 Logistic 回归模型来解决。如果采用分层分析，研究者应该事先做好计划，尽可能收集潜在混杂因素变量的数据。不论使用什么分析方法，研究者都不能调整没有数据的变量。此外，如果潜在混杂因素存在测量误差，也是不能通过这些分析方法调整的。

第二节 基于 PICOTS 模型的方案设计框架

一、研究问题

根据所了解的疾病分布特点和已知的相关因素，在广泛查阅文献的基础上，提出病因假设。

二、研究目的

虽然病例对照研究可同时研究多个因素与疾病的关联，但一般需要明确一个主要的潜在因素，作为研究的假设，并据此进行样本量计算。如某研究的研究目的为：探讨 ×× 省 ×× 地区农村居民贲门癌发病的危险因素。需要注意病例对照研究不能得出某疾病的发病率，不能以了解发病率作为研究目的。

三、研究对象

病例对照研究需要分别明确病例组和对照组的选择标准，包括研究对象的来源、病例的诊断标准、对照的定义或诊断标准、纳入及排除标准。

（一）病例组

理论上说，人群中所有患有研究疾病的病例都可以选入病例组（case group），但实际情况下通常只有一部分作为研究的样本。因此，研究者需说明样本是如何选择的，即提供疾病的诊断标准，并且应尽量采用国际通用或国内统一的诊断标准。研究者也需要详细说明病例的来源、纳入标准等。病例选取来源主要为医院，可以是门诊及住院患者，病例易获得且合作性好，但此时选取的病例常不能代表该病所有的患者，应尽量从多家不同级别的医院选取病例，以减少选择偏倚。也可以从社区的监测资料或通过普查或抽样调查获得患者，此时病例代表性较好，但需要花费大量的人力、财力，实施难度较大。

病例的类型有新发病例、现患病例与死亡病例三种，通常优先选择新发病例。因为新发病例刚刚发病，距离暴露时间较近，提供的暴露信息较为准确可靠；现患病例大多患病时间较长，容易受到一些因素的影响，改变自身某些因素的暴露情况，如非新发冠心病患者每次就诊或住院会接受医护人员的健康教育，会改变不良的生活习惯，如戒烟、戒酒等；死亡病例的暴露信息主要由家属提供，准确性较差。

（二）对照组

病例对照研究的真实性有赖于选择合适的对照。如何选择恰当的对照需要考虑几个关键问题：设立对照的目的是什么？去哪里寻找对照，医院、社区、单位还是家庭？设置几个对照组？每个病例设置几个对照？病例与对照如何匹配？

1. 设立对照的目的　病例对照研究是从结局到暴露反向时间轴进行的，设立对照可以提示所研究疾病人群的基础暴露水平，并且对照必须能代表可能会出现所研究疾病的人群，也就是说如果暴露与疾病无关，那么对照应该与病例具有同等的暴露风险。

2. 对照的来源　对照和病例应来源于同一人群，应尽量从病例产生的源人群中选择。基于医院获取病例时，对照也从医院选取，医院来源的对照有几个突出的优点：容易获得，易于询问，合作好；一些检验检查信息可直接从患者病历资料中获取，故可节省费用；所获信息较完整、准确，并且获取的数据信息质量和病例相似，可比性较好。缺点是未患研究疾病的"健康人群"不会去医院就诊，因此，该方法选取的对照人群并不能代表所有未患研究疾病的人群，选择偏倚难以避免，对照的代表性差。控制此种选择偏倚的策略是从相同机构或多个机构选择对照，同时对照尽量不患与研究疾病有共同已知病因的疾病。如研究吸烟与肺癌的关系时，通常不以慢性支气管炎患者作为对照，因为目前的研究证据表明，吸烟是这两种疾病重要的致病因素。从社区获取病例时，一般选择同社区的未患该病的人群，如病例的邻居，或利用社区的门牌号码、固定电话号码进行随机抽样。社区来源的对照易于确定，且代表性较好，但实施起来相对烦琐，需要投入大量的人力、物力进行现场调查、生物样本收集、检验检查等数据收集和质量控制。医院和社区来源的对照选取方法及优缺点的比较见表 1-3-2。

表 1-3-2 病例对照研究中两种对照来源的比较

来源	获得方法	优点	缺点
医院	门诊或住院患者	资料易获得且可靠，合作性好，节省费用	代表性差，易产生选择偏倚
社区	社区监测资料或通过普查或抽样调查获得的人群	代表性好，较好确定源人群	实施难度大，耗费人力、物力

选择对照应独立于所研究的暴露因素，否则会产生偏倚，特别是选取医院来源的对照时尤其需要注意。下面以"非甾体抗炎药（NSAIDs）是否能预防结直肠癌的病例对照研究"为例进行说明。该研究以住院的结直肠癌患者为病例，当选择该院同期因关节炎住院的患者为对照时，因为对照组患者既往因关节炎而服用NSAIDs 来缓解疼痛，在收集病例组和对照组患者既往 NSAIDs 暴露时，对照组患者 NSAIDs 暴露高于所有"未患结肠癌的人群"，导致病例组和对照组 NSAIDs 暴露水平差别缩小，从而错误地低估 NSAIDs 与结直肠癌的关联强度。相反地，当选择该院同期因消化道溃疡而住院的患者为对照时，因为消化道溃疡是服用 NSAIDs 药物的禁忌证之一，在收集病例组和对照组患者既往 NSAIDs 暴露时，对照组患者 NSAIDs 暴露低于所有"未患结肠癌的人群"，导致病例组和对照组 NSAIDs 暴露水平差别增大，从而错误地高估关联强度。

3. 对照的数量　由于对照组的选择较为复杂，尤其当病例不是所有患者的代表性样本时，建议采用不同的方法选择两个或多个对照组。例如：瑞氏综合征与药物治疗的公共卫生服务研究就使用了四种对照，即急诊对照（与病例在同一急诊室）、住院患者对照（与病例收治于同一家医院）、学校对照（与病例在同一学校或幼儿园）及社区人群对照（通过随机数字拨号系统确认）。病例组与各组对照相比，使用水杨酸的比例最低，且差异有统计学意义。若使用不同的对照组均一致地发现暴露因素与疾病的关联，则可认为其结果更可信。但设置多个对照会增加研究的花费和时间成本，建议尽可能选择一个最佳的对照组。

每个病例对应设置几个对照？不同于随机对照试验（RCT），病例对照研究中的病例数和对照数可以不等，有的相差会很悬殊。一般来说，非配对的病例对照研究病例数与对照数接近是最有效率的，所以病例数与对照数之比为 1∶1 最常用。但如果某种疾病可获得的病例数较少并且短时间内难以再入选时，特别是某些罕见病，可以为每个病例匹配多个对照，这时研究的把握度随对照数量的增加而提高，直至对照与病例之比达到 4∶1。比例超过 4∶1 后，对照数目增加带来的把握度提升有限。所以一个病例最多匹配 4 个对照。此外，对照与病例之比增加后可对关联强度的估计更加精确，但不能解决更为严重的偏倚。

4. 匹配　匹配是病例对照研究中一种有效的控制混杂的方法，可用于控制年龄、性别和种族等人口学因素产生的混杂偏倚。这些因素不仅与结局密切相关、不受干预影响，且不可能是暴露与疾病发生因果链上的中间变量，符合混杂因素的特点，属于常见的混杂因素，也是常见的匹配因素。选择对照时按照病例的年龄、性别进行匹配是最常见的对照匹配选择手段。

在方案设计时对照选取是否使用匹配的方法，需要结合具体的研究内容并综合考虑下列要点：①匹配可降低对潜在对照的大量需求，但需要额外的时间和花费为每个研究对象确认相应的对照，往往需要权衡匹配增加的统计学效能与纳入更多病例所增加的效能。②使用匹配策略时，必须在研究开始时确定是否匹配，因此这个过程是不可逆的，这样就预先排除了进一步分析匹配变量对结局影响的可能性。当匹配变量不是年龄或性别等常见的潜在混杂因素，而碰巧是关注的暴露变量与结局因果链上的中间变量时，会产生严重的错误。③匹配数据分析时需要用特殊的分析方法，即仅比较每个研究对象及其对子，而不是与不同混杂因素水平的其他研究对象进行比较，这意味着无法匹配的病例不能被纳入研究，这会引起样本量的损失。

四、暴露因素的测量

暴露因素的测量（intervention / exposure and comparison，I&C）主要包括明确研究的暴露因素和指标选择与测量。

（一）明确研究的暴露因素

病例对照研究可用于检验多个暴露因素与疾病的关系，但需要在方案中明确具体研究的暴露因素，并根据研究主要目的设定一个最主要的暴露因素，用于样本量计算和统计推断。

（二）指标选择与测量

信息偏倚是病例对照研究作为回顾性研究需要应对的主要问题。除标准化的数据收集流程和相应的人员培训策略外，如果条件允许，尽量使用下面两种方式控制病例对照研究中的信息偏倚。

1. 使用结局发生前记录的数据 这种策略依赖于所研究疾病的危险因素信息是准确可靠的且可获得的，如研究对象的既往病历信息、检查结果。

2. 设盲 理论上，病例对照研究可以对暴露因素的收集者和研究对象设盲，使他们不清楚每个研究对象的分组情况（病例或对照状态）及所研究的危险因素，但通常情况下很难做到。研究对象知道他们自己生病或健康，因此只有在对照也患有他们认为与所研究危险因素相关的疾病时，才能对病例、对照状态设盲。通常情况下，对研究中特定的危险因素设盲比对病例、对照状态设盲简单。病例对照研究通常是调查疾病的第一步，不可能仅调查一个危险因素。因此，通过设定与疾病没有关联的可疑危险因素的"虚假"问题，可以保证研究对象和调查者不了解研究假设。对观察者隐藏研究对象是病例还是对照的状态，是一种很好的避免测量偏倚的策略，如对实验室测量（如血液检测和 X 线检查）人员设盲，此时盲法容易实施，仅需不告知其临床诊断信息的人员进行实验室检测或影像学检查即可。

五、结局指标

病例对照研究主要是分析暴露因素与疾病间是否存在关联，一般采用 Logistic 回归模型计算暴露因素与疾病发生之间的比值比（odds ratio，OR），OR 的定义可参考表 1-3-3 进行理解。

表 1-3-3 病例对照研究四格表

暴露或特征	疾病状态		合计
	病例	对照	
有	a	b	$a+b=n_1$
无	c	d	$c+d=n_0$
合计	$a+c=m_1$	$b+d=m_0$	$a+b+c+d=N$

病例组的暴露比值：$\dfrac{a/(a+c)}{c/(a+c)}=\dfrac{a}{c}$；

对照组的暴露比值：$\dfrac{b/(b+d)}{d/(b+d)}=\dfrac{b}{d}$；

病例组与对照组相比的暴露比值比（OR）：$\dfrac{a/c}{b/d}=\dfrac{ad}{bc}$

OR 在病例对照研究中指病例组中暴露与非暴露人数的比值和对照组中暴露与非暴露人数的比值的比，用于反映病例与对照在暴露上的差异，从而建立疾病与暴露因素之间的联系。可解读为暴露组发生某疾病的风险是非暴露组的多少倍（OR）。根据 OR 的大小判断关联的性质或方向：OR=1 代表暴露与疾病无关联，OR>1 代表暴露为危险因素，OR<1 代表暴露为保护因素。

OR 是点估计，95% 置信区间（confidence interval，CI）是区间估计。CI 的宽窄反映了对参数估计的精确度，CI 越窄，说明估计越精确；CI 越宽，说明估计越不精确。OR 的 95%CI 如果包括 1 表明该暴露与疾病无关联，相当于 $P>0.05$，因此，根据 OR 的 95%CI 得出统计学结论时与 P 值有异曲同工之处。

六、研究周期

研究方案设计时需要注明研究疾病明确诊断的时间和相关暴露因素收集的时间，并且是通过回顾性方式收集暴露发生与累积情况的信息。由于病例对照研究是一种由果溯因的反向研究，需要强调的是暴露因素应发生于患病结局之前，也就是说，假设的"病因"是通过追溯病史或既往史获得的。例如：某项研究根据冠状动脉造影检查结果将住院患者分为"冠心病组"和"非冠心病组"，同时对这些患者进行血管内皮黏附因子检测，结果发现冠心病组患者血管内皮黏附因子水平显著高于非冠心病组患者，经过多因素分析调整混杂因素后得出结论：高水平的血管内皮黏附因子是冠心病的一个危险因素。这个结论显然是错误的，该研究的"因"即暴露因素（高水平的血管内皮黏附因子）与"果"（患冠心病）在同一个时点出现，其本质是一个横断面研究。

七、样本量估算

病例对照研究中影响样本大小的因素：①研究因素在对照组中的暴露率 P_0；②预期该因素引起的相对危险度（RR）或暴露的比值比（OR）；③假设检验 I 类错误的概率 α；④希望达到的检验把握度（$1-\beta$）；⑤对照组与病例组的人数之比 C。

样本量估计需注意以下几个方面：①所估计的样本含量并非绝对精确的数值，因为样本含量估计的条件并非一成不变；②样本量并不是越大越好，样本量过大，常会影响调查工作的质量，增加人力、物力和财力；③病例组和对照组样本含量相等时效率最高。

具体的样本量计算方法详见第二篇第二章。

八、统计分析方法

病例对照研究的统计分析计划部分至少包括主要研究暴露因素的研究假设、是否匹配、病例与对照组间研究对象的一般特征统计描述和组间差异比较的统计学检验方法、暴露因素与疾病是否存在关联的分析方法等。一般采用多因素 Logistic 回归分析并计算其关联强度的 OR（调整后的 OR）及其 95%CI。同时说明检验的单双侧性、统计学意义的显著性水平，以及采用的统计分析软件名称等。

九、伦理学要求

原则上所有临床研究在纳入研究对象之前均需要对研究进行充分知情，并签署知情同意书。这是保护受试者权益的重要环节。由于病例对照研究是回顾性研究，一些研究中由于信息不全难以再次联系上研究对象，或仅使用去隐私化信息的医疗记录即可完成研究，可向伦理委员会申请知情同意豁免。但与其他临床研究一样，即使免除了知情同意，在研究方案获得伦理委员会的批准之前不得开展研究。

十、小结

病例对照研究是一种回顾性的，在疾病发生之后去追溯假定病因的分析性研究方法。在几种临床研究设计类型中，病例对照研究耗用的时间、人力和财力较少，但同样能获得重要的科学发现。病例对照研究虽然容易进行，但比其他类型的研究更容易产生偏倚，研究者必须始终关注该研究类型偏倚的两个主要来源：病例组和对照组的选择，以及回顾性测量暴露变量的准确性，并从研究设计上和实施上尽可能控制偏倚的发生。

‖ 第三节　研究实例与应用

以 2021 年发表在《美国妇产科杂志》（*American Journal of Obstetrics & Gynecology*）的一项病例对照研究为例——新型冠状病毒感染与妊娠前 3 个月自然流产的关系：225 例孕妇的病例对照研究（原标题：Coronavirus disease 2019 and first-trimester spontaneous abortion: a case-control study of 225 pregnant patients），从研究设计的角度围绕 PICOTS 模型对其进行拆解，以促进研究者对病例对照研究方案设计要素的理解与应用[1]。

一、研究背景与临床问题

既往研究显示，孕期妇女在妊娠前 3 个月感染一些病毒对胎儿有害，可导致流产。而孕期妇女新型冠状病毒感染对妊娠结局影响的相关研究较少，特别是新型冠状病毒感染是否可导致早期自然流产尚不明确。与此同时，目前可通过血清学诊断指标 IgG 和 IgM 检测进行新型冠状病毒感染的临床诊断及追踪调查，这有助于开展孕期妇女新型冠状病毒感染与妊娠 12 周内自然流产关系的研究。

二、研究目的与研究假设

评估新型冠状病毒感染对早期妊娠自然流产的影响，相应的研究假设为新型冠状病毒感染可增加妊娠早期自然流产的风险。

三、研究对象

（一）来源

就诊于研究医院的妊娠早期孕妇及妊娠早期发生自然流产的女性。

（二）病例组（孕早期自然流产组）

2020 年 2 月 22 日—2020 年 5 月 21 日因妊娠前 13 周发生自然流产来该院急诊就诊或接受流产后管理服务的女性。

（三）对照组（未发生孕早期自然流产组）

2020年4月16日—2020年5月21日来该院接受胎儿颈后透明层厚度（NT）检查的妊娠12周的女性。

因当地报告的第1例新型冠状病毒感染病例日期为2020年2月22日，所以为了排除妊娠前感染新型冠状病毒的可能性，病例组和对照组仅纳入末次月经在该日期之前的女性，故选择研究对象时对就诊时间进行了限制。

四、暴露因素的测量

（一）新型冠状病毒目前或既往感染（主要暴露）

诊断方法：新型冠状病毒抗体IgG、IgM或病毒核酸检测任意一项阳性，进行病毒中和抗体检测，若阳性则诊断为新型冠状病毒感染。各检测方法及结果判断标准具体如下：鼻咽拭子留取样本，RT-PCR方法检测病毒核酸为阳性；血清样本进行病毒抗体检测，采用CE认证的快速自动荧光侧流免疫分析法（AFIAS COVID-19, Boditech, Gang-won-do, Republic Korea）定性和半定量检测病毒非中和抗体IgG和IgM的S蛋白和N蛋白；半定量结果根据诊断界值（COI），COI >1.1表示阳性结果。CE认证的化学发光免疫分析技术用于半定量测定抗S1和抗S2特异性中和抗体（Liaison SARS-CoV-2 S1/ S2 IgG, DiaSorin, Saluggia, Italy）；抗体浓度以AU/ml为单位，≥ 15AU/ml为阳性结果。

（二）其他暴露因素

通过访谈收集研究对象的人口学信息、新型冠状病毒感染相关症状和导致自然流产可能的相关因素等。

五、结局指标

主要结局指标为估算的新型冠状病毒感染与妊娠早期流产风险的关联关系即比值比（OR）。该研究纳入的225名研究对象中，共23名（10.2%）新型冠状病毒检测结果阳性。病例组阳性率为11%（11/100），对照组阳性率为9.6%（12/125），经χ^2检验组间差异无统计学意义（P=0.73）。因基线资料显示年龄在病例组和对照组间存在显著差异，可能是混杂因素。进一步使用Logistic回归模型调整年龄的影响，结果显示OR为1.28，其95%CI为0.53～3.08（CI包括1），显示新型冠状病毒感染不是早孕流产的独立影响因素。

六、样本量估算

研究无法估算样本量，因为该研究招募研究对象时尚不清楚该病的流行趋势，并且对研究对象末次月经时间有特定限制（在 2020 年 2 月 22 日之前），故研究招募必须在 5 月 21 日截止。

七、统计分析方法

组间差异的比较：计量资料如正态分布采用 *t* 检验，非正态分布采用 *Wilcoxon-Mann-Whitney* 检验；定性资料的比较采用 χ^2 检验或 Fisher 精确概率检验。当混杂因素在两组患者间存在显著差异时，使用多因素回归分析调整混杂因素的影响，评估新型冠状病毒感染与自然流产的关系，计算 OR 及其 95%CI。使用 SAS 9.4 版 Windows 软件进行统计分析。

（冯　琳　梁立荣）

参考文献

[1] COSMA S, CAROSSO A R, CUSATO J, et al. Coronavirus disease 2019 and first-trimester spontaneous abortion: a case-control study of 225 pregnant patients. Am J Obstet Gynecol, 2021, 224(4):391.e1-391.e7.

第四章　队列研究

队列（cohort）是指有共同特征或共同经历的一群人。在临床研究和流行病学研究中，队列研究是一种常用的设计类型，其基本原理是将研究对象按是否暴露于某个待研究的危险因素进行分组，对研究对象进行一段时间的随访观察，记录并比较各组结局发生的情况，进而检验暴露因素与结局的关联。

▌ 第一节 研究设计要点

一、概述

队列研究的基本特点：①属于观察性研究。队列研究的暴露是自然状态下就具有的，例如：具有某种特征、接触过危险因素或处于某种状态，没有人为施加的干预措施，需要与试验研究区分。②设立对照组。队列研究是分析性研究，通过比较暴露组和对照组来检验关联，需要与描述性研究区分。③由因到果。从时间顺序来看，暴露测量在结局出现之前，是"纵向"研究，需要与病例对照研究区分。④能验证暴露与结局的因果关系，在循证医学证据等级中仅次于RCT。

二、分类

队列研究可以分为前瞻性队列、回顾性队列（历史性队列）和双向性队列三类，见图1-4-1。

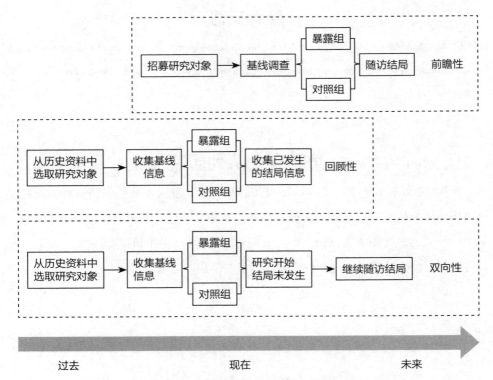

图 1-4-1 前瞻性队列、回顾性队列和双向性队列研究设计示意图

1. 前瞻性队列　在研究开始时，依据研究对象的暴露状况进行分组，研究结局还没有出现，需要前瞻性观察一段时间才发生，通常为数年，以确定他们是否患病及何时患病，以及暴露状态是否会改变结果。这种设计的优点是暴露变量的测量较回顾性研究更加完整、准确，可以控制回忆偏倚，而且暴露分组不会受未出现的结局的影响，结果更加可信。缺点是工作量大，需要花费时间、人力、财力，可行性较低。

2. 回顾性队列　在研究开始时，研究对象的结局已经发生，而暴露分组是根据过去某个时点的暴露状况进行划分。这种设计适用于基于已有数据库的回顾性分析，由于将基线设定为过去某个时点，因此不用再花费时间进行随访，具有省时、省力的优点。但是既往的数据不是专门针对该研究收集的，因此难免存在数据缺失、不准确、测量方法不标准等问题。

3. 双向性队列　又称混合性队列研究，是指在回顾性队列的基础上，继续进行前瞻性观察，是将前瞻性队列研究和历史性队列研究结合起来的一种设计模式，因此兼两者的优点，在一定程度上弥补了各自的不足。但由于其中回顾性队列研究部分收集的基线信息来自过去的资料，仍具有回顾性队列研究的缺点。

三、设计要点

队列研究可用于实现以下研究目的：①验证病因假设。当某种暴露因素与疾病可能存在相关性时，可通过队列研究进一步验证因果关联。当一些危险因素暴露，无法开展试验性研究时，队列研究是最为合适的设计类型。但需要注意的是，队列研究不适合研究发病率低的疾病。②评价预防效果。当暴露因素不是危险因素，而是保护性因素时，队列研究也能用于评价其预防疾病的效果。例如：根据研究对象自然非干预状态下的戒烟状态进行分组，研究戒烟与冠心病发病风险之间的关联。③研究疾病的自然史。队列研究会对研究对象进行纵向随访，可以观察暴露后疾病发生、发展的全过程。

在研究目的确定之后，需要明确定义研究因素。队列研究的研究因素称为暴露因素，通常一项队列研究有一种暴露因素，应采取准确、可靠、简单可行的暴露测量方法。要选择在基线时没有发生结局事件的研究对象，分为暴露组和对照组。随访是队列研究的关键，要在研究设计时确定随访的方式、次数、时间及收集的指标。一项队列研究可以同时收集多种结局事件，实现"一因多病"的分析。在统计分析方面，队列研究可以计算发病率或死亡率，进而计算相对危险度（relative risk，RR）、归因危险度（attributable risk，AR）等效应指标。

四、偏倚及控制

1. 选择偏倚（selection bias）　因某种原因导致纳入的研究人群不能代表总体研究人群，进而引起暴露组和对照组之间在一些特征上存在差异时，就可能产生选择偏倚。例如：某研究观察尿毒症患者的生存率，参与者需要进行超声心动图检查。但在招募患者时，部分患者因超声心动图检查地点离家较远而拒绝参与研究，导致最终纳入的研究对象不能代表总体研究人群。对于回顾性队列研究，部分研究对象档案丢失或重要记录缺失也可能导致选择偏倚。由于选择偏倚主要来源于样本选择不当，因此为了控制选择偏倚，需要在研究设计阶段进行充分考虑，并采取措施尽量提高研究对象的应答率和依从性。

2. 幸存者偏倚（survivorship bias）　如果在开始观察之前暴露就已发生并且导致了结局事件，而研究只纳入了未发生结局事件的"幸存者"，就可能导致幸存者偏倚。例如：一项研究要分析脑卒中患者吸烟与生存率的关系，选择的是脑卒中住院患者，结果得出吸烟是生存的保护因素。这是因为该研究未纳入发病后短期内死亡的患者，只纳入了幸存的住院患者，而这部分人往往吸烟率较低，因此导致吸烟的风险被低估。幸存者偏倚也是一种选择偏倚，需要合理选择研究对象，以控制这种偏倚。

3. 测量偏倚（measurement bias）　在进行暴露、协变量及结局的测量时出现的系统误差即为测量偏倚。例如：在研究高血压时，使用电子血压计和人工血压计测量得到的结果会存在差异。测量不准确会导致暴露或结局错分，影响关联分析的结果。为了控制测量偏倚，需要事先在方案中制定标准化的测量方法，对操作者进行严格培训，按要求对使用的仪器进行校准，做好质量控制工作。

4. 错分偏倚（misclassification bias）　是指由于收集资料的方法存在问题，使得暴露或结局被错误分类导致的系统误差，又称为信息偏倚，可分为非差异性错分和差异性错分两类。非差异性错分是指比较组之间错分的程度相同，通常会导致关联估计值趋于无效假设，即低估关联强度。差异性错分是指比较组之间错分的程度不同，可能导致关联强度被夸大或缩小，例如：采用队列研究分析吸烟与慢阻肺发病的关联，通过医院电子病历获取慢阻肺发病结局信息，由于慢阻肺常存在诊断不足的问题，而有吸烟史的人更有可能被医生诊断为慢阻肺，这将导致吸烟与慢阻肺间的关联被高估。为了控制错分偏倚，需要尽量采用准确的资料收集方法，通过盲法保证暴露组和对照组间结局评估的一致性，避免差异性错分。

5. 失访偏倚（loss to follow-up bias） 长期随访难免会发生失访（loss to follow-up），如果暴露组和对照组的失访率存在差异，且失访者发生结局的风险与随访到的研究对象不同，那么暴露与结局的关联估计就会受到影响，产生失访偏倚。例如：在一项研究药物注射率的研究中，随着队列随访时间的延长，失访人数逐渐增加，而失访者常被判定为未注射药物，最终导致人群药物注射率被低估。此外，失访率过高会影响研究结果的真实性。因此，队列研究通常要将失访率控制在 20% 以内。控制失访偏倚的方法包括选择稳定的研究人群、通过各种途径和研究对象保持联系、利用电子数据库关联获取结局等。在数据分析阶段，可以比较纳入分析的研究对象和失访研究对象的特征，评估失访对研究结果的潜在影响。

6. 混杂偏倚（confounding bias） 与病例对照研究一样，队列研究也存在混杂偏倚。当暴露组和对照组之间混杂因素分布不均衡时，暴露与结局的关系就会被歪曲。例如：一项研究以冠心病接受血管再通手术的患者为研究对象，分为吸烟和不吸烟两组，结局是死亡。结果发现吸烟者死亡风险低于不吸烟者，这与吸烟有害健康这一常识相悖。然而进一步比较两组人群基线特征就不难发现，这是由于基线时吸烟者偏年轻、心绞痛时间较短、合并症较少、病情较轻，因此死亡风险更低（表1-4-1）。混杂偏倚的控制方法包括在设计时进行限制或匹配、在数据分析时采用分层或多因素模型分析。

表 1-4-1　不同吸烟状态研究对象基线特征比较

研究对象基线特征	不吸烟	吸烟
年龄 / 岁（平均数 ± 标准差）	67±11	55±10
心绞痛病程 / 月（平均数 ± 标准差）	41±66	29±55
糖尿病 /%	21	10
高血压 /%	54	39
冠状动脉疾病 /%		
1支血管	50	55
2支血管	36	36
3支血管	14	9

第二节 基于 PICOTS 模型的方案设计框架

一、研究对象

在研究方案中应说明研究对象的来源、定义和相应的标准。队列研究需要进行随访，因此在选择研究现场时应充分考虑可行性，确保能招募足够的研究对象，并且最好能获得当地领导及群众的支持与重视。纳入和排除标准需要明确，特别注意，纳入的研究对象一定在基线时还没有发生结局事件，这样在随访时才有发生结局事件的可能。例如：在一项以肺癌发病为研究结局的队列研究中，需要排除基线时已患肺癌者。

根据暴露组和对照组人群的来源，选择研究对象的方法可分为以下两大类。

（1）内对照：选择一组研究人群，在其中根据暴露状态（如是否暴露、暴露量高低等）进行分组，即内对照。这种方式适用于研究常见因素和疾病的关联，例如：在探究生活方式、环境因素与健康的关联时，常采用基于一般人群的队列研究，以某区域内全部符合要求的人群为目标人群。为了提高调查和随访的效率，也可以选择有组织的人群团体为研究对象，例如：基于医护人员的美国护士健康研究（NHS）、基于我国汽车公司退休职工的东风 - 同济队列等。由于内对照和暴露组来自同一组人群，因此具有可比性好的优点。

（2）外对照：分别选择暴露组和对照组人群，即外对照。这种方式适用于职业暴露及罕见特殊暴露的研究，如辐射暴露等。暴露组确定后，可选择独立的外部人群作为对照组，选择的原则是尽可能与暴露组有可比性，使暴露以外的其他因素如年龄、性别、社会经济水平等的分布在比较组间尽量均衡。一种特殊的对照是总人口对照，即利用整个人群的普查或健康登记数据作为参照，来估计暴露的相对危险度。外对照的主要局限性在于潜在的混杂偏倚。此外，在一项研究中可以同时采用上述多种对照。

总体而言，队列研究的研究对象选择应注重内部真实性，研究方案的设计需要更加关注暴露组和对照组间的可比性，以更好地估计暴露因素与健康结局之间的关联。

二、暴露测量与分组

与试验性研究不同，队列研究中的"I"和"C"分别对应暴露组和非暴露组。

对于内对照设计，在纳入研究对象后要进行暴露测量，然后对研究对象进行分组，研究方案要明确规定暴露测量和分组的方法。在实际操作中，一种暴露因素可能有多种测量方法，例如：体重可以通过标准化的工具进行客观测量，也可以由研究对象自报。有些情况下，如果出于可行性考虑无法使用最佳的暴露测量方法，此时应评价所使用方法的准确性和可靠性。否则会导致暴露组的研究对象被错误地分配到非暴露组，可能会影响关联分析的结果，造成偏倚。对于定量的暴露因素，还可以根据暴露水平高低进行多分组，以分析暴露的剂量 - 反应关系。

三、基线观察指标

队列研究的基线需要收集协变量信息，研究方案中应分类列出各类观察指标。举例如下。

（1）人口学及社会学信息：年龄、性别、职业、收入等。

（2）既往疾病史：慢性病病史、手术史等。

（3）环境暴露信息：吸烟、二手烟暴露、空气污染暴露等。

（4）体格检查：身高、体重、腰围、血压等。

（5）实验室检测指标：血常规、血糖、血脂、肝肾功能等。

（6）其他辅助检查指标：肺功能检查指标、胸片、心电图等。

观察指标的选择要依据专业知识，收集与结局相关的因素作为协变量。重要的混杂因素信息应该尽可能收集，同时也要避免收集过多无关的变量。信息收集方式包括问卷调查、体格检查、留取标本进行实验室检查、使用专用设备检测等。测量方法要做到统一、标准化，提高信息收集的质量。对于回顾性队列研究，可以通过电子病历系统等已有的数据库提取基线指标。

四、结局指标

队列研究的结局可以有多个，但应有一个最为主要的作为主要结局指标（主要终点），该指标与研究目的最直接相关，并且与样本量估算对应。其他均为次要结局指标，对主要结局起补充作用。需要注意结局指标不同于随访观察的收集指标。例如：一项研究的目的是探讨吸烟与慢阻肺发病风险间的关联，主要结局指标为慢阻肺发病率，次要结局指标为第 1 秒用力呼气容积（FEV_1）下降值和 1 秒率（FEV_1/ FVC）下降值。

队列研究常用的结局指标如下。

1. 累积发病率（cumulative incidence）　适用于大样本固定队列，取值范围为 0~1。

$$累积发病率 = \frac{某观察期内的累积发病人数}{观察开始时的暴露人口数} \qquad 式（1-4-1）$$

2. 发病密度（incidence density）　基于观察的人时数，适用于动态队列，取值范围为 0~∞。

$$发病密度 = \frac{某观察期内的发病人数}{观察人时数} \qquad 式（1-4-2）$$

3. 生存率（survival rate）　代表研究对象经过一定时间观察后仍生存（即不发生结局事件）的可能性，取值范围为 0~1。由于生存率是观察时间 t 的函数，因此通常以生存曲线的形式展示结果。没有失访数据时，可以直接计算生存率：

$$生存率 = \frac{某时刻仍存活的人数}{观察总人数} \qquad 式（1-4-3）$$

存在失访数据时，需利用概率乘法公式分时段计算生存率：

$$生存率\ S(t_i) = P_1 \times P_2 \times P_3 ... \times P_i \qquad 式（1-4-4）$$

其中 P 为各时段的生存概率。

相对危险度（relative risk，RR）是指暴露组和非暴露组的发病率之比，是队列研究的关联效应指标。例如：一项队列研究中，暴露组发病率为 15%，非暴露组发病率为 10%，则 RR 为 15%/10%=1.5，其含义为暴露于该研究因素者发生结局事件的风险是未暴露者的 1.5 倍。RR>1 代表暴露因素是结局事件的危险因素；RR<1 代表暴露因素是结局事件的保护因素；RR 越接近 1，说明暴露与结局的关联度越小。根据结局指标的不同，RR 可有不同的计算方法，例如：累积发病率之比、发病密度之比及风险比。

五、随访及研究周期

随访是队列研究的关键步骤，其主要目的是观察各组研究对象的结局。此外，随访还可以同时收集暴露和基线观察指标，以了解暴露和协变量的动态变化情况及其对结局的影响。方案设计时要制定明确的随访计划，包括随访次数、时间间隔、每次随访收集的指标等。常用的随访方式包括面对面访问、电话访问、医院内专人随访等。近年来随着医疗信息化发展，通过关联大型数据库（如医保数据库、电子健康档案等）获取住院、死亡事件也成为许多大型队列的重要随访手段。

首先要明确随访的起始时间点，全部研究对象均从这一起点开始随访。随访起始点应根据研究目的和临床意义确定，例如：研究术后生存率应以手术后为随访起始点，研究疾病的预后可选择疾病诊断日期作为起始点。对研究对象的随访应持续直至出现观察终点（研究对象发生结局事件）或到研究的终止时间。随访终止时间的设定应考虑疾病结局发生发展的自然规律，在能够观察到足够数量结局事件的前提下尽量缩短期限，节约研究成本。随访的间隔与次数可视研究目的、暴露和结局变化速度及人力和物力而定。

制定科学的随访方案对于确保队列研究质量十分重要。一个关键原则是暴露组和对照组应采用相同的方法进行随访，结局的判定不应依赖于暴露状态，主观性的结局评估应设盲，避免研究者的预判对结局收集的影响。另外，还要采取各种措施控制失访，如果可行应尽量在基线时获取研究对象的个人联系方式，保证能够联系到研究对象。失访率过高或在比较组之间存在明显差异都会影响研究结果的真实性。

六、样本量估算

队列研究的目的是明确暴露因素与结局的关联，因此样本量估算主要是基于暴露组和对照组之间结局（如发病率）的差异性检验。由于队列研究有随访过程，还应考虑失访造成的样本量损失。样本量计算需要以下参数：①对照组人群中结局的发病率（P_0）；②暴露组人群结局的发病率（P_1），也可以根据暴露预期的相对危险度（$RR=P_1/P_0$）或危险度差（$d=P_1-P_0$）来计算；③研究设定的显著性水平（α），通常取 0.05；④统计学效能（$1-\beta$）；⑤暴露组与对照组之间样本量的比值（C）；⑥失访率。具体计算公式和方法见详见第二篇第二章。

此外，还有一些队列研究的目的是同时探讨影响结局的多种因素，构建多因素预测模型。这类研究可能没有单一的主要暴露因素，此时可以采用经验法估计样本量，其原则是每纳入一个自变量至少需 5~10 例阳性结局事件，再结合结局事件在人群中的预期发生率即可算出所需的队列人群的样本量。

七、统计分析方法

应在方案中描述拟采用的统计分析方法，分为统计描述和统计推断两部分。队列研究通常要按暴露分组进行基线特征描述，比较组间特征的差异，以反映两组间的可比性，帮助识别混杂因素。

统计推断是为了检验暴露与结局间的关联，应根据结局指标选择相应的方法。当结局指标为结局事件是否发生时，一般通过计算相对危险度（RR）来评价关联是否显著及关联的方向和大小。在很多队列研究中，随访数据不仅有结局事件是否发生，还有发生的时间，从而形成了生存数据，还可能存在一些研究对象失访、死亡的情况，导致数据删失（censored）。针对此类数据，可以使用生存数据的分析方法，如绘制生存曲线图、Log-rank 检验、Cox 比例风险模型及其他非参数生存分析模型等。

在统计分析方案中还可以设计亚组分析，以探讨不同人群中暴露因素与结局之间关联是否一致。必要时还应设计敏感性分析，如改变模型的参数、改变纳入分析的研究对象、限制随访时长等，检验主要分析结果的稳健性。

八、小结

队列研究是观察性研究中证据等级最强的设计类型，高质量的队列研究可以验证病因假设，适用于疾病危险因素研究及预后因素研究。而且队列研究可以计算发病率，这是横断面研究和病例对照研究无法做到的。但是队列研究实施难度较大，特别是要保持长期随访。设计研究方案时应充分考虑各环节可能出现的问题，并制定严格的质量控制措施。

第三节　研究实例与应用

以一项于 2006 年发表在 *JAMA* 的队列研究为例[1]，从研究设计的角度围绕 PICOTS 模型对其进行拆解，以促进研究者对队列研究方案设计要素的理解与应用。

一、研究背景

据估计，全球有超过 10 亿人超重、3 亿人肥胖，在全球超重肥胖率均呈快速上升趋势。体重和全因死亡风险的暴露 - 反应关系仍存在争议，既往研究分别报道过 J 形及 U 形关联。此外，目前的超重和肥胖定义是基于西方人群的研究结果，而亚洲人群体脂更高、低体重指数（BMI）人群的危险因素暴露率也更高，因此可能需要设定更低的超重和肥胖切点。

二、研究目的与研究假设

明确中国成年人 BMI 与全死因及死因别死亡风险之间的关联，探讨是否应对亚洲人群设定比西方人群更低的超重和肥胖切点。

三、研究对象

1991 年中国高血压调查采用多阶段整群随机抽样方法，从中国大陆 30 个省（自治区、直辖市）抽取了 15 岁及以上人群的代表性样本。有 83 533 名男性和 86 338 名女性在基线时为 40 岁及以上，符合随访调查的条件。于 1999—2000 年在 17 个省（自治区、直辖市）进行了随访调查，方式包括面对面随访及调取病历和死亡证明书。最终随访调查了 158 666 名（93.4%），排除体重或身高缺失者后，纳入 154 736 名研究对象。

四、暴露测量与分组

本研究的暴露因素为 BMI，由测量的体重和身高计算获得。体重和身高按标准化操作进行测量，测量时研究对象穿轻薄的室内衣服、不穿鞋。研究对象根据 BMI 分 为 10 组（<18.5kg/m^2，18.5～19.9kg/m^2，20.0～20.9kg/m^2，21.0～21.9kg/m^2，22.0～22.9kg/m^2，23.0～23.9kg/m^2，24.0～24.9kg/m^2，25.0～26.9kg/m^2，27.0～29.9kg/m^2，≥30.0kg/m^2）。这样分组是为了在不预设暴露 - 反应关系曲线的情况下，更加精细地分析 BMI 与结局之间的关联。

其他协变量包括社会人口学特征、病史和生活方式危险因素。这些信息的收集是由经过培训的医生用标准化问卷调查获得，血压通过测量获得。本研究为基于人群的（population-based）队列研究，全部研究对象均采用同样的数据测量方法。

五、结局指标

本研究的结局为全因死亡和死因别死亡，死因采用《国际疾病分类（第 9 版）》（ICD-9）编码。死亡均通过死亡证明书来核实，从住院病历提取病史、检查、检验、尸检报告和出院诊断信息，同时收集入院记录、出院小结、心电图、病理报告等临床资料。由各地区的终点评估委员会根据临床资料初步核实死因；由本研究的总终点评估委员会最终判定死因。本研究采用盲法，评估终点事件的委员均不知道研究对象的危险因素信息，以控制潜在偏倚。

六、研究周期

1999—2000 年完成随访调查，研究人群平均随访时间为 8.3 年。

七、样本量估算

文中未提及样本量估算方法。由于本研究是基于已有的中国高血压调查及随访数据，且总样本量达到 15 万名以上，在统计效能方面完全可以满足 BMI 与死亡的关联分析。

八、统计分析方法

从基线调查开始到死亡或随访日期为止，计算每名研究对象的随访人年数。利用 5 岁一组的年龄别死亡率，以中国 2000 年人口普查数据为标准人口，计算年龄标化死亡率。使用 Cox 比例风险模型调整混杂因素，以 BMI 为 24.0～24.9kg/m² 组为对照组，计算其他各组的相对危险度（RR）。将各 BMI 组的 BMI 中位数作为连续变量纳入 Cox 模型，以检验线性或"U"形（二次项）趋势。BMI 数据缺失的研究对象被剔除。利用 Cox 模型分析存在失访的生存数据。

亚组分析包括：年龄（<65 岁和 ≥ 65 岁），基线是否有心血管疾病、卒中、癌症、终末期肾病、慢阻肺、是否吸烟和重度饮酒（饮酒 ≥ 3 次 /d）。考虑高血压可能是 BMI 和死亡因果通路的中间因素，因此，主要结局分析模型中未调整高血压，但在敏感性分析中调整了基线高血压；此外，还按 WHO 的 BMI 分组标准（<18.5kg/m²，18.5～24.9kg/m²，25.0～29.9kg/m²，≥ 30.0kg/m²）进行了敏感性分析。

（李嘉琛　梁立荣）

参考文献

[1] GU D, HE J, DUAN X, et al. Body weight and mortality among men and women in China. JAMA, 2006, 295(7): 776-783.

第五章　随机对照试验

按照国家药品监督管理局和国家卫生健康委员会颁布的《药物临床试验质量管理规范》中临床试验的定义，临床试验指任何在人体（患者或健康志愿者）进行药物的系统性的前瞻性研究，以证实或揭示试验药物的作用、不良反应和 / 或试验药物的吸收、分布代谢和排泄，目的是确定试验药物的疗效与安全性 [1]。该管理规范中将临床试验分为Ⅰ~Ⅳ期，各期临床试验的目的和方法学基本特点见表 1-5-1。事实上，临床试验中的干预不仅仅是药物，还可以是生物制剂、预防措施、诊断方法、医疗设备、疾病管理方法等，也可以是一种药物的不同剂量组，或多种治疗技术的组合。在临床试验中，随机对照试验（RCT）被认为是疗效评价的金标准。

表 1-5-1 《药物临床试验质量管理规范》中对临床试验的分期

临床试验分期	目的	研究设计
Ⅰ期临床试验	评价人体对新药的耐受程度和药代动力学，为制定给药方案提供依据	通常情况下，以健康志愿者为研究对象组成的病例系列，样本量一般为 20～30 例
Ⅱ期临床试验	初步评价药物对目标适应证患者的治疗效力和安全性，也包括为Ⅲ期临床试验研究设计和给药剂量方案的确定提供依据	一般开展 RCT，该期的病例数比一期多，一般为 100～300 例
Ⅲ期临床试验	进一步验证药物对目标适应证患者的治疗作用和安全性，评价利益与风险关系，最终为药物注册申请的审查提供充分的依据	大部分Ⅲ期临床试验为 RCT，但样本量较Ⅱ期临床试验更大，一般为 1 000～3 000 例
Ⅳ期临床试验（上市后监测）	考察在广泛使用条件下的药物疗效和不良反应、评价在普通或特殊人群中使用的利益与风险关系，以及调整给药剂量等	常用的方法有病例报告、病例对照研究与队列研究

第一节 研究设计要点

一、概述

随机对照试验（RCT）是临床试验中应用最广的一种，它是按照研究目的，选择同质性较好的一组研究对象，将其随机分配接受试验干预措施（试验组）或对照干预措施（对照组），经一定时间随访后，比较试验组和对照组研究对象临床结局事件发生频率的差别，从而对不同干预措施的效力（efficacy）进行定量评估。随机分配干预措施可以将混杂变量的影响最小化，因此，RCT 具备阐明因果关系的能力，得出的结论证据等级往往是最高的。RCT 的基本设计原理见图 1-5-1。

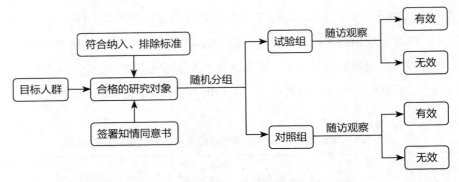

图 1-5-1　随机对照试验（RCT）基本设计原理

二、分类

根据对研究对象施加干预和试验实施的方式，RCT 可分为平行试验（parallel group design）、析因设计（factorial design）、交叉设计（cross-over design）、成组序贯设计（group sequential design）四种；根据是否设置盲法，RCT 可分为开放试验（open trials）、盲法试验（blinded or masked trials）。各类 RCT 的研究目的和方法特点见表 1-5-2。

表 1-5-2　随机对照试验（RCT）的分类及特点

干预措施的特征	设计类型	目的	干预/实施特点
根据对研究对象施加干预及试验实施的方式	平行设计	比较两种或多种干预措施的效果	每组研究对象仅接受一种干预措施
	析因设计	比较两种干预措施的独立效果及联合效应	常见的两因素析因设计为将研究对象分为四组，分别接受 A 治疗、B 治疗、A+B 联合治疗和安慰剂对照
	交叉设计	针对一些慢性、病情短期变化不大的疾病，可考虑采用	每组的研究对象既接受 A 治疗，又接受 B 治疗，但接受 A 治疗和 B 治疗的先后顺序随机决定
	成组序贯设计	对于大型、观察期较长或事先不能确定样本量的临床试验，可考虑采用	将试验组与对照组按相同比例分成数个批次，每一批受试者完成方案规定的试验后，即将该批次揭盲并对结果进行分析，以确定试验是否继续进行
根据是否设置盲法	开放试验		研究者和研究对象均知道研究对象的分组内容
	盲法试验	避免测量偏倚	对研究者、研究对象设盲，不让其了解试验对象的分组内容

三、基本设计原则

RCT 设计应遵循三个基本原则，即设置对照、随机化分组和盲法。

（一）设置对照

RCT 的目的是比较不同干预措施疗效的差异，所以必须设立对照，因为有比较才有鉴别，有了对照才能提供比较的参考。设立对照的主要目的是控制研究的干预因素以外其他因素对研究结局的影响。设计恰当的对照可控制影响疗效的其他因素产生的混杂效应，消除安慰剂效应，增加研究结论的真实性。

RCT 中对照组的设置通常有五类：安慰剂对照，空白对照，阳性药物对照，剂量反应对照和外部对照，每种对照的特点如下。

1. 安慰剂对照（placebo control） 安慰剂是一种伪药物，其外观如剂型、大小、颜色、重量、气味、口味等都应与试验药尽可能保持一致，但不含有试验药物的有效成分。设置安慰剂对照的目的在于克服研究者、受试者及参与评价疗效、安全性的工作人员等由于心理因素所形成的偏倚，控制安慰剂效应。设置安慰剂对照还可以消除疾病自然进展的影响，可以分离出由于试验药物所引起的真正的不良反应，所以能够直接度量在试验条件下试验药物和安慰剂之间的差别。安慰剂对照是最理想的对照，但在设计时需要注意以下几个问题：①如果已经存在有效的治疗，评价一个新的治疗方法时使用安慰剂对照就存在伦理问题；②当使用安慰剂对照不会延误病情、延误治疗时，才是适合的选择；③安慰剂对照常使受试者感觉到病情并未改善，故容易中途退出试验，造成病例脱落。因此，试验常要求双盲。

2. 空白对照（no-treatment control） 为未加任何对照药物的对照组。试验组与空白对照组的受试者分配必须遵循随机化的原则。空白对照的作用几乎与安慰剂对照一致，但因为未给予任何药物，因此无法设盲，从而会影响试验结果的正确评价。一般仅当安慰剂盲法试验难以执行时使用，包括：①由于处理手段非常特殊，安慰剂盲法试验无法执行，或执行起来极为困难，如试验组为放射治疗、外科手术等；②试验药物的不良反应非常特殊，以至于无法使研究者处于盲态。这时使用安慰剂对照意义不大，可以采用空白对照。

3. 阳性药物对照（active/positive control） 即采用已上市的有效药物作为试验药物的对照。作为阳性对照的药物必须是疗效肯定、医学界公认、药典中记录的、最新的临床指南中推荐的。如果有多种阳性对照药物可选，应选择对所研究的适应证最有效、最安全的药物。阳性药物对照使用的剂量和给药方案必须是该药最优剂量和最优方案。

4. 剂量反应对照（dose-response control） 将试验药物设计成几个剂量，受试者随机进入其中一个剂量组。它可以包括或不包括安慰剂对照即零剂量组。此对照主要用于研究剂量和疗效、不良反应的关系，有助于回答给药方案中采用的剂量是否合适，并为最优剂量的确定提供依据。通过两个剂量的比较，以及同安慰剂组的比较能够获取不同剂量的疗效变化。当两个剂量组疗效差异有统计学意义时，应选用疗效较好的剂量；如果差异无统计学意义，应选用较低的剂量。

5. 外部对照（external control） 又称历史对照（historical control），是将研究者本人或他人过去的研究结果与试验药物进行对照比较。当所研究的疾病严重威胁人类健康，目前还没有满意的治疗方法（如获得性免疫缺陷综合征、恶性肿瘤），且根据药物作用机制、动物试验，以及早期经验，已能推荐所研究的新药时，可以使用外部对照。需要注意的是，试验受试者与外部对照的受试者并非来自同一个患者总体，可比性很差，非必要时不建议使用。

对照组的组合应用：有时，RCT 可以根据实际情况设立多个对照组，以分别排除不同混杂因素的干扰。但设置多个对照组会增加研究设计与实施的难度，使用时需慎重选择。RCT 中常见多个对照的组合，包括三臂临床试验和加载试验。

（1）三臂临床试验（three-arm clinical trial）：一般是包括三个组别的研究，即试验组、阳性对照组和安慰剂组，同时使用安慰剂对照和阳性药物对照，可在检验阳性对照药物相对于安慰剂的优效性基础上，检验试验药物相对于阳性对照药物的非劣效性，这样保证了试验具有鉴别试验药物是否真正有效的能力。

（2）加载试验（add-on trial）：在安慰剂对照试验中，出于医学伦理学考虑，在每个受试者都给予一种标准治疗药物（standard drug）的基础上，试验组再给予试验药物，对照组则给予安慰剂。此设计类型适用于当一种标准治疗已经被证实能够降低死亡率、复发率等，受试者从这种标准疗法中肯定能得到好处时，不能因为试验而中断治疗，只能继续保持。

（二）随机化分组

随机化分组是指每个研究对象入组后有相等的概率被分配到不同的试验组及对照组。通过此过程使已知的和未知的影响预后的因素在不同试验组间分布均衡，保证组间可比性。随机化分组包括两部分内容：①科学、可行的随机化分组方案；②随机分配方案隐匿。只有同时做好这两部分内容，才能实现真正的随机化效果：每一个研究对象入组时，研究者和研究对象都无法预测或决定其将分配到哪组。

1. 随机化分组方法　通常情况下，首选的方法是将受试者个体采用简单随机化的方法分配到每个组。根据不同研究的具体特点，还可选用一些特殊的随机化策略，如区组随机化、分层随机化、动态随机化等。也可对不同的随机化方法进行组合，如在多中心 RCT 中常使用分层区组随机化，即先按照研究中心分层，在每层使用区组随机化。各随机化方法的特点如下。

（1）简单随机化（simple randomization）：又称完全随机化分组，常采用随机数字表法、掷硬币或在统计软件下通过随机数生成算法等产生随机数，根据每个受试者对应的随机数，决定该受试者将被分配到哪一组。简单随机化分组结果见表1-5-3。

表 1-5-3　简单随机化分组的结果

受试者顺序号	随机数	组别
1	089	A
2	215	B
3	059	B
4	152	B
……	……	……

（2）区组随机化（block randomization）：也叫均衡随机化或限制性随机化，即为了使各组间的分配更加均衡，首先根据某些特征将研究对象划分为若干区组，在区组内进行随机化，保证各区组内的研究对象被等量分配至各组。区组长度（block length）指一个区组包含多少个研究对象，需要预先设置，一般至少为组数的2倍。如试验分为 A、B 两组，一般每个区组包含 4~8 例患者。进行区组随机时需要列出 A、A、B、B 的所有排列（表 1-5-4），用抽签的方式决定每个区组对应的排列。然后将进入该区组的患者按照每个区组对应的随机排列依次分入各组。区组随机分配的结果见表1-5-5。

表 1-5-4 区组长度为 4 的分组方案

入组顺序	方案 1	方案 2	方案 3	方案 4	方案 5	方案 6
1	A	A	A	B	B	B
2	A	B	B	B	A	A
3	B	A	B	A	B	A
4	B	B	A	A	A	B

表 1-5-5 区组随机分组的结果

区组随机号	病例序号	组别
方案 3	1	A
	2	B
	3	B
	4	A
方案 5	5	B
	6	A
	7	B
	8	A
	......	

　　需要注意的是，固定区组长度大小的区组随机化不太适用于非盲法的研究，因为每个区组分配到最后时，研究者可以预期并操纵研究对象的分组分配。此时使用可随机改变区组大小的动态区组随机（区组大小的范围为 4~8）从而将此问题造成的影响最小化。

　　（3）分层随机化（stratified randomization）：为确保研究结局的重要预测变量在研究组间分布均衡，可先按照重要预测变量对研究对象进行分层，在每一层内对受试者进行随机分配。按简单随机分配，如在多中心临床试验中，考虑到各中心的医疗水平、患者疾病严重程度不同等因素可能对预后产生的影响，常将中心作为分层因素，每一个试验中心为一层，在每一层内对受试者进行随机化。需要注意的是分层因素不宜过多，一般为 2~3 个，否则容易出现不均衡的情况。分层随机化分组结果见表 1-5-6。

表 1-5-6　分层随机分组的结果

第一层(中心 1)			第二层(中心 2)		
病例序号	随机数	组别	病例序号	随机数	组别
101	056	A	201	103	B
102	102	B	202	045	A
103	006	A	203	067	B
104	048	B	204	059	A

（4）动态随机化（dynamic randomization）：指在临床试验的过程中每例受试者分到各组的概率不是固定不变的，而是根据一定的条件进行调整，以保证样本数和某些预先设定的因素在各组间的分布更均衡。常见的方法包括偏性掷币（biased coin）法、瓮（Urn）法和最小化法（minimization）。动态随机化的实施一般需要使用中心随机系统，过程复杂，在此不详述。

2. 随机化分配方案隐匿（allocation concealment）　指在实施随机分配过程中，防止随机序列被事先知道，以避免选择性偏倚。

信封隐匿法较为常用，即将随机分配方案放入按顺序编码的、密封的不透光信封中，当有合格的研究对象同意参加临床试验时，才由研究者为其编号，再打开相应编号的信封，按信封内的分组方案进行干预。但是信封法的方案隐匿可能受研究者科研诚信的影响，难以确保项目实施过程中研究者严格按照要求实施随机化分组；同时还可能出现信封丢失、损坏等情况，导致随机隐匿失败。故信封隐匿方法适用于单中心小样本的临床试验。

对于大型多中心研究，中心随机化更为合适。中心随机化是指在多中心临床试验中，各个分中心的随机化分配和试验药物分配集中由一个独立的机构或组织来安排和实施，各个分中心的研究人员确定合格的研究对象后通常通过电话或计算机网络与此机构联系，获得每个受试者的干预分配方案。这种基于电话或计算机网络随机化系统被称为中心随机化系统（central randomization system）。

3. 随机分配方案隐匿与盲法的区别　随机分配方案隐匿是指随机分配时防止随机序列被事先知道，即研究对象入组时研究者无法预判其对应的分组，避免选择性偏倚；它在临床试验最后一名受试者完成分组后即结束。盲法是为了避免干预措施实施过程中和结局指标测量时来自受试者和研究者的主观性，盲法需要在整个干预和随访过程中不知道研究对象属于试验组还是对照组，直到试验干预和结局测量完成后才结束。盲法并非在所有的临床试验中都能进行，但随机分配方案的隐匿却在任何临床试验中都能进行，只有做好随机分配方案的隐匿随机化才是有效的。

（三）盲法

1. 盲法的实施　只要有可能，研究者就应该采用盲法设计临床试验，即研究对象、接触研究对象的工作人员、进行指标测量的人员，以及确定和判断结局的人均不应知道研究对象的分组（干预组或对照组）。当研究者清楚患者的分组结果时，如果带有某种主观倾向，可能在数据收集过程中产生测量偏倚，从而影响研究数据的真实性；当受试者在试验中清楚分组结果时，由于主观心理反应或为取悦医生而给出的不真实反应也会导致测量偏倚的产生。因此，为了尽量减少测量偏倚，增强研究结果的真实性，在临床试验中收集数据和评价临床结局时，常采用盲法，即不让参与研究实施的人员了解试验对象的分组内容，分为单盲（single blinding）、双盲（double blinding）和三盲（trigle blinding），见表 1-5-7。

表 1-5-7　随机对照试验（RCT）中的盲法设计

盲法	定义	适用情况
单盲	只有受试者不知道他们被分配到试验组还是对照组	负责管理干预措施的研究人员必须了解研究对象的分组结果，如比较药物和手术的疗效，或比较真手术和假手术的疗效。此外，如果不对研究人员设盲也不会产生偏倚的情况下，可以采用单盲
双盲	无论是研究人员还是受试者都不知道某个受试者属于试验组还是对照组，直到所有的研究数据被记录或分析后才可以公布分组信息	双盲设计可以用于任何试验研究，只要研究结果可能会因为研究人员和／或受试者的有意识或无意识的行为而发生偏倚时，都可以考虑采用双盲
三盲	是双盲设计的扩展，即在双盲基础上，保证数据监测委员会在试验结束前，也不可以知晓受试者的分组结果	三盲设计在理论上允许数据监测委员会更客观地对研究结局变量进行评估。但如果研究的干预措施存在潜在危害时，应慎重考虑

在一些情况下，由于技术或伦理原因，很难或无法实施盲法。例如：如果分配给受试者的干预措施是教育、饮食或运动，那么对研究对象设盲很困难；手术干预

由于对对照组进行假手术不符合伦理，也难以设盲。如果难以对受试者和研究者设盲，研究者至少应该尽可能限制可影响研究结局的潜在因素，并保证对确定和判断结局的人设盲。

2. 双盲双模拟法 如果试验药品与对照药品的剂型、用药时间或剂量不同，为保证盲法的实施，往往要采用双盲双模拟。如试验药片剂与对照药注射剂比较，可先制作试验药片剂的模拟剂和对照药注射剂的模拟剂，执行时采用如下方法。

试验组：试验药片剂 + 对照药注射剂的模拟剂。

对照组：试验药片剂的模拟剂 + 对照药注射剂。

两组患者都接受了两种干预措施，但每组只体现一种干预措施的效应。利用该方法可以使患者和研究者均不知道患者接受的是何种治疗。

3. 破盲 盲法试验一般在试验结束进行统计分析时才揭盲。但是为了保证受试者的安全，在紧急情况下，如发生严重不良事件又不能判断与试验药物是否有关、是否过量服药、是否与合并用药产生严重的药物相互反应等，急需知道服用何种药物决定抢救方案时，需要提前破盲。双盲试验时需要为每一位研究对象 / 随机号准备一个不透光的应急信件，其中记录该研究对象 / 随机号对应的分组，在提前破盲时使用。破盲后须及时记录提前破盲的时间、原因和执行破盲的人员，同时尽快通知试验监查人员。一旦提前破盲，该受试者一般就不应该继续参加研究，且其试验数据通常不能用于疗效评价分析，但是仍要列入安全分析数据集。对受试者还应做好及时治疗和保护。破盲率超过 20% 时，双盲试验失败。

四、偏倚及控制

因为 RCT 执行随机化分配的原则，可以保证研究对象的基线可比性，排除已知的与未知的预后因素对治疗结果可能产生的影响，从而可以较好地控制选择偏倚，但在 RCT 的整个过程中，如研究对象的分组、实施干预、结局测量、统计分析与结果发布等，都可能发生偏倚。

1. 选择偏倚（selection bias） 在 RCT 中，经过筛选后，可以获得满足研究纳入与排除标准的研究对象，但这部分研究对象会有一部分人不愿意参加试验，如果不愿意参加试验的人具有某种特征，这些特征可能会影响干预措施的效果，最终影响试验结果的真实性，导致试验结果被高估或低估。因此，研究者应从筛选研究对象开始，详细记录符合研究的纳入和排除标准，包括不愿意参加临床试验的研究对象的基线特征，以评估潜在的偏倚。此外，如果在研究对象的分配过程中没有实行随机分配方案的隐藏，负责分配的临床医生可能会对某些效果不明显的研究对象进行严格排除，导致研究效应被高估。

2. 测量偏倚（measurement bias）　如果参与临床试验的人没有经过严格的规范化培训，会产生测量偏倚，包括临床试验中负责管理干预措施的人，接受治疗的受试者，评估或分析临床结果的人，甚至包括撰写报告的人。控制测量偏倚的方法有：①在临床试验启动前，必须做好标准操作程序（SOP），对参与临床试验各个环节的人进行规范培训，严格执行 SOP；②尽量选择客观、可标准化测量的指标作为临床试验的主要终点；③对以上参与临床试验的人设盲，根据可行性，可考虑采用单盲、双盲或三盲的方法。

3. 失访偏倚（lost to follow-up bias）　指在临床试验实施过程中，受试者可能因为各种原因在试验结束前发生脱落（dropout），即受试者不能完成全部方案要求的试验。例如：有的患者因为不良反应而放弃了治疗，有的患者不能遵守治疗方案（依从性不好），有的患者因为搬家等原因失去联系。此外，有的结果测量不正确或根本无法测量。无论是受试者的脱落还是结果测量过程中的因素，均会导致研究数据缺失。在数据的统计分析阶段，如果不能科学地处理缺失数据，也会产生失访偏倚。

控制失访偏倚最好的方法是减少缺失数据的发生。相应措施包括：①严格遵守有利于受试者的伦理学；②制定科学、可行的随访计划；③建立良好的医患关系，努力提高受试者依从性。

在统计分析阶段，处理缺失数据的策略有两种：①使用意向性分析；②使用敏感性分析。

4. 沾染偏倚（contamination bias）　指对照组受试者有意或无意应用了试验组的干预措施，或试验组的受试者接受了对照组的干预措施（前者更为多见）。沾染偏倚容易在受试者非盲的情况下发生。如在开展使用低钠盐减少钠摄入与高血压发病关系的研究时，对接受普通盐干预的对照组受试者进行宣教后认为低钠盐可以预防高血压，部分人在试验期间自行购买低钠盐并开始使用。沾染偏倚的出现会影响对试验组和对照组效应差别的估计，一般会造成低估。研究者应根据具体情况，通过设盲、整群随机化等方式，对沾染偏倚进行控制。

5. 选择性报告偏倚（selective reporting bias）　指研究者在报告临床试验结果时，可能选择性报告出现阳性结果的临床结局或有利于干预措施的研究结果，或对感兴趣的临床结果进行数据挖掘，而忽略他们不感兴趣的数据。为控制选择性报告偏倚，要求临床试验必须注册，临床试验的结果报告应与试验注册方案中的统计分析计划保持一致，如果有不一致的地方，需要经过伦理委员会审批。

除以上五种常见偏倚外，还有与临床实践相关的偏倚，与临床试验资助者相关的偏倚等，在 Jadad 与 Enkin 主编的 *Randomized controlled trials: questions, answers, and musings* 一书中给予了详细描述 [2]。

第二节　基于 PICOTS 模型的方案设计框架

一、研究对象

临床试验的研究对象一定是经过诊断，确定患有目标疾病的人群。病例诊断需要按照统一的、公认的标准，如以慢阻肺患者为研究对象时，所有的研究对象必须经肺功能检查明确诊断。如某一学科领域尚没有国际性或全国性的诊断标准，需由项目组在开始招募研究对象之前自行制定基于专家共识的诊断标准。

（一）研究对象的来源

研究者应根据研究目的、试验要求的样本含量、病情轻重、诊断与治疗的技术水平等因素拟定研究对象的来源。

1. 社区医院还是三级综合医院　三级综合医院的诊断技术先进，治疗规范，病例相对集中，可以在短期内获得大量病例，但三级综合医院的病例可能存在病情偏重、同时患多种疾病的可能，而且随访的难度较大。社区医院来源的患者比较稳定，随访相对容易，但社区的诊断与治疗需要有三级综合医院的支持，如参与临床试验的患者病情发生变化时，需要三级综合医院的医生帮助处理，否则也会发生研究对象的脱落。因此，必须根据具体情况选择，如评价溶栓药物的溶栓效果时，因需要对出血风险进行监测，应考虑选择三级综合医院开展研究；如评价某降压药的降压效果时，可考虑选择社区来源的病例，依托社区医院开展试验。

2. 门诊病例还是住院病例　门诊病例量大，但病情偏轻，而且患者依从性较差，治疗过程很难规范化。如果研究目的是针对病情较轻的患者，且随访期较短（不超过 3 个月）时，可以考虑采用门诊病例作为研究对象，但要注意提高患者的依从性。住院病例相对门诊病例，病情较重，依从性好，可严格实施研究设计的治疗方案，但研究结果的外推可能受到限制。

3. 一家医院还是多家医院　当研究需要的受试者例数多，试验期限短，或考虑到研究结果的可外推范围时，单一研究机构或仅在一家医院开展研究，可能不能如期完成，可以考虑开展多中心临床试验（multicenter clinical trial），即由多名研究者在不同的研究机构或多家医院按照同一试验方案要求，用相同的方法，同步进行的临床试验。多家研究机构可以分布在同一个国家或地区，也可以是分布于世界范围内的几个国家或地区。如 CORTICO-COP 研究是在丹麦选取了 3 家医疗机构进行的多中心 RCT[3]，而 DESTINY-Breast03 研究则是在 15 个国家和地区的 164 个研究机构进行的国际多中心 RCT[4]。多中心临床试验的优点：①可以在较短时间内收集到较多的研究对象，保证临床试验可以如期完成；②可以在更大的范围内招募研究对象，其代表性好，从而可提高研究结论的可信度，扩大可外推范围；③多中心临床试验的团队有益于推动不同中心之间的合作，提高临床试验设计水平与研究质量。但多中心临床试验会增加研究的实施难度，因为研究者越多，他们对研究设计的把握与测量标准的掌握存在差异的可能性就越大，而且各中心之间的技术特点、诊疗常规与设备可能也存在差异，这些差异会影响临床试验各中心之间研究结果的同质性。因此，为了提高研究中心之间的同质性，必需制定详细的、可操作的临床试验规范，同时也增加了试验的复杂性。此外，多中心之间的协调也会增加临床试验的人力成本与项目管理的难度。

（二）研究对象的选择标准

研究对象是患有某种疾病的人群（子集），因此必须事先制定明确的纳入与排除标准来定义研究对象，并设计研究对象的筛选流程。其意义在于：①有助于同行了解试验组干预哪一类患者有效；②帮助同行对研究结果的真实性进行评估；③有助于同行对研究结果进行验证，并可以指导同行的临床实践。在设计研究对象的纳入与排除标准时，应参照以下几个方面评估研究对象是否有助于实现研究目的。

1. **纳入标准（inclusion criteria）** 是指在明确诊断标准的基础上，按照研究设计和研究假设，以及干预因素拟达到的目的，制定符合临床试验要求的纳入标准。选择什么样的患者作为研究对象取决于研究者对干预作用机制所掌握的知识，首先评价研究对象对治疗措施是否有反应，治疗措施产生的效果是否足够"大"，以保证在一定的研究时间、一定的样本数下，确实能观察到不同干预措施之间的疗效差异。一般来说，纳入标准应简明扼要，比较宽泛，需考虑研究对象的代表性、可获得的样本量与研究结果的可外推性，如果有特殊的考虑，则应对疾病的诊断分型、严重程度分期等进行限定。

2. **排除标准（exclusion criteria）** 指为了提高研究结果的可靠性，只有纳入标准还不能更好地控制临床上各种非研究因素，因此，应根据研究目的及干预措施的特点，制定相应的排除标准，使研究对象处在同一基线上，以便能真实反映研究因素的效应。根据纳入标准，可以将临床实践中存在的病例最大范围地纳入临床试验，但如果受试者存在一些情况不适合参加临床试验，则必须排除。因此在满足纳入标准的研究对象中，需要从以下几个方面制定排除标准：①已接受有关治疗，可能影响效应指标的观察者。②伴有影响效应指标观察、判断的其他生理或病理状况，如月经周期，心、肝、肾损伤而影响药物的体内代谢者。除非特别需要，一般有心、肝、肾等器质性病变者应排除在外。③是否存在竞争风险（competing risk），即研究对象可能有其他严重疾病，导致患者在达到干预效果的终点前，因为其他疾病而发生死亡或退出试验。④是否需要同时服用治疗其他疾病的药物，如参加试验会增加患者发生干预措施不良事件（adverse events）的风险，又因存在混杂因素，影响试验结果判断，因此应予以排除。⑤某些特殊人群，入选可能有悖伦理，并增加其风险者，如孕妇、婴幼儿、儿童、老年人、危重或疾病晚期患者等应排除在外。⑥临床试验中需要做某些特殊检查或处理，可能会额外增加某些患者的风险，例如：需服造影剂，而对造影剂过敏的患者应排除。⑦不愿签订知情同意书、依从性差或可能退出者（如经常出差、出国、行动不便等）也应排除等。

研究样本、研究总体和一般总体之间的关系见图 1-1-1。

3. 退出试验标准 ①病情恶化；②受试者坚持退出试验；③发生严重不良事件；④发生其他可能影响患者治疗效果的疾病；⑤服用了该研究禁止的药物；⑥主要研究者认为有理由退出。

二、基线观察指标

基线指受试者在接受干预前的状态。基线测量变量包括人口学变量、社会经济水平、病史、正在接受的治疗、与结局相关的因素、结局指标的基线值等。

（一）个人信息

为方便对研究对象进行随访，记录其姓名、电话号码、住址及 2~3 个联系人的联系信息非常重要。如果允许，记录身份证号或其他证件号码（如医保卡号）也非常有价值。这些信息在患者失访时可用于通过国家死亡登记系统或医疗保险系统确定研究对象的健康状态。但是，这类个人信息需要妥善保存，以防信息泄露。

（二）结局相关的危险因素或潜在危险因素

研究者应该收集结局相关的危险因素或潜在危险因素的信息，以及可能影响干预效果的研究对象的特征信息。这些测量指标也为检查随机分组后组间基线的可比性、结果的可外推性评估提供信息。目的在于确保基线特征的差异不会超出偶然性导致的预期，它提示在随机化实施过程中出现的技术错误或偏倚。小型试验更易于发生单纯的偶然性造成的随机分组间的基线特征分布不均，测量重要的结局变量允许对随机分组的可比性进行统计学调整，从而减少这些偶然性分布不均造成的影响。

（三）结局指标的基线值

如果结局包括指标的变化，那么必须在研究开始与研究结束时，用相同的方法对结局指标进行测量。在采用连续结局变量的研究（认知行为治疗对抑郁评分的影响）中，最好的测量指标通常是研究期间的结局变化。这种方法通常会减小受试者之间结局的变异程度，比简单比较试验结束时的值能提供更高的统计效能。在二分类结局研究中（如冠心病发病率），通过病史和心电图明确在试验开始时没有疾病发生是非常重要的。

进行多个指标的测量会增加费用和复杂性。因为随机化可将研究开始出现的因素的混杂作用最小化，与队列研究不同，RCT 的设计不要求测量所有的变量。在一项预算有限的随机化试验中，最好将时间和经费用在试验的关键要素上，如足够的样本量、随机化和盲法的成功实施，以及较高的依从性和随访完成率。

收集基线数据的作用在于：①利用基线数据评价试验组受试者与对照组基本特征的可比性，尤其是可能影响疾病预后和不良反应发生风险的因素。两组基线数据有可比性，是帮助建立干预与疾病结局之间因果关系的重要前提。②如果基线数据显示有一个关键的预后因素在试验组和对照组之间分布不均衡，则可以进行分层分析，但关键是必须有基线数据支持。③通常情况下，研究者不仅对干预在所有受试者中的平均效应感兴趣，还想知道干预措施在什么特征的人群中更有效或更安全，即进行亚组分析。亚组的定义依赖于基线数据，尤其不会因为治疗而发生改变，如年龄、性别等。④当临床试验结果发布后，同行可以根据受试者的基线数据，分析临床实践中的患者与受试者临床特征的异同，从而预测干预对临床患者是否同样有效，是否会发生不良事件等。⑤当针对相同研究假设的几个临床试验结果不一致时，需要通过比较受试者基线特征的差异，分析造成研究结果不一致的原因。

三、分组及干预措施

（一）随机化分组与隐匿

通常情况下，首选的方法是将受试者个体采用简单随机化的方法分配到每个组。研究者也可根据自身研究的具体特点及实施的可行性，选用区组随机化、分层随机化、动态随机化等策略，使已知的和未知的影响预后的因素在不同干预组间分布均衡，保证组间可比性。单中心 RCT 常使用信封隐匿法进行随机分配方案隐匿。多中心 RCT 常使用中央随机系统进行分层区组随机化并实施随机分配方案隐匿。

（二）试验组

研究者在设计试验组的干预措施时，应明确干预措施的剂量（药物）、疗程、频率，以达到效力和安全性的最大平衡。同时需考虑盲法实施的可行性、使用单一还是联合的干预措施、受试者的可接受性，以及治疗方式在实践中的可推广性。如果重要的问题尚不确定，例如：能达到疗效和安全性最佳平衡的剂量，最好开展相关的初步研究（如观察性研究、预试验），为制定 RCT 的干预方案提供科学的参考。

（三）对照组

最佳的对照组干预措施是以盲法的形式接受无疗效的治疗。对于药物而言，通常给予安慰剂。这种方式可以抵消阳性药物所导致的安慰剂效应，使研究分组之间的任何结局差异都可归因于干预产生的特定效应。RCT 中对照有不同设置类型，一般根据研究的内容和可行性进行选择。但设计时也需明确对照组干预措施的剂量、疗程、频率，尽量与干预组一致，为盲法的实施创造条件。

四、结局指标

临床试验结局指标的选择会影响研究设计的其他要素，也会影响试验的成本和可行性。RCT 的结局指标一般有多个，通常包括疗效、安全性两类，以丰富研究结果并增加二次分析的可能性。一般将其中的一个结局设定为主要结局以反映主要研究问题，估算样本量，并明确研究实施的优先方向。

（一）疗效评价指标

1. 主要结局（primary outcome）指标　是评价干预措施疗效和安全性的最重要的观察指标，是能够为验证临床试验假设提供可信证据的指标。主要终点的选择会影响研究样本量大小、随访时间长短、盲法的执行、研究的质量控制与试验费用等许多方面。选择的终点指标应该在研究方案中明确定义，一般一个临床试验主要指标只有一个。如果从与试验目的有关的多个指标中难以确定单一的主要结局指标时，可以将多个指标组合起来构成一个复合结局指标，作为主要结局指标。如果同时评价多个主要结局指标时，应该在设计方案中考虑控制 I 类错误的方法。

在临床试验中会观察到许多指标的变化，评价疗效的指标应易于诊断、可以准确反映疾病状态、测量误差小、测量方法易实现。因为降低病死率、提高生存率，尤其是远期生存率、改善患者生存质量、减少残疾发生风险是临床试验的最终目的，所以临床试验通常选择以上指标作为主要终点。

但是，对于发生率较低的临床结局，试验往往必须是大样本、长时间且昂贵的。有效性评价可能是一种可行的替代方法。有效性评价一般分为 4 级，分别为痊愈、显效（markedly improvement）、进步（improvement）、无效（failure）：①痊愈，症状、体征、实验室（化验等）检查与专业特异指标均转为正常；②显效，以上 4 个方面之一未恢复正常；③进步：有 2 个方面未恢复正常；④无效：治疗后无变化或恶化。

2. 次要结局（secondary outcome）指标 指与试验主要目的相关的附加支持指标，也可以是与试验次要目的有关的指标。次要结局指标可以反映干预措施引起的疾病变化规律，次要结局指标的选择可以由研究自身的特点决定，一个临床试验中通常有多个次要结局指标，但需要在设计方案中明确定义。由于次要结局指标并不属于临床试验的研究假设，因此，解释次要终点的研究结果时，要持谨慎的态度，一般不能通过次要结局指标的结果下结论。

3. 复合结局（composite outcome）指标 指与临床相关的多个结局事件的合并，经常用作 RCT 的主要结局指标，可以提高结局指标的统计学效能。复合结局指标主要包括两种类型，第一类为等级量表（rating scale），即临床上所用的各种量表及评分系统，是由若干临床指标组合成的复合结局指标，如在抑郁研究中使用的汉密尔顿抑郁量表，包括了抑郁情绪、有罪感、自杀、入睡困难等 17 项条目，分别评价后对评分进行相加，以综合评估，常用于精神病药物的临床试验。第二类为将多个可反映效果的结局事件进行合并，定义一个复合终点，受试者只要出现了事先确定的多个事件（如死亡、心肌梗死或卒中）中的一个或多个，就认为复合终点发生 [5]。

4. 替代结局（surrogate outcome）指标 如果治疗引起标志物改变，可以一致性地预测治疗改变临床结局的程度，中间标志物在某种程度上可作为临床结局的替代标志物（surrogate markers）进行疗效评价。通常一个好的替代标志物可以测量出决定临床结局的主要通路上某个中间因素的变化。如 HIV 的病毒载量是一个好的替代标志物，因为减病毒载量的治疗，也可以降低 HIV 感染者的发病率及死亡率。

（二）安全性评价指标

安全性评价是临床试验评价的一个重要方面，而不良事件、严重不良事件和不良反应评价是安全性评价的主要内容。

不良事件（adverse event，AE）是指受试者在临床试验过程中出现的不良医学事件。不良事件不一定与试验的药物或处理因素有因果关系。

严重不良事件（serious adverse event，SAE）是指临床试验过程中发生需住院治疗、延长住院时间、致伤致残、影响工作能力、危及生命或死亡、导致先天畸形、死亡等事件。不同的研究对 SAE 的定义不同，需要在方案中给出具体的定义。

不良反应（adverse reaction，ADR）和严重 ADR 是指临床试验中受试者出现的与试验药物、处理有关的 AE 或 SAE。

临床试验中要求对研究对象试验期间的 AE 进行记录，并评定其与研究干预的相关性（5 级：1- 有关、2- 很可能有关、3- 可能有关、4- 可能无关、5- 无关）。计算 ADR 发生率时以 1+2+3 的病例数总和作为分子，全部可供 ADR 评价的入选病例作为分母。

五、随访与研究周期

需要明确研究治疗 / 干预的时间和随访计划。随访（follow up）指研究者在一定时间范围内，对受试者进行追踪观察，以定期了解其疾病转归，收集疗效和安全性评价所需数据。

在设计临床试验时，要制定统一的随访操作手册，明确随访任务执行者、随访方式、随访时间、随访的频率（每年 1 次还是 5 年 1 次）、随访中收集的数据种类，以及有无统一的检测与诊断方法与标准，如何处理随访中可能发生的意外（不良事件）。随访时间长短适中、规范易行的随访操作手册有助于改善受试者的依从性，及时发现和处理不良事件，并减少受试者脱落的风险。

研究周期的设定应保证招募到足够的受试者、满足干预实施的时间（如试验药物的疗程）且对受试者随访的时间足以科学地评估干预效果。如条件允许，建议同时评估干预措施对受试者短期和长期的影响。一般而言，干预时间和随访完成时间决定整个研究周期的长短，确定研究周期时要围绕这两个方面综合考虑研究的科学性和可行性。

六、样本量估算

RCT 的样本量计算与研究假设（差异性、优效性、等效性、非劣效性检验）、单侧假设还是双侧假设、统计学显著的 I 类错误接受度（α 值）、统计学效能（$1-\beta$）、干预组和对照组主要结局指标的预期值有关。

（一）研究假设

1. 差异性检验 研究目的：明确干预组的效果（A）与对照组的效果（B）是否不同。研究假设：①无效假设，A−B=0；②备择假设，A−B≠0。差异性检验仅能推断试验组和对照组的效果是否存在差异，是纯粹的统计学意义，而不能体现实际的临床意义。即无法判断试验组的疗效相对于对照组，是优效、等效还是非劣效。差异性检验是双侧检验。

2. 优效性检验 研究目的：明确干预组的效果（A）比对照组的效果（B）是否好于界值（δ）。研究假设：①无效假设，A−B ≤ δ；②备择假设，A−B>δ。以安慰剂作为对照的试验需使用优效性检验。优效性检验是单侧检验。

3. 等效性检验 研究目的：明确干预组的效果（A）与对照组的效果（B）的差异是否不超过界值（δ）。研究假设：①无效假设，A−B ≤ −δ 或 A−B ≥ δ；②备择假设，−δ<A−B<δ。常用于同一活性成分的药物之间的疗效比较，证实的是两种药物的疗效相当，采用双单侧检验（two one-side tests）。应注意与差异性检验进行区分。

4. 非劣效性检验 研究目的：明确干预组的效果（A）虽然不如对照组的效果（B），但差异是否不超过界值（δ）。研究假设：①无效假设，A−B ≤ −δ；②备择假设，A−B>−δ。与对照组比较，干预组的疗效不差于对照组即可，同时干预组的治疗具有给药方便、无创、耐受性好或费用相对低廉等优势。非劣效性检验是单侧检验。

5. 界值（δ）的设定 δ 的大小主要由研究者和生物统计学专业人员共同制定，并最终由主要研究者从临床角度确定。如评价某种药物治疗的效果通常认为使症状缓解率提高 5% 才具有临床意义（δ），某临床试验结果显示干预组受试者服用试验药物后症状缓解率（A）比对照组受试者症状缓解率（B）高 7%（A−B），95%CI 为 4% ~ 10%。此时，两组间症状缓解率的差异达到了统计学意义（其 95%CI 下限 >0），但此差异的 CI 下限（4%）小于界值（5%），未达到优效性假设检验的要求（A−B>δ）。因此，即使结果有统计学意义，其临床意义也有限。此外，根据优效性假设检验区间判断的标准，不能认为干预组的试验药物对症状缓解的治疗效果优于对照组（图 1-5-2）。

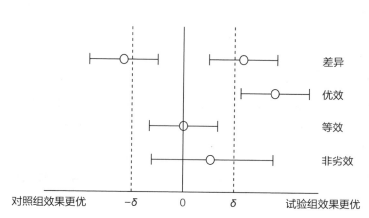

图 1-5-2　临床试验中不同研究假设的差异

（二）确定 α 和 β

RCT 中，α 的取值与研究假设对应的检验是单侧还是双侧有关。一般双侧检验 α 取值为 0.05；单侧检验 α 取值为 0.025，反映统计学检验结论承担的假阳性（Ⅰ类错误）风险。β 的取值一般为 0.2 或 0.1，即统计效能（$1-\beta$）为 80% 或 90%，反映统计学检验结论承担假阴性（Ⅱ类错误）的风险。α 和 β 取值越小，需要的样本量越大。

（三）主要结局指标的效应量

效应值（effect size）是样本量估算所需的最重要参数之一，根据主要结局指标类型的不同，常见的效应量有均数的组间差值或标准化差值，率的组间差值或比值（RR、HR、OR），或相关系数、回归系数等。确定方法包括：①通过检索文献，借鉴同行研究结果，结合临床经验估算出对照组的效应指标大小；②如果文献查找不能解决问题，预试验是十分有必要的；③临床经验与专家共识。对于计量资料而言，当两组间的预期差异越大，组间变异越小时，所需的样本量越小；对于计数资料而言，当两组间的预期差异越大时，所需的样本量越小。

（四）样本量的调整

在临床试验中，并不是所有的受试者都能按研究计划完成所有的治疗与随访，总会有部分受试者由于疗效不显著、治疗期间发生不良事件等客观原因退出试验，临床试验统计学指导原则中明确规定：任何原因致受试者不能完成方案要求的所有随访者视为脱落（dropout）。在临床试验方案中，对脱落率（dropout rate）有明确的规定，一般不超过 15%。因此，在研究设计时，需根据脱落率增加相应的样本含量，计算公式为 $N=n/$（1- 脱落率），如通过计算公式算出样本量需要 93 例（n），则需增加样本量至 110 例（93/0.85≈110）。

七、统计分析方法

随机对照盲法试验必须在揭盲之前制定统计分析计划，然后按照计划对数据进行分析，揭盲后一般不得更改统计分析计划。方案中的统计分析计划至少应包括研究假设、统计分析数据集、统计检验的单侧或双侧性、统计学意义的显著性水平、不同类型资料的统计描述和假设检验方法，以及将采用的统计分析软件名称等。

独立的统计分析计划一般包括以下内容：①统计分析一般原则；②基本统计分析内容与方法；③临床试验的显著性水平和把握度；④样本量计算；⑤临床试验结果的合格 / 不合格标准；⑥统计分析数据集定义；⑦缺失数据的处理；⑧主要结局指标的统计分析方法；⑨次要结局指标的统计分析方法；⑩安全性指标的统计分析方法。

近年来一些国际期刊也接受专门描述临床研究统计分析方法的投稿，*JAMA* 杂志在 2017 年发表了临床试验统计分析的指南 [6]。

下面介绍 RCT 的统计分析中一些重要概念与方法。

（一）统计分析数据集的界定

RCT 的统计分析一般遵循意向治疗（intention-to-treat，ITT）的原则，即用于统计分析的数据集应包括所有参与随机化分配的受试者（包括在随机化分组后没有接受治疗的患者或虽然接受治疗但依从性不好的患者）。ITT 原则要求对每个被随机分到试验组或对照组的受试者都应有完整的随访，记录终点结局。基于 ITT 数据集得出的结果一般作为研究的主要结果。

1. 意向治疗（ITT）数据集　包括所有参与随机化分配的受试者（包括在随机化分组后没有接受治疗的患者或虽然接受治疗但依从性不好的患者），而不是仅仅包括实际上完成试验设计治疗方案的患者。

2. 全分析数据集（full analysis set，FAS）　指尽可能接近 ITT 原则的理想受试者集。该数据集是从所有随机化的受试者中，以最少的和合理的方法剔除后获得。ITT 只是一个理论上的原则，随机化的受试者不一定都使用了研究药物，也不一定都有用药后的临床记录。从这个角度出发，往往会对 ITT 原则进行修正，即修正 ITT（modified ITT，mITT），例如：加上至少使用一剂研究药物和 / 或至少有一次用药后的疗效指标评价结果，这样就得到了全分析数据集（FAS），也称为 mITT 数据集。这样的数据集经过统计分析得出的结果，被认为是尽可能接近上市后药物在实际使用的患者中能取得的疗效。也就是说 FAS 数据集尽可能地包含了合格病例及脱落病例，但是不包含剔除病例。从全分析数据集中剔除已经随机化的受试者的原因通常包括：①违反重要纳入标准（不合格纳入标准的受试者）；②受试者未接受试验药物治疗；③无任何随机化后随访记录的受试者。

3. 符合方案数据集（per-protocol set，PPS） 仅包含按方案完成全部随访观察，无违背方案情况的研究对象，实际上是 FAS 的一个子集。此数据集中研究对象需满足以下 3 个条件：①有效的基线值；②符合方案，不违背方案中规定的纳入和排除标准，完成全部评估；③依从性良好（80%～120%）。PPS 不包括严重违反方案的受试者，不符合纳入标准和 / 或排除标准、无服药或服药依从性差、擅自使用禁用药物、无主要变量的基础数据等。

一般根据患者服用试验药物的量进行依从性评价，计算公式为：

$$依从性 = \frac{受试者实际使用药物数量}{受试者应该使用药物数量} \times 100\% \qquad 式（1-5-1）$$

如果依从性小于 80% 或大于 120%，则表明依从性差，如某受试者依从性差，则该受试者的数据将不纳入 PPS 分析，但可纳入 FAS 分析。在验证性的临床试验中，倾向于选择同时进行 FAS 和 PPS 的统计分析，对试验结果的敏感性进行评价。当两个数据集的统计分析结果一致时，可增加试验结论的可信度，当两者结果不一致时，应警惕在 PPS 分析中被排除的可能产生的偏倚数据。此外，当临床试验的研究假设为优效性假设检验时，选择 FAS 可以避免对试验结果的乐观估计，因为FAS 将依从性不好的研究对象纳入分析将会低估治疗效果。

4. 安全性评价数据集（safety set，SS） 对试验药物或处理因素的不良反应（事件）发生率进行分析时，应采用安全性评价数据集。SS 应包括所有随机化后至少接受过一次治疗，且至少有一次安全性评估的受试者。不良反应（事件）的发生率以 SS 的病例数作为分母。

（二）常用统计分析方法

1. 组间基线特征比较 在进行效果评价之前，必须分析受试者基线特征是否具有可比性。即使进行了随机化，也可能存在某些混杂因素在组间分布不均衡的情况，这在小样本的临床试验中较为常见。通过该分析，如果发现某些影响疗效评价或预后评估的因素组间分布不均衡，一般需要进行亚组分析或采用多元统计的方法调整或控制该因素的影响。临床试验中进行组间比较时常用的统计分析方法见表1-5-8。

表 1-5-8　临床试验中常用的统计分析方法

因变量类型	自变量个数	正态分布	两组/多组比较	试验设计	统计分析方法
计量资料	单因素分析	是	两组比较	配对设计	配对 t 检验
				完全随机设计	两独立样本的 t 检验
			多组比较	综合比较	方差分析
				两两比较	q 检验
		否	两组比较	配对设计	Wilcoxon 秩和检验
				完全随机设计	Wilcoxon 秩和检验
			多组比较	—	Kruskal-Wallis（KW）检验
	多因素分析	是	无限制	—	协方差分析、多元回归分析等
计数资料	单因素分析		两个率的比较	配对设计	配对 χ^2 检验
				完全随机设计	四格表 χ^2 检验或 Fisher 精确概率检验
			多个率的比较	综合比较	列联表 χ^2 检验
				两两比较	分割 χ^2 检验
	多因素分析		无限制	—	Logistic 回归、Cox 回归等

2. 疗效评价 通过参数估计和假设检验对主要指标及次要指标进行评价，是 RCT 中重要的分析内容。需在设计时明确检验的假设、单双侧，待估计的处理效应，以及相应的统计分析方法和/或统计模型。若需考虑某些协变量的影响，如受试者的基线情况、分层因素、中心效应等，应在统计分析计划部分明确哪些因素作

为协变量及相应的统计分析方法或统计模型。

3. 安全性分析　常用统计指标包括各种不良事件发生率、重要不良事件发生率、严重不良事件发生率，以及实验室检查指标由基线时的正常率变为随访时的异常率。常采用描述性统计分析方法，所有的不良事件均应列出。当样本量足够时，可用 χ^2 检验、Fisher 精确概率检验等进行组间差异的统计学检验。

4. 亚组分析　在通过疗效评价证实了试验药物 / 干预的疗效后，如还想了解试验药物 / 干预在基线不同特征的人群如年龄、性别、种族、地区、合并疾病等中的效果是否存在差异时，可进行亚组分析。需要注意的是，亚组分析常导致对同一组数据进行多次比较，会增大 I 类错误的概率，出现假阳性。如进行亚组分析，需要在试验设计时明确用于亚组分析的特征。

5. 期中分析（interim analysis）　指正式完成临床试验前，按事先制定的分析计划，比较处理组间的有效性和安全性所作的分析，以检验原试验方案中的假设是否合适，样本含量的估计是否正确等。由于期中分析的结果会对后续试验的结果产生影响，因此，一个临床试验的期中分析次数应严格控制。期中分析的日程、安排、所采用的 α 消耗函数等应事先制定计划并在试验方案中阐明。

以上分析方法更为具体地介绍和 SPSS 统计软件实现见第三篇第三章。

八、伦理学要求

临床试验的目的是验证科学假设，对受试者给予的治疗需要遵守临床试验方案，而不是单纯基于患者个体进行干预，即使临床试验中的干预措施是目前临床实践中公认的方案，也可能因为与临床常规治疗的差异而存在伦理学问题。因此，临床试验在受试者入组之前需要对研究进行充分知情，并签署知情同意书。这是保护受试者权益的重要环节。一般签署知情同意书是研究对象纳入标准中的一条。

研究者必须在研究开始前按照《药物临床试验质量管理规范》要求设计"临床试验知情同意书"，并经过伦理委员会审核。在研究方案获得伦理委员会的批准前不得开展。

知情同意书包括"知情告知"与"同意签字"两部分。知情告知符合"完全告知"的原则，采用受试者能够理解的文字和语言，使受试者能够充分理解，并自主选择是否愿意参加试验。知情告知内容需解释研究背景（包括研究方案已得到伦理委员会的批准等）与研究目的；哪些人不宜参加研究；可替代的治疗措施；如果参加研究将需要做什么（包括研究过程，于预期参加研究持续时间，给予的治疗方案，告知受试者可能被分配到试验的不同组别，检查操作，需要受试者配合的事项）；根据已有的经验和试验结果推测受试者预期可能的受益，可能发生的风险与不便，以及出现与研究相关损害的医疗与补偿等费用；个人资料保密问题；如何获得更多的信息；自愿参与研究的原则，在试验的任何阶段有随时退出研究并且不会遭到歧视或报复，其医疗待遇与权益不受影响的权利。

九、小结

尽管 RCT 具备阐明因果关系的能力，得出的结论往往具有最高的证据等级，但由于临床试验的伦理要求，一些临床问题无法通过此类研究进行；同时 RCT 的实施过程更为复杂，往往需要花费大量的时间、人力和财力，在选择此类研究设计时需要对科学性与可行性进行综合考量。

▌ 第三节　研究实例与应用

以一项于 2022 年发表在 *Circulation* 上的一项多中心 RCT 为例[7]，按照 PICOTS 模型对 RCT 研究设计要素进行拆解说明，以促进研究者对 RCT 方案设计要素的理解与应用。

一、研究背景与临床问题

（一）研究背景

不健康的饮食变化是导致中国心血管疾病负担迅速上升的主要因素之一。目前，由心血管疾病导致的死亡已占中国人口总死亡的 45%。面对不健康膳食对人类健康的危害，欧美国家早在 20 世纪 90 年代就先后推出了多种健康膳食，并经过严格的 RCT 证明其能够降低血压，改善血脂，维护心血管健康。然而，这些来自西方饮食文化的膳食模式并不符合中国人的饮食习惯，难以在中国推广。鉴于此，国内外多家学术机构合作研发了符合中国饮食文化特点的"中国心脏健康膳食"，但其在中国高血压社区人群中的降压效果尚不清楚。

（二）临床问题

与中国居民日常膳食相比较，"中国心脏健康膳食"是否能够降低社区高血压患者的血压水平。

二、研究目的与研究假设

研究目的：与日常膳食相比，明确"中国心脏健康膳食"28 天的干预能否降低社区高血压患者的血压水平，相应的研究假设为：与日常膳食相比，食用"中国心脏健康膳食"28 天可显著降低社区高血压患者的血压水平。

三、研究对象

（一）患者来源

北京、上海、广州和成都 4 个研究中心的社区高血压患者，这四个地方分别代表我国四大菜系：鲁菜、淮扬菜、粤菜和川菜。这些菜系代表了中国总人口 80% 以上的饮食风格。

（二）纳入标准

①年龄 25 ~ 75 岁，男女不限；②过去 6 个月在研究社区居住，未来 3 个月没有搬家或旅行计划；③无论是否服药，收缩压 130 ~ 159mmHg；④为期 5 周的研究期间，能够保持现在服药种类和剂量不变；⑤承诺在研究期间，每周至少进食 18 次研究餐；⑥每天能够来研究中心用餐至少 1 次；⑦同意参与本研究，签署知情同意书。

（三）排除标准

①空腹血糖 ≥ 10.0mmol/L；②总胆固醇 >7.2mmol/L；③过去 3 个月，口服降压、降糖或降脂药物的总数 >2 种；④近 3 个月，口服降压、降糖药物剂量和 / 或种类有变化；⑤ 1 个月内注射过胰岛素；⑥无论任何原因不能或不愿意改变饮食者（如素食者）；⑦研究或管理人员亲属；⑧家庭中已有人员进入本研究；⑨酗酒；⑩ BMI ≥ 30kg/m²，或目前正在减重；⑪过去 6 个月发生过急性心脑血管事件；⑫有慢性肾脏疾病、肠道易激惹、哮喘病史；⑬怀孕或哺乳；⑭有其他被认为影响饮食效果或影响参与试验的严重慢性疾病，如肿瘤、慢性心力衰竭、严重抑郁症或其他精神障碍、行动不便或不能自由活动；⑮对常见食物过敏（如鸡蛋、海产品、花生等）；⑯由于健康问题需要特殊饮食；⑰目前处于上呼吸道感染、发热、严重腹泻状态；⑱耳聋、痴呆等无法沟通交流。

四、随机化与随机隐匿

使用中央随机化系统将所有受试者以 1∶1 比例随机分配到试验组或对照组，并按照研究中心进行分层随机化。随机分配序列由来自研究协调中心的并且不参与该试验其他研究内容的统计人员使用 SAS9.0 软件产生，因此，随机分配序列是隐蔽的，研究人员和受试者都不知晓。

五、试验组和对照组的干预措施

（一）试验组（"中国心脏健康膳食"组）

每日早、中、晚向受试者提供符合当地膳食特点的相应版本的"中国心脏健康膳食"套餐，共 28 天。受试者可在研究食堂现场食用，或带回家食用。每道菜的食谱都是由研究团队的营养学家、营养师和厨师根据"中国心脏健康膳食"的每日营养和能量组成要求及当季食物的可获得性和互换性共同制定的。不同版本的"中国心脏健康膳食"（鲁菜系、淮扬菜系、粤菜系、川菜系）关键营养素结构一致，但具体菜品不同。其间不向受试者提供其他干预。

（二）对照组（当地日常膳食组）

每日早、中、晚向受试者提供当地日常膳食套餐，共 28 天。受试者可在研究食堂现场食用，或带回家食用。其间不向受试者提供其他干预。

六、盲法

由于试验组和对照组的干预措施即膳食存在明显差异，无法对研究者设盲，仅对受试者设盲和结局数据收集者设盲。

七、数据收集

（一）基线观察指标

该研究在导入期最后 2 天进行基线数据收集，包括人口指标（年龄、性别、职业、教育程度、婚姻状况、家庭收入和医疗保险类型）、生活方式和健康行为（吸烟、饮酒、身体活动和饮食习惯）、病史（卒中、心肌梗死、心绞痛、心房颤动、心力衰竭、慢性肾病、慢阻肺和癌症等）、药物使用（抗高血压药物、降糖药物和降脂药物）、食物喜好度、体格检查（血压、身高、体重和脉率）、实验室检测（空腹血糖、总胆固醇、低密度脂蛋白胆固醇、高密度脂蛋白胆固醇、甘油三酯和血清钾）、点尿检查（钠和钾）和通过粪便样本检测肠道微生物群落。

其中，血压测量最为关键，于 24 小时内在固定时间点（饭后半小时以上）测量血压 3 次，分别在 8:00 ~ 10:00、14:00 ~ 16:00 和 18:00 ~ 20:00 进行血压测量。每次测量 3 次，每次间隔至少 1 分钟，最后取一天内测量 9 次血压的平均值作为基线血压的数值。

（二）试验期间用餐情况

试验期间收集每个研究菜品的原材料情况和受试者每餐每个菜品的添加、剩余情况，以及受试者的研究外食物的食用情况，以评估受试者个体化的营养素摄入情况。

八、结局指标

（一）疗效评价指标

1. 主要疗效评价指标　收缩压从基线到研究结束时的变化，通过受试者基线和第 28 天全天 9 个血压测量值的平均值差异来计算。

2. 次要疗效评价指标　包括从基线到研究结束时的舒张压、空腹血糖、总胆固醇、10 年心血管疾病风险、肠道微生物群落和食物偏好的变化。

（二）安全性评价指标

研究期间收集受试者的不良事件。

九、随访与研究周期

每天随访试验组和对照组受试者的膳食情况。每周收集受试者的上午血压、膳食喜好、体重、用药变化情况，干预第 28 天收集全天血压测值，进行空腹血液检查、点尿检查并通过粪便样本检测肠道微生物群落。

十、样本量估算

采用差异性假设检验，根据既往健康膳食研究在 8 周内可降低收缩压 5.5mmHg 的研究结果，该研究保守地设定"中国心脏健康膳食"较对照组膳食降低收缩压的效应值为 3.0mmHg；根据团队前期研究结果，设定收缩压变化值的标准差为 8.0mmHg，并且 I 类错误率为 5%，把握度为 90%。基于以上条件，经计算每组需 165 名受试者，考虑 10% 的脱落率，该研究总共需招募 360 名受试者（每个研究中心 90 名）。

十一、统计分析方法

对于组间基线特征比较的分析方法，该研究未介绍，重点介绍了疗效评价的分析方法。主要疗效分析是在意向性分析的基础上，在接受了随机化且基线和终期随访（或脱落时）测量了全天血压的受试者中进行。使用线性回归模型，调整研究中心的固定效应，估计两组间主要结局指标和次要结局指标的净差异，并报告组间差异的最小二乘估计。由于主要结局指标和次要结局指标的脱落率均较低（试验组为3.7%，对照组为1.7%），故对这些指标进行缺失数据填补。敏感性分析，包括采用PPS对前述分析内容进行重复性分析；并在线性回归模型中调整了从基线到研究结束时的体重变化等。

（冯　琳　梁立荣）

参考文献

[1] 国家药品监督管理局，国家卫生健康委员会. 药物临床试验质量管理规范.（2020-04-23）
[2022-05-27]. https://www.gov.cn/gongbao/content/2020/content_5525106.htm

[2] ALEHANDRO R J, MURRAY W E. Randomized controlled trials: questions, answers and musings. 2nd ed. Oxford: Blackwell Publishing, 2007.

[3] SIVAPALAN P, LAPPERRE T S, JANNER J, et al. Eosinophil-guided corticosteroid therapy in patients admitted to hospital with COPD exacerbation (CORTICO-COP): a multicentre, randomised, controlled, open-label, non-inferiority trial. Lancet Respir Med, 2019,7(8):699-709.

[4] CORTÉS J, KIM S B, CHUNG W P, et al. Trastuzumab Deruxtecan versus Trastuzumab Emtansine for breast cancer. N Engl J Med, 2022,386(12):1143-1154.

[5] 彭菊聪，孙甜甜，李伦，等. 复合终点. 中国循证儿科杂志,2012,7(4):305-307.

[6] GAMBLE C, KRISHAN A, STOCKEN D, et al. Guidelines for the content of statistical analysis plans in clinical trials. JAMA, 2017,318(23):2337-2343.

[7] WANG YF, FENG L, ZENG G, et al. Effects of cuisine-based Chinese heart-healthy diet in lowering blood pressure among adults in China: multicenter, single-blind, randomized, parallel controlled feeding trial. Circulation, 2022, 146(4): 303-315.

第六章　诊断试验

疾病的正确诊断是临床治疗和研究的基础。在医学研究和临床实践中，无论是筛查高危人群，还是调查某疾病的患病率或发病率，还是判断患者是否有某种疾病，常需要借助实验室检测和 / 或影像学检查等手段。随着现代医学科学的不断发展，新的疾病诊断方法不断出现，需要对其用于疾病诊断的真实性、可靠性及临床应用价值作出准确的评价，即诊断试验（diagnostic test），从而帮助医务工作者科学地选择医学检验项目，为深入理解检验结果提供证据，以达到提高疾病诊断水平、改善治疗效果和节约医疗成本的目的。

第一节　研究设计要点

一、基本概念

（一）诊断试验

诊断的本质是将"患者"与"非患者"区别开来，常用于诊断的方法包括各种实验室检查（如生化、血液学、免疫学、病理学检查等）、各种影像学检查（如 X 线、超声、CT、MRI 及放射性核素等）、其他特殊器械检查（如内镜等）和各种公认的诊断标准（如各种自身免疫性疾病的联合诊断标准等）。诊断试验的目的是对诊断方法的应用价值进行科学评价，为临床医生合理选用诊断方法并正确解释结果提供依据。

（二）金标准

金标准（gold standard）又称标准诊断试验（standard diagnostic test）或参考试验（reference test）等，指当前医学界公认的最可靠的疾病诊断方法，或是一种被广泛接受或认可的具有高灵敏度和特异度的诊断方法[1]。常用的金标准有病理学诊断（组织活检和尸体解剖）、手术发现（如肾结石）、特殊的影像学检查（如冠状动脉造影诊断冠心病），也可采用公认的综合临床诊断标准（如 Jones 标准等）。此外，长期临床随访所获得的明确诊断也可用作金标准。

如果待评价诊断方法不与金标准比较，就无法证明其诊断结果的正确性。但若金标准选择不妥，也会导致对研究对象"有病组"和"无病组"划分上的错误，从而影响对该诊断方法的正确评价。如通常应用病理学检查作为肿瘤诊断的金标准，但如应用细针肝穿刺细胞检查和病理学活检作为金标准诊断肝细胞癌则会造成遗漏。需要说明的是，金标准是相对的，是特定时期下医学发展的产物，相对稳定，但不是永恒最可靠的。有些疾病缺乏诊断的金标准，这种情况下对待评价诊断方法的评价有特殊的方法，不在本书探讨范围内。

二、诊断临界点

很多医学检验或影像学检查的测量值属于连续性资料时，判定结果时需要提前确定一个界值，即诊断临界点（cut-off point），也称诊断截断值或诊断界值。根据测量值是否高于或低于该诊断临界点判断检测结果是阴性还是阳性。诊断临界点是对灵敏度和特异度进行权衡的情况下确定的用于疾病诊断的切点。理想状态下，阳性与阴性的某项医学检验测量值的概率分布并不重叠，这时用此项检查结果判断阳性或阴性的灵敏度和特异度都是 100%。但实际情况中，阳性与阴性的某项医学检验测量值的概率分布往往存在部分重叠。诊断临界点的取值高低会影响灵敏度和特异度，因此在选择诊断临界点时应该考虑两者中哪个更重要。通常可绘制受试者操作特征曲线（receiver operator characteristic curve，ROC 曲线）来确定最佳临界点。若患病率接近 50% 左右，可选择 ROC 曲线上尽量靠近左上方的切点为最佳临界点；若患病率极低或很高，其最佳临界点可不在最接近左上角的点。

三、研究设计类型

诊断试验研究可采用四大经典研究设计类型，包括病例对照研究、横断面研究、队列研究和 RCT。在研究的不同阶段，诊断试验评价的内容不同，采用的研究设计类型也不同。一般来说，一个新的诊断方法从最初在实验室被发现，到最后进入临床应用，需要经过四个阶段，针对这四个阶段应采用相应的研究设计。

1. Ⅰ期探索阶段 在诊断试验研发初期，常使用病例对照研究设计，判断一个新诊断方法在金标准确诊的患某病人群与健康人群中的判别结果是否存在差异，所需样本量较小，较易实施。

2. Ⅱ期验证阶段 在初步评价新方法的诊断价值后，还需要增加样本量，采用病例对照研究设计评价其诊断价值，包括不易诊断的患者和临床上需要鉴别诊断的对照，目的是评价诊断指标异常的人群是否较正常人群患病的概率更高。但该期还是在诊断明确的患者与非患者之间比较，不是在疑似患者中开展，其结果无法转化为临床诊断。

3. Ⅲ期临床评价阶段 目标是尽可能准确、无偏倚地评价诊断试验的准确性。如果可同步获得金标准诊断结果，常采用横断面研究设计，回答在临床疑似患者中，能否用该检测项目区分有病者和无病者；如无法同步获得金标准诊断结果，需要随访观察一段时间才能使用金标准进行验证，可采用前瞻性队列研究设计。此期研究纳入的人群应尽可能接近目标人群，即临床实践中疑似患者人群，因此所需样本量也较大。

4. Ⅳ期临床应用评价 采用 RCT 进一步明确该诊断方法引入临床实践中是否切实提高了诊断的准确性，可指导临床诊疗决策，改善患者的预后，这是诊断试验临床应用的最高目标。

下面就围绕这四个分期采用的四种常用临床研究设计类型介绍诊断学研究的设计要点。

（一）病例对照研究设计的诊断试验

选择一组经金标准诊断某种疾病的患者组成病例组，选择一组肯定不患有某种疾病的研究对象组成对照组（可为其他疾病患者或健康人），对两组人群均进行待评价诊断方法检测，根据检测结果评估诊断试验的准确性。设计示意图见图 1-6-1。

此种设计类型适用于探索和初验阶段，优点是所需样本量小，缺点是选择研究对象时已明确患者是否有某种疾病，容易发生选择性偏倚或部分核实偏倚。

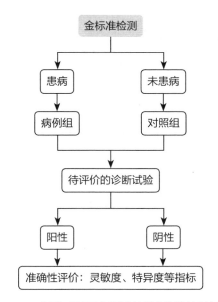

图 1-6-1 病例对照研究设计的诊断试验设计原理

（二）横断面研究设计的诊断试验

连续纳入所有怀疑有某种疾病的患者，同步进行待评价诊断方法和金标准检查，再分别根据二者的检查结果盲法评价患者是否患病，进而进行两种方法判断结果一致性的比较。设计示意图见图 1-6-2。

　　该设计类型适用于在较大样本中评价待评价诊断方法的诊断价值。该研究设计可保证纳入研究对象与临床实践具体情况相似，多为疑似患者，并且每名疑似患者均接受金标准检查，能较好地避免选择偏倚或部分核实偏倚，缺点是所需样本量较大。

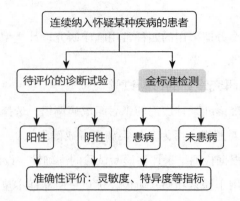

图 1-6-2　横断面研究设计的诊断试验设计原理

（三）队列研究设计的诊断试验

　　在一些情况下，诊断试验无法同步获得金标准或参考标准的诊断结果。如宫颈新柏氏液基细胞学检测（Thinprep cytology test，TCT）未提示恶性肿瘤的女性通常不会接受活组织病理检查，需对其随访至少 1～2 年，观察检查结果为阴性的人是否会在 1～2 年内被确诊为宫颈癌。此时应采用前瞻性队列研究设计对待评价诊断方法的诊断价值进行评价。设计示意图见图 1-6-3。

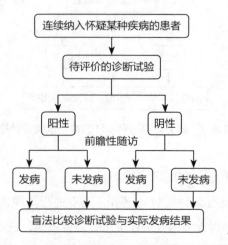

图 1-6-3　队列研究设计的诊断试验设计原理

（四）RCT 设计的诊断试验

一项新的诊断方法被批准用于临床后，其临床应用效果如何，需要采用 RCT 设计的诊断试验进行评价。即将患者随机分为两组，一组分配到目前使用的诊断方法组，另一组分配到新诊断方法组，根据诊断结果决定对患者进行相应的治疗或处理，同时评估和比较两组患者的主要结局指标。设计示意图见图 1-6-4。

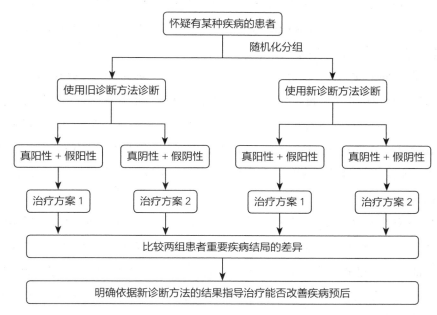

图 1-6-4　RCT 设计的诊断试验设计原理

四、诊断试验的评价

（一）评价的基本原则

对金标准检查结果与待评价诊断方法结果进行一致性判定时，应遵循独立、盲法的原则。

1. 独立原则　所有研究对象都要既进行待评价诊断方法检测，又进行金标准检测，不能根据待评价诊断方法检测结果选择性地进行金标准检测。在临床实践中，有些研究由于操作难度大、诊断费用高，尤其是对照人群拒绝检测等原因，不能对所有研究对象进行金标准检测。如果研究者仅对待评价诊断方法阳性者进一步用金标准加以确诊，而阴性者不再进行进一步检查就简单地认定为无病，会造成假阴性资料的缺乏。此时，研究者可以通过随机化选择部分研究对象进行金标准评价，以尽量避免偏倚。

2. 盲法原则　待评价诊断方法结果和金标准检查结果的判断或解释相互不受影响。诊断试验的盲法涉及两个层面，一是金标准的判断是否采用了盲法，即金标准结果的判定与待评价诊断方法的结果无关。当判定金标准诊断结果时，如果将待评价诊断方法的检测结果与金标准检测结果相结合，作为金标准的一部分，就会产生合并偏倚。另一层面则是待评价诊断方法的判断是否采用了盲法，即待评价诊断方法的结果判断也不受金标准判定结果的影响。否则，研究者更愿意看到待评价诊断方法有效，从而高估诊断试验的准确性，这在量表性诊断工具中尤其要注意。

（二）评价的主要内容

1. 真实性（validity）评价　真实性又称准确性（accuracy），是指诊断试验的结果与实际情况的符合程度。研究诊断试验的真实性，最基本的方法是将待评价试验与诊断该病的金标准进行盲法比较，评价诊断该疾病的真实性。因此，真实性是诊断试验研究与评价最主要的内容，反映待评价诊断方法区分"有病"和"无病"的能力，常用指标包括灵敏度、特异度、似然比、准确度、约登指数及 ROC 曲线下面积等。

2. 可靠性（reliability）评价　可靠性又称重复性（reproducibility），指诊断试验在完全相同条件下，进行重复试验获得相同结果的稳定程度。在研究中，所有测量几乎都会存在测量变异。常见的变异包括：①观察者之间的变异，如技能水平相似的两位病理科医生，在进行宫颈组织病理判断时，诊断出宫颈癌的阳性率不一致；②观察者自身的变异，同一位病理科医生间隔 1 年后，重复判定病理结果也有差异；③测量仪器变异，如使用的肺功能仪型号和品牌不一致，会造成肺功能检测值的变化；④试剂变异，使用进口和国产检测试剂盒获得的检测值存在一定差异；⑤被测研究对象生物学变异，包括个体内和个体间变异。如人体血压测量值在一天内不同时间段存在波动。因此，可靠性评价主要用来评价测量变异的大小。评价指标包括两大类，对计量资料多采用标准差及变异系数来表示，标准差和变异系数越小，可靠性越好；对于计数资料多采用观察符合率（agreement rate）和 Kappa 值（Kappa value）表示。

3. 实用性评价　诊断试验评价的最终目的是将准确又可靠的诊断新方法应用于临床，所以还需对新诊断方法的临床应用价值进行评价，即实用性评价。常用的评价指标包括阳性预测值、阴性预测值、验前概率和验后概率等。

上述三种评价方法涉及的各种评价指标的计算方法将在下一节详细阐述。

五、偏倚及控制

诊断试验评价中同样会出现偏倚，包括疾病谱偏倚、病情检查偏倚、参考试验偏倚等。

（一）疾病谱偏倚

疾病谱偏倚（spectrum bias）是选择性偏倚（selection bias）的一种，常发生在选取研究对象时。诊断试验纳入的患者需要有合适的疾病谱并且要有一定的代表性，病例组应包括该疾病的各个分期（早、中、晚）、各种临床类型（轻、中、重）、典型和不典型的病例等，对照组应选自确诊无该病的病例，不仅包括正常人群，还可包括来自非研究疾病的其他疾病，尤其应包括与该疾病易混淆的疾病患者[1]。若诊断试验的研究对象为明确的健康者和诊断明确的患者，因为没有纳入与该疾病易混淆的疾病患者，或没有纳入检验结果呈"灰色带"的患者，从而高估该诊断试验的各项参数，就会产生疾病谱偏倚。疾病谱偏倚会影响诊断试验的临床应用价值。

（二）病情检查偏倚

病情检查偏倚（work-up bias）也称为确认性偏倚（verification bias）或部分证实偏倚（partial verification bias），指当研究者根据待评价诊断方法结果来决定患者是否去做金标准试验时容易出现的偏倚[1]。不管如何选择病例，理应所有病例都接受已定的金标准检测，如果各个样本接受检测的机会不同，就会出现部分证实偏倚，也被称为工作偏倚。如果纳入的样本接受金标准检测不是随机的，特别是如根据待评价试验的诊断结果来选择，就容易产生部分证实偏倚。例如：评价心电图运动试验诊断冠心病的价值，采用冠状动脉造影术，主干狭窄 ≥ 75% 作为诊断冠心病的金标准，考虑到冠状动脉造影检查的创伤性和患者的依从性，凡心电图运动试验阳性者均予做冠状动脉造影，而心电图运动试验阴性者仅抽出小部分病例做冠状动脉造影。这样的研究结果必然夸大心电图运动试验的灵敏度，造成偏倚，而事实上有些运动试验阴性者也可能是冠心病患者。但部分证实偏倚对诊断试验结果的影响是较难预测的，可能是因为：①真阳性病例或真阴性病例是否都没有被证实；②没有被证实的病例是否被归类到真阳性或真阴性病例中；③这些未被证实的病例是否是随机产生的。当样本病例较少时，为了提高效率，可随机选择这些病例进行金标准检查，但随机选择的病例应执行同一金标准（对整个样本进行随机抽样选择，或只对试验阳性或阴性的病例进行随机抽样选择）。此外，如样本量较少，亦可以通过补偿样本的方法使诊断试验不产生偏倚。

（三）参考试验偏倚

参考试验偏倚（reference test bias）也称为金标准偏倚，是指由于金标准选择不妥造成错分偏倚，即将有病者判为无病者而将无病者判为有病者产生的偏倚，从而影响诊断试验结果的准确性[1]。参考试验偏倚常见以下几种情况。

1. 合并偏倚（incorporation bias） 也称为联合偏倚或掺和偏倚。当金标准与待评价的诊断方法不独立时，如选用待评价的诊断方法与另一诊断方法的联合检测结果为金标准，这种合并的金标准判定结果必然不独立于待评价诊断方法本身，会导致待评价诊断方法的灵敏度和特异度较真实值偏高。

2. 多重参照偏倚（differential verification bias） 当金标准是一组试验方法时，研究入选的样本或病例并非均由这组金标准证实，而是仅由金标准中的一种或几种证实，或一部分样本或病例由这种金标准证实，而另一部分样本或病例由另一种金标准证实，这时就会出现多重参照偏倚。

3. 评价偏倚（review bias） 指临床诊断中大部分金标准或诊断试验的客观性是相对的，如果先进行待评价诊断方法检测，后由知情者判定金标准结果，必定导致灵敏度和特异度报告值高于真实值，反之亦然。控制此类偏倚的有效办法是采用盲法判定金标准与待评价诊断方法的检测结果，也就是说金标准诊断的评价人员和待评价诊断方法的评价人员不是同一人，或两种方法的评价人员不知道另一种方法的诊断结果。

4. 疾病进展偏倚（disease progression bias） 于同一时间对同一名患者进行待评价诊断方法和金标准检测并得出结论是最理想的。若试验需要推迟进行，就可能出现因疾病自愈、治疗干预、疾病进展至更严重阶段或出现新疾病导致误诊，导致疾病进展偏倚。例如：肌钙蛋白 T（TnT）在急性心肌梗死后 3~4 小时开始升高，2~5 天达到高峰，持续 10~14 天恢复正常，如患者的心肌梗死症状不典型，可能会延误就诊，此时检测 TnT 水平可能已恢复正常，导致疾病进展偏倚。

▌第二节 基于 PICOTS 模型的方案设计框架

诊断试验研究中最常使用的研究设计为病例对照研究和横断面研究，本节将以这两个设计类型为主介绍诊断试验的方案设计框架。

一、研究问题

根据诊断试验研究的设计原理，在广泛查阅文献的基础上，结合研究问题，提出待评价诊断方法相对于金标准的诊断价值假设。

二、研究目的与研究假设

诊断试验的研究目的是评价某种新诊断方法的诊断价值或临床应用价值，而研究假设则为待评价诊断方法相对于金标准诊断具有一定的灵敏度和特异度。如某研究的研究目的为：评价 ×× 诊断小肠恶性肿瘤的临床应用价值，其研究假设为：相对于病理诊断，×× 诊断小肠恶性肿瘤具有较高的灵敏度和特异度。

三、研究对象

（一）病例对照研究设计的诊断试验

选择经金标准确诊的"有病"人群作为病例组，以金标准判断为"无病"的人群作为对照组。病例组应包含临床各型（轻型、中型、重型）、临床各期（早期、中期、晚期）及有无并发症的各种类型的患者。理想的情况是处于疾病发展各阶段的患者比例分布与临床相一致，如病例组为肺腺癌患者，则不限定其临床分期、肿瘤大小、是否发生转移等。而对照组人群可以是从社区招募的健康人群，也可以是从医院招募的其他疾病的患者，理想情况是既包括真正未患病人群，又包括亚临床状态的人群和疾病早期阶段的人群，以及临床需要鉴别诊断的患者。样本越有代表性，诊断试验的准确性评估就越趋于真实。

（二）横断面研究设计的诊断试验研究

选择怀疑有某种疾病的患者，而不是金标准确诊的"有病"人群和"无病"人群作为研究对象。研究对象应同时进入研究，基线时尚不能对研究对象的病情进行确诊，之后同时接受金标准和待评价诊断方法的检测。需要强调的是，研究对象的选择应遵循随机化原则，即应从怀疑有某种疾病的患者人群中随机选取。如无法随机选取研究对象，比较可行的方法是选取某一段时期内，所有因疑似某疾病而在研究者医院中就诊的患者。

对于另两种研究设计——队列研究和 RCT，其研究对象选取方法可参考相应章节内容。

四、待评价诊断方法

应详细描述本项研究待评价的诊断方法的规范操作流程，检测结果的判定方法与标准，对于新研发的诊断方法还应描述其设计原理。

五、金标准

应选择目前医学界公认、最可靠、诊断最准确的疾病诊断方法。常用的金标准有病理学诊断（活体病理组织检查）、手术发现（如肾结石）、特殊的影像学检查（如冠状动脉造影诊断冠心病），也可采用公认的综合临床诊断标准（如 Jones 标准等）。

六、评价指标

诊断试验的评价指标包括真实性评价指标、可靠性评价指标和实用性评价指标三大类。为便于理解，根据待评价诊断方法（诊断试验）的检测结果和金标准的检测结果建立一个四格表（表 1-6-1），可出现真阳性（患病组中诊断试验阳性）、假阳性（非患病组中诊断试验阳性）、假阴性（患病组中诊断试验阴性）和真阴性（非患病组中诊断试验阴性）4 种情况。此表格对于计算诊断试验的评价指标非常重要。

表 1-6-1　诊断试验的四格表

诊断试验	金标准		合计
	患病	未患病	
阳性	a(真阳性)	b(假阳性)	$a+b$(阳性人数)
阴性	c(假阴性)	d(真阴性)	$c+d$(阴性人数)
合计	$a+c$(患病人数)	$b+d$(未患病人数)	$a+b+c+d$(受检总人数)

（一）真实性评价指标

1. 灵敏度（sensitivity，SEN）　又称真阳性率（true positive rate，TPR），是实际患病且诊断试验结果阳性的概率[2]。反映被评价诊断试验发现患者的能力，该值越大越好，只与金标准诊断的实际患病组有关。

$$SEN = \frac{a}{a+c} \times 100\% \qquad 式（1-6-1）$$

假阴性率（false negative rate，FNR），又称漏诊率（omission diagnostic rate），是实际患病但诊断试验结果为阴性的概率[2]。与灵敏度为互补关系，该值越小越好。

$$FNR=\frac{c}{a+c}\times100\%=100\%-\text{灵敏度}\qquad\text{式（1-6-2）}$$

2. 特异度（specificity，SPE） 又称真阴性率（true negative rate，TNR），是实际未患病且诊断试验结果为阴性的概率[2]。反映鉴别未患病者的能力，只与无病组有关。

$$SPN=\frac{d}{b+d}\times100\%\qquad\text{式（1-6-3）}$$

假阳性率（false positive rate，FPR），又称误诊率（mistake diagnostic rate），是实际未患病但诊断试验结果为阳性的概率[2]。与特异度为互补关系，该值越小越好。

$$FPR=\frac{b}{b+d}\times100\%=100\%-\text{特异度}\qquad\text{式（1-6-4）}$$

3. 似然比（likelihood ratio，LR） 在评价诊断试验时，仅描述灵敏度和特异度远不能反映诊断试验的全貌。似然比是反映灵敏度和特异度的复合指标，从而全面反映诊断试验的诊断价值，比灵敏度和特异度更稳定，并且更不易受患病率的影响。该值是诊断试验的某种结果（阳性或阴性）在患病组中出现的概率与非患病组中出现的概率之比[2]。

阳性似然比（positive likelihood ratio，LR+）：为诊断试验阳性结果在有病组中出现的概率（真阳性率）与在无病组中出现的概率（假阳性率）之比[2]。该值越大，表明该诊断试验误诊率越小，也表示患目标疾病的可能性越大。

$$LR+=\frac{SEN}{1-SPN}\qquad\text{式（1-6-5）}$$

阴性似然比（negative likelihood ratio，LR−）：为假阴性率与真阴性率之比[2]。该值越小，表明该诊断试验漏诊率越低，也表示患目标疾病的可能性越小。

$$LR-=\frac{1-SEN}{SPN}\qquad\text{式（1-6-6）}$$

4. 准确度（accuracy，Ac） 表示诊断试验中真阳性例数和真阴性例数之和占全部受检总人数的百分比[2]。反映正确诊断患病者与非患病者的能力，该值越高，说明真实性越好。

$$Ac=\frac{a+d}{a+b+c+d}\times100\%\qquad\text{式（1-6-7）}$$

5. 约登指数（Youden index，YI） 又称正确诊断指数，是一项综合性指标。该指数常用来判断待评价诊断方法能正确诊断患病和非患病的能力。

$$YI=（灵敏度＋特异度）-1 \qquad 式（1\text{-}6\text{-}8）$$

6. ROC 曲线 待评价诊断方法的检测结果以连续分组或计量资料表达结果时，将分组或测量值按大小顺序排列，将随意设定出多个不同的临界值，从而计算出一系列的灵敏度/特异度，以灵敏度为纵坐标，"100-特异度"为横坐标绘制出曲线称 ROC 曲线[1]。从图 1-6-5 中可以看出，在左侧当临界值取值小时，灵敏度逐渐增大，特异度变化不大，但当灵敏度非常高时，特异度会降低。一般来说，如果灵敏度和特异度同等重要，可选择离坐标轴左上角最近的点作为诊断参考值或诊断阈值（cut-off value）[1]。

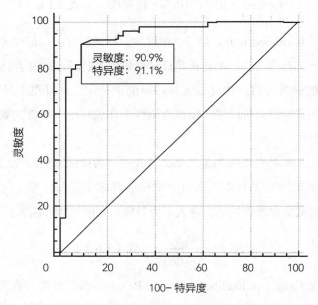

图 1-6-5 诊断试验 ROC 曲线建立示意图

（二）可靠性评价指标

1. 计量资料 使用标准差和变异系数（CV）来表示，$CV=$ 标准差/均数 ×100%。CV 和标准差越小，可靠性越好。

2. 计数资料 使用符合率和 Kappa 值表示。

符合率（consistency rate，CR）：也称一致率，指两名观察者对同一事物的观察或同一观察者对同一事物两次观察结果一致的百分率[2]。前者称观察者间观察符合率，后者称观察者内观察符合率。如两名病理科医生分别对 100 例可疑肺腺癌患者的病变肺组织进行病理诊断，诊断结果见表 1-6-2。

表 1-6-2 两名病理科医生对可疑肺腺癌患者病变肺组织诊断结果

甲医生	乙医生		合计
	肺腺癌	非肺腺癌	
肺腺癌	85(A)	5(B)	90(R_1)
非肺腺癌	2(C)	8(D)	10(R_2)
合计	87(C_1)	13(C_2)	100(N)

$$CR（P_0）=\frac{A+D}{N}×100\% \qquad 式（1-6-9）$$

根据上表计算，$CR=（A+D）/N×100\%=（85+8）/100×100\%=93\%$。

Kappa 值：是判断不同观察者间校正机遇一致率后观察一致率指标。其含义是实际符合率与最大可能符合率之比[2]。计算公式如下：

$$机遇符合率（P_C）=\frac{(R_1C_1/N+R_2C_2/N)}{N}×100\% \qquad 式（1-6-10）$$

$$实际符合率＝观察符合率－机遇符合率=P_0-P_C \qquad 式（1-6-11）$$

$$最大可能符合率=1-机遇符合率=1-P_C \qquad 式（1-6-12）$$

$$Kappa 值=\frac{实际符合率}{最大可能符合率}=\frac{P_0-P_C}{1-P_C} \qquad 式（1-6-13）$$

根据这些公式，计算上例中的 Kappa 值：

$$Kappa 值=\frac{0.93-0.796}{1-0.796}×100\%=65.7\%$$

Kappa 值充分考虑了机遇因素对结果一致性的影响，Kappa 值范围介于 −1 ~ 1，但通常在 0 ~ 1。若 Kappa 值介于 0.75 ~ 1.00 可认为一致性较好，0.40 ~ 0.74 可认为一致性一般，0.01 ~ 0.39 则认为一致性较差。

（三）实用性评价指标

1. 预测值（predictive value，PV） 指新诊断方法的检测结果中受试对象患病或不患病可能性的大小。可分为阳性预测值和阴性预测值[2]。

阳性预测值（positive predictive value，PV+）：指新诊断方法结果为阳性者中真正患者所占的比例[2]。该值越大，表示诊断试验阳性后受试对象患病的概率越高。

　　阴性预测值（negative predictive value，PV−）：指新诊断方法的检测结果为阴性者中真正无病者所占的比例[2]。该值越大，表示诊断试验阴性后受试对象为无病者的概率越高。

$$PV+ = \frac{P \times SEN}{P \times SEN + (1-P) \times (1-SPE)} \qquad 式（1-6-14）$$

$$PV- = \frac{(1-P) \times SEN}{P \times (1-SEN) + (1-P) \times SPE} \qquad 式（1-6-15）$$

　　式（1-6-14）和式（1-6-15）中，P 为目标人群的患病率，SEN 为灵敏度，SPE 为特异度。

　　预测值的大小除受诊断试验的灵敏度、特异度影响外，还受临床就诊人群中该疾病患病率高低的影响。预测值与这三者的关系如下：

$$PV+ = \frac{P \times SEN}{P \times SEN + (1-P) \times (1-SPE)} \qquad 式（1-6-16）$$

$$PV- = \frac{(1-P) \times SPE}{P \times (1-SEN) + (1-P) \times SPE} \qquad 式（1-6-17）$$

　　式（1-6-16）和式（1-6-17）中，P 为目标人群的患病率，SEN 为灵敏度，SPE 为特异度。

　　以上两个公式表明，阳性预测值和阴性预测值的大小不仅与待评价诊断方法的灵敏度和特异度相关，而且还与研究对象的患病率相关。在灵敏度和特异度不变的情况下，随着患病率的增加，阳性预测值增大而阴性预测值下降；随着患病率降低，阳性预测值下降而阴性预测值升高，即阳性预测值和患病率成正比，阴性预测值和患病率成反比。一般说来，人群中某病的患病率越高，所诊断的病例数就越多，阳性预测值也就越高。但对患病率低的疾病，即使诊断试验的灵敏度和特异度均较高，其阳性预测值也不高。所以将诊断试验用于普通人群疾病筛查时，如果患病率很低，会出现很多的假阳性，阳性预测值也会很低。

　　2. 验前概率（pre-test probability）和验后概率（post-test probability）　验前概率是临床医师根据患者的临床表现及个人经验对该患者患目标疾病可能性的估计值，常用患病率进行估计[2]。验后概率主要指新诊断方法结果为阳性或阴性时，对患者患目标疾病可能性的估计[2]。

七、研究周期

根据选择的研究设计类型，设定诊断试验的研究周期及随访计划。对于病例对照研究设计和横断面研究设计不需要进行随访，影响研究周期的因素主要是受试者招募的进度和试验检测所需的时间；对于队列研究设计和 RCT 设计则需要根据研究目的设定适当的随访计划，从而确定研究周期。

八、样本量估算

与其他任何研究一样，诊断试验研究也需要进行样本量估算。通常根据待评价诊断方法的灵敏度和特异度分别计算所需的"患病"人数或"未患病"人数，然后应用总体率的样本含量计算方法估算研究需要的总样本量。样本量估计需定义的参数有显著性水平 α 值、允许误差 d、试验灵敏度和特异度。α 值越小，所需样本量越大，一般取 $\alpha=0.05$。d 越大，样本量越小，一般 d 定在 $0.05 \sim 0.10$。

当灵敏度和特异度接近 50% 时，资料呈正态分布，样本量估计公式为：

$$n=u_{1-\alpha/2}^2 \times p \times (1-p)/d^2 \qquad 式（1-6-18）$$

其中，$u_{1-\alpha/2}$ 表示标准正态分布中对应 $1-\alpha/2$ 的百分位数；p 为灵敏度或特异度。

如肿瘤标志物 CA19-9 是临床上用来诊断胰腺癌的指标之一，其对诊断胰腺癌的灵敏度估计为 77.3%，特异度估计为 73.9%，若设定允许误差 $d=0.08$，检验水准 = $0.05(\mu_{0.975}=1.96)$，评价该诊断试验所需样本量估算如下：

病例组的样本量估计：$n=1.96^2 \times 0.773 \times (1-0.773)/0.08^2=53.7 \approx 54$

对照组的样本量估算：$n=1.96^2 \times 0.739 \times (1-0.739)/0.08^2=59.1 \approx 60$

对于采用病例对照研究设计的诊断试验，上述计算的数值即是最终两组的样本量。而对于横断面研究的诊断试验，由于研究对象入组时并不知道患病还是未患病，因此需要研究者大致了解目标人群的患病率，进一步测算需要多少样本量才能获得可满足研究所需的至少 54 例胰腺癌患者和 60 例未患胰腺癌者。如该病在目标人群中的患病率为 40%，则计算的样本量为 54/0.4=135 或 60/0.6=100，取最大值，则该研究需要入选 135 例可疑患胰腺癌的研究对象。当灵敏度或特异度小于 20% 或大于 80% 时，资料呈偏态分布，需对率进行反正弦转换等。有关诊断试验研究样本量估算方法的详细描述可参见本书第二篇相关内容。

九、统计分析方法

诊断试验研究的统计分析计划还包括介绍研究对象的一般特征统计描述方法和进行组间差异比较的统计学检验方法。此外，更为重要的是阐述对待评价诊断方法的评价指标有哪些，如真实性评价指标、可靠性评价指标和实用性评价指标等。

十、小结

从严格意义上说，诊断试验研究不属于一种"独立"的研究设计类型，它可以采用四大经典研究设计类型。一般初期可采用小样本的病例对照研究设计，后期常采用横断面研究设计进行较大规模验证，也可以根据研究内容考虑使用队列研究和RCT 设计。在设计诊断试验研究时，金标准试验的选择最关键，体现同期、盲法的原则亦非常重要。与此同时，应充分考虑各环节可能出现的偏倚问题，制定相应的严格质量控制措施。

‖ 第三节　研究实例与应用

以 2015 年发表在 *Diabetes Technology & Therapeutics* 上的一项诊断试验研究为例 [3]，按照 PICOTS 模型对诊断试验研究的研究设计要素进行拆解说明 [4-5]。

一、研究背景与临床问题

1. **研究背景**　由于生活条件改善和人口老龄化，中国人群中 2 型糖尿病的患病率正在增加。在中国 20 岁及以上的成年人中，估计有 9 240 万人患有糖尿病，1.482 亿人处于糖尿病前期。同时，大约 60% 的糖尿病患者尚未被诊断。糖尿病的发病通常在临床诊断前 4 ~ 7 年，超过 20% 的人在诊断时已患有糖尿病视网膜病变。因此，早期诊断和干预糖尿病至关重要。糖化血红蛋白（HbA1c）能够反映人体 2 ~ 3 个月内的平均血糖水平。近几十年来，HbA1c 水平一直是糖尿病患者血糖控制情况的金标准。与单次或间断测量血糖水平相比，它与糖尿病并发症发生风险的关系更为密切。近年来，美国糖尿病协会、欧洲糖尿病研究协会和国际糖尿病联合会建议将 HbA1c 纳入糖尿病诊断标准。尽管这一举措得到许多大规模横断面流行病学调查结果的支持，但 HbA1c 能否从糖尿病监测指标转变为诊断指标仍是争论的焦点。欧洲和美国正在逐渐接受美国糖尿病协会提出的诊断糖尿病的 HbA1c 界值（阈值）6.5%，但中国人群中诊断糖尿病的 HbA1c 界值尚不清楚。

2. 研究问题　HbA1c能否诊断中国成年人中的糖尿病？其诊断界值是多少？

二、研究目的与研究假设

1. 研究目的　评估HbA1c对40岁及以上中国成年人新诊断糖尿病的诊断价值，并确定其诊断临界值。

2. 研究假设　HbA1c诊断中国成年人糖尿病具有较高的灵敏度和特异度，并可获得诊断临界值。

三、研究对象

1. 定义　中国成年人。

2. 来源　2012年2月和3月，在参与"中国糖尿病患者癌症风险评估研究"[Risk Evaluation of cAncers in Chinese diabeTic Individuals: a lONgitudinal (REACTION) study] 的中国山东省四个城市社区（一个来自济南市，另三个来自济宁市）的10 028名受试者中选取研究对象。

3. 纳入标准　年龄40~90岁的中国人。

4. 排除标准　既往诊断为糖尿病、癌症、慢性肝病、终末期肾病；既往接受过胃肠道手术、脾切除术或糖皮质激素治疗。

四、待评价诊断方法

HbA1c检测方法：夜间禁食至少10小时后和早晨口服75g葡萄糖耐量试验2小时后采集血样，使用临床自动化分析仪采用葡萄糖氧化酶法进行检测分析。使用自动糖化血红蛋白仪（变体；Bio-Rad，Hercules，CA）在离子交换高效液相色谱上测定HbA1c。

五、金标准

根据1999年WHO的诊断标准，新发糖尿病被定义为空腹血糖水平≥7.0mmol/L和/或餐后2小时血糖水平≥11.1mmol/L。糖尿病前期的特点是空腹血糖受损和糖耐量受损。空腹血糖受损定义为空腹血糖水平为≥6.1mmol/L且<7.0mmol/L，餐后2小时血糖水平<7.8mmol/L。糖耐量受损定义为空腹血糖水平<7.0mmol/L，餐后2小时血糖水平为≥7.8mmol/L且<11.1mmol/L。

六、观察指标

收集的观察指标包括人口特征、生活方式、糖尿病家族史、冠心病或脑卒中病史、人体测量数据（包括身高、体重和血压）。采集血液进行 HbA1c 检测，并进行75g 葡萄糖耐量试验。

七、评价指标

研究评价的结局指标：通过绘制 ROC 曲线，计算 HbA1c 的 ROC 曲线下面积（AUC），以评估 HbA1c 对新诊断的糖尿病的诊断效率。采用约登指数的最大值[（灵敏度 + 特异度）－1] 确定 HbA1c 诊断糖尿病的最佳界值，并计算灵敏度、特异度、阳性预测值和阴性预测值来评估 HbA1c 诊断糖尿病的价值。

八、研究周期

本研究为横断面研究，研究周期主要与受试者的招募和入选有关，为 2012 年2 ~ 3 月，不涉及后续随访工作。

九、样本量估算

文中未提及样本量估算方法。考虑该研究基于一项大规模的 REACTION 研究，选取的研究对象达 1 万例以上，在统计效能方面完全可以满足明确 HbA1c 对40 岁及以上中国成年人新诊断糖尿病的诊断价值及其诊断界值。

十、统计分析方法

通过绘制 ROC 曲线，计算 HbA1c 的 AUC，以评估 HbA1c 对新诊断糖尿病的诊断价值。采用约登指数的最大值确定 HbA1c 诊断糖尿病的最佳界值，并计算相应的灵敏度、特异度、阳性预测值和阴性预测值。

（褚水莲　梁立荣）

参考文献

[1] 彭晓霞，方向华. 循证医学与临床研究. 北京：人民卫生出版社，2019.

[2] 詹思延. 临床流行病学. 2 版. 北京：人民卫生出版社，2015.

[3] LIANG K，SUN Y，LI W J，et al. Diagnostic efficiency of hemoglobin A1c for newly diagnosed diabetes and prediabetes in community-based Chinese adults aged 40 years or older. Diabetes Technol Ther，2014，16（12）：853-857.

[4] BOSSUYT P M，REITSMA J B，BRUNS D E，et al. STARD 2015: an updated list of essential items for reporting diagnostic accuracy studies. Radiology，2015，277（3）：826-832.

[5] 朱一丹，李会娟，武阳丰. 诊断准确性研究报告规范（STARD）2015 介绍与解读. 中国循证医学杂志，2016，16（6）：730-735.

第七章　真实世界研究

　　真实世界研究（real world study，RWS），指在真实的临床、社区或家庭环境下获取多种数据，从而评价某种治疗措施对患者健康真实影响的研究。根据美国食品药品管理局（Food and Drug Administration，FDA）的定义，真实世界数据涵盖广泛，包括除传统临床试验以外的相关医疗数据，如医疗健康记录、医疗保障数据、医疗产品及疾病注册登记等。换言之，真实世界数据是指研究数据来自真实的医疗环境，反映实际诊疗过程和真实条件下的患者健康状况。

　　真实世界研究的数据来源非常广泛，可以是患者在门诊、住院、检查、手术、药房、可穿戴设备及社交媒体等多种渠道产生的海量数据。数据类型可以是研究数据，如基于特定研究目的患者调查、患者注册登记研究（registry study，RS）、电子病历及基于真实医疗条件开展的干预性研究数据；也可是非研究数据，如多种机构（医院、医保部门、民政部门及公共卫生部门）日常监测、记录、储存的各类与健康相关的数据，常见的有医院电子病历、医保支付数据库、公共卫生调查与公共健康监测（如药品不良事件监测）数据库及出生/死亡登记项目数据库等[1]。

‖ 第一节　研究设计要点

一、概述

　　真实世界研究的设计仍然是以具体问题为导向，研究问题的类型不同，选择的研究设计不同（如观察性研究或试验性研究）。同一个研究问题，可选用不同的研究设计，选取时需要根据不同设计的优缺点，及其可能获得的证据是否能充分回答研究问题本身进行判断与合理选择。

二、分类

国内的"中国真实世界数据与研究联盟（ChinaREAL）工作组"梳理了真实世界研究的设计方法[2]（图 1-7-1）。

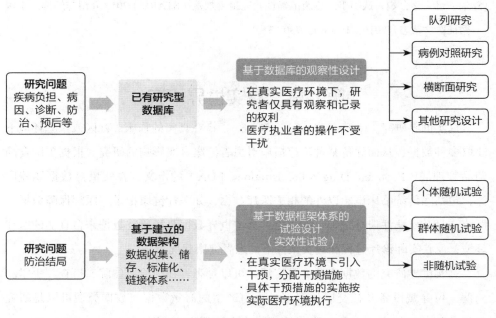

图 1-7-1 真实世界研究的设计方法

真实世界研究并不是一种独立的、新的研究方法，而是包括多种不同类型的研究设计，主要分为观察性真实世界研究和试验性（干预性）真实世界研究。其中，观察性研究是真实世界研究中广泛使用的设计类型，在真实医疗环境下收集相关数据（如患者登记、医院电子病历数据、医保数据和流行病学调查等），建立数据库，并针对具体研究问题，运用观察性研究设计，开展数据分析等。常用的设计来自传统流行病学的观察性研究设计，包括横断面研究、队列研究（前瞻性、回顾性或双向性）、病例对照研究及其衍生设计（如巢式病例对照、病例 - 队列研究）等设计类型。

除观察性研究外，真实世界研究还包括干预性研究，常被称为实效性随机对照试验（pragmatic randomized controlled trials，pRCT）。pRCT 是在真实世界条件下开展干预性研究，常见方式是对临床已使用的不同干预措施进行随机分组，在尽量贴近临床实际的情况下对患者进行干预和随访，并针对患者、临床医生或医疗卫生决策者有重要价值的结局进行评价。

（一）注册登记研究（观察性研究）

注册登记研究是一种可以全面反映真实世界中各类患者的发病、诊治、预后的临床研究方法。国际和区域进行的疾病注册登记研究，对于各国疾病科学防治、循证医学及医疗效果评价具有重要价值。注册登记是一个有序的系统，该系统使用观察性研究的方法收集统一数据（临床的或其他）来评估某种疾病、健康状况或暴露人群的特定结果，该系统服务于一个或多个预定的科学、临床或政策的目的。注册研究可以是前瞻性的、回顾性的或两者相结合，前瞻性注册研究收集将来发生的事件；回顾性注册研究收集已经发生的事件和患者的基线资料；若二者相结合，则在回顾性的基础上继续随访患者，前瞻性地获取将来的资料。注册研究可能用到的设计方法有：队列研究，随访有共同特点的患者，观察其是否发生终点事件；病例对照研究，选择发生事件和没有发生事件但在其他方面有可比性的患者，观察两者在危险因素、治疗方面的差别。

通过与经典 RCT 相比较（表 1-7-1），有助于加深对真实世界研究设计与应用的理解。RCT 是目前公认的治疗性或预防性干预措施效果评价的金标准，设计严谨，需要制定严格的纳入和排除标准，这导致研究对象的代表性不够广泛和全面，使得结论外推到总体受限。另外，RCT 通常需要盲法观察，有时难以实现。如对外科手术治疗效果或对医疗器械进行评价时，多数无法实施盲法。最为重要的是，RCT 是在条件严格控制的情况下，评价标准治疗或某单一干预措施在理想状态下所能达到的最大效果，属于理论疗效，即"效力"，而在临床实际中，患者经常存在多种疾病，同时接受多种治疗措施，最终的疗效是研究的干预措施与其他各种处理因素（如治疗方式、管理、辅助治疗等）综合作用的效果。此外 RCT 还常涉及医学伦理学问题，或因观察时间有限，有时不可避免地出现过多的失访、退出、沾染或干扰影响研究结果。虽然大样本、多中心的 RCT 结果证据较强，但研究费用逐年上升。有文章指出，传统的 RCT 是临床评价干预措施的金标准，但由于其设计复杂、纳入和排除标准严格、操作烦琐、花费巨大，导致研究结论的外在效度不足，普适性差[3]。

随着全球临床 RCT 的发展，实施 RCT 的投入不断增加，但产出与投入不成正比，远远无法满足临床需求；同时，由于经济效益和伦理等原因，使得某些迫切需要解决的问题无法通过 RCT 来解决 [4]。与 RCT 不同，注册登记研究更关注实际疗效或"效果"，对研究对象的排除标准限定相对较少，纳入的人群有较好的代表性，可利用已有的电子病历、医保数据等，实现大样本数据的快速收集，不仅统计效能高，还可对更有广泛临床意义的结局指标进行评价，并且干预措施符合临床实际，容易被研究对象接受，较容易通过伦理审查，成本 - 效益更优。

总之，从设计与应用角度考虑，注册登记研究与 RCT 各有优劣，互为有益补充。RCT 研究证据等级较高，是评价临床干预措施有效性和安全性的基础，但其结果外推性受限，不能涵盖临床所有的实际情况。而注册登记研究来自临床与医疗真实环境，数据来源广泛，样本量巨大，可以作为 RCT 的重要延续和补充，用于决定某种或多种干预、预防或管理等措施在临床实践中的真实效益、风险等，使 RCT 后的临床研究结论回归真实世界。

表 1-7-1 注册登记研究与随机对照试验（RCT）的比较

项目	注册登记研究	RCT
研究目的	可以多个	单个
研究类型	观察性研究	试验性研究
伦理学要求	较低	较高
研究时限	长	短
纳入与排除标准	限制少	限制多
研究人群同质性	低	高
对照组	可无	有
样本量	较大	需要严格估算，小于注册登记研究
内部效度	较差	较好
外部效度	较好	较差
偏倚	较大	较小
混杂	较多	较少
评价结果	效果	效力

（二）试验性研究

实效性随机对照试验（pRCT），又称为实用性 RCT，是在真实世界条件下开展的干预性研究，常见方式是对临床已使用的不同干预措施进行随机分组，在尽量贴近临床实际情况下对患者进行干预和随访，并评价对患者、临床医生或医疗卫生决策者有重要价值的结局。在 pRCT 的设计中，尽管使用了随机化方法，但患者在研究中所处的环境、干预措施实施和随访过程、数据和结局的收集方式等都是在尽可能贴近真实的条件下进行，因此，仍然属于真实世界研究。与传统 RCT 相比，pRCT 的典型特征在于：在临床医疗实际环境条件下，将相关医疗干预措施用于具有代表性的患者群体，采用对利益相关者（如临床医生、患者、医疗决策者、医疗保险机构等）有重要意义的结局指标（如心肌梗死、生存质量、死亡、成本等）进行评估，研究结果紧密贴近临床医疗实际，可更好地为医疗决策提供科学依据，帮助利益相关者在现有不同的干预措施中作出最佳选择。

在临床研究中，常说的 RCT 为解释性 RCT，是在理想条件下精确定义干预措施、严格筛选受试者的临床试验，用于确证干预的生物学效应。传统 RCT 无疑是探讨干预的"绝对"有效性及其作用机制的最佳设计，它通过严格控制混杂等偏倚，评估干预措施在理想环境下的效果。传统 RCT 常用于新药和新器械上市前的疗效与安全性评价。而 pRCT 旨在评价干预措施在日常临床设置中的疗效，从而使研究结果的普适性最大化。因此，pRCT 研究结果是评价上市后药物或器械实际疗效和安全性的最佳设计[5]。两者在具体设计与实施上存在重要区别[4]（表 1-7-2）。

表 1-7-2　实效性随机对照试验（RCT）与解释性 RCT 的比较

项目	实效性 RCT	解释性 RCT
研究目的	干预措施在真实环境下的结果	干预措施在理想环境下是否有效
用途	常用于药物或器械上市后实际效果和安全性评价、非药物复杂干预的临床评价，为医疗卫生决策提供依据	常用于药物或器械上市前管理决策
研究环境	可在不同等级的医疗机构开展研究	一般在高等级医疗机构开展，医疗技术使用统一
研究对象	真实世界患者(异质性相对较大、限制相对少)，纳入标准宽泛，排除标准较少，通常不以患者的预期风险、合并症和依从性等排除研究对象	同质患者(相对高度选择)，纳入和排除标准比较严格

续表

项目	实效性 RCT	解释性 RCT
样本量	样本量通常较大	样本量相对较小
干预措施	相对灵活可变(可调整方案),更符合日常医疗实际	严格规定(固定方案)
对照	一般阳性对照,往往选用常规或公认最佳的治疗方案	主要为安慰剂对照,以确定干预措施的"绝对"有效性和安全性
结局变量	通常选择具有重要临床意义的远期结局,如心血管事件、再次入院等,一般为多重结局指标	受限于临床研究的周期,一般多选择近期结局,且结局指标比较单一
随访时间	随访时间较长	随访时间较短
偏倚控制及设盲	临床相关人员不设盲,科研人员设盲	严格的设盲标准,一般均对研究者和受试对象设盲
研究结果真实性	外部真实性较好	内部真实性较好

三、数据来源

来自真实的医疗环境,反映实际诊疗过程和真实条件下的患者健康状况,可以从现存数据库获得,如电子病历数据库(electronic medical records,EMR)、自动上报系统数据库、疾病监测数据库、健康调查数据库、医保理赔数据,或来源于前瞻性数据库,如注册登记数据库,或其他来源,如可穿戴设备及社交媒体等。根据数据的来源,真实世界研究的数据可以是原始研究的一手数据资料,也可以是各种数据库的二手数据。

(一)一手数据构建研究型数据库

一手数据是为了回答某个问题或研究假设,从研究对象处直接收集信息。由于是原始研究,研究者在研究开始前就可以对方案进行设计、论证、修改,保证研究的科学性。在研究设计阶段,研究者可以尽可能收集与疾病或预后有关的因素,按照需要解决的问题确定随访时间和随访的间隔,在随访时既收集短期临床结局指标,又收集长期临床结局指标,研究收集的这些的数据信息就构成了研究型数据库。

（二）二手数据

二手数据来源广泛，主要是既有健康医疗数据，如 EMR、医保数据库、医疗保险数据、健康体检数据、死亡登记等。这些数据有两个特点：①数据的产生通常是基于医疗管理和决策目的，而非特定研究目的；②这些数据在研究开始前已经存在，研究假设的验证基于既有数据。目前来自医疗机构的既有数据，基于管理目的收集的初始数据，如医院信息系统、实验室信息系统、医保数据等，通过信息技术对原始数据进行采集、链接、整合，甚至建立变量字典进行数据标准化，形成集成数据。但这些集成数据同样也不是基于一定的研究目的形成的，通常不能直接用于开展研究。因此这些二手数据的质量及由此得到的研究结果的可靠程度要低于一手数据。要使用这些数据用于研究首先需基于一定的研究目的，通过数据提取及清理等数据治理过程，将基于管理目的收集的数据转化为适用于临床研究的数据，这一过程即构建研究型数据库。

使用二手数据有许多优点：①研究成本低，不需要再重新收集资料；②可以将多个数据库合并加大样本量，提高把握度（power）；③数据记录时间长时可以进行趋势分析；④能够在短期内完成数据分析，获得结果；⑤基本不涉及伦理问题。但是，使用二手数据开展研究可能存在下列局限性：①数据中可能会缺乏研究者感兴趣的数据，或数据不全，由此可能导致在数据分析时有大量的缺失值存在，无法对数据进行全面分析；②可能存在数据收集的偏倚；③获得二手数据往往需要数据所属者或管理者的同意。

二手数据大多属于既有健康医疗数据，包括医保数据、单一医疗机构 EMR、出生/死亡登记数据、区域化医疗数据及其他链接数据等。区域化医疗数据是整合区域内多源医疗数据，包括多家医疗机构 EMR、医保数据及公共卫生监测数据等所形成的医疗健康数据库。部分数据库除整合区域内医疗信息，还链接其他数据来源，如英国 CALIBER 数据库，还链接国家急性冠状动脉综合征登记数据库、国家统计局死亡登记数据等。不同类型的既有健康医疗数据覆盖的人群和涵盖的变量差异较大，以我国最常见的既有健康医疗数据，即医保数据、单一医疗机构 EMR 及区域化医疗数据为例，比较不同既有健康医疗数据的特征及差异[5]，见表 1-7-3 和表 1-7-4。

表 1-7-3 医保数据、单一医疗机构电子病历数据和区域化医疗数据的特征

条目	医保数据	单一医疗机构电子病历数据	区域化医疗数据
数据产生	参保人员医保报销管理工作记录	单一医疗机构对门诊、住院患者临床诊疗和指导干预的医疗服务记录	整合区域内多源医疗数据,包括多家医疗机构电子病历,甚至链接医保及公共卫生数据等
覆盖人群	医保患者	单一医疗机构就诊患者	在该区域医疗机构内就诊的患者,还可能覆盖医保患者
用药信息	涵盖较为详细的处方信息	涵盖单一医疗机构所有用药信息	涵盖该区域内医疗机构所有用药信息;部分数据库还涵盖该区域参保人员详细的处方信息
检验、检测信息	不涵盖检验及检查结果	涵盖单一医疗机构内检验及检查结果	涵盖该区域内医疗机构检验及检查结果
诊断信息	包括诊断信息,但完整性及准确性受限	患者在该医疗机构就诊的门诊及住院诊断信息	患者在该区域医疗机构就诊的所有门诊及住院诊断信息
其他诊疗信息	较详细的医疗费用信息;无个人史、预防接种史、症状、体征及诊疗过程等详细信息	有个人史、既往史、手术记录等信息,涵盖患者在该医疗机构的疾病诊疗过程及转归信息	有个人史、既往史、手术记录等信息,涵盖患者在该区域医疗机构内就诊的疾病诊疗过程及转归信息
时长	覆盖患者参保期间医疗信息,通常覆盖时间较长	仅包含患者在该医疗机构就诊信息,通常覆盖时间短	覆盖患者在该区域内就诊或参保期间的医疗信息,通常覆盖时间较长

表 1-7-4 不同既有健康医疗数据的质量、可解决的研究问题和研究局限

数据类型	数据质量		可解决的研究问题及局限性	
	优势	局限	通常可解决的研究问题	研究局限
医保数据	人群代表性好;医疗费用信息较详细;覆盖时间较长	缺乏患者症状、体征信息;缺乏预防接种史等既往史信息;缺乏检验、检查结果;缺乏诊疗过程信息;诊断信息的完整性及准确性受限	了解疾病负担;了解现有诊疗模式及诊疗费用;评价治疗结局;经济学评价	缺乏个人史、检验、检查、诊疗过程等信息,在评价治疗结局问题上,因果推论受限

数据类型	数据质量		可解决的研究问题及局限性	
	优势	局限	通常可解决的研究问题	研究局限
单一医疗机构电子病历数据	详细的院内诊疗信息,包括症状、体征、检查、检验、诊断、用药、诊疗过程及院内疾病转归信息;可获得个人史信息	人群代表性受限;预防接种史信息不全;缺乏外院诊疗信息;部分信息半结构化、非结构化储存;覆盖时间短	描述疾病特征及诊疗模式;评价疾病诊断方法;评价院内短期用药的短期结局;评估短期疾病预后	人群代表性受限,在描述疾病特征、诊疗模式问题上结果外推性受限;缺乏长期随访信息,无法探索长期治疗及结局相关问题;存在患者缺乏暴露及结局资料,在评价治疗结局及疾病预后问题上,对暴露及结局的定义会导致错分偏倚
区域化医疗数据	覆盖患者该区域内就诊的详细诊疗信息;可获得个人史、预防接种史信息;覆盖时间较长	链接的比例及准确性可能存疑;医疗机构间诊疗水平、数据质量存在差异;可能存在矛盾数据;部分信息半结构化、非结构化储存	探索疾病病因;了解疾病负担;描述疾病特征及诊疗模式;评价疾病诊断方法;评价治疗结局;评估疾病预后及预测	缺失数据、矛盾数据可能较多,影响研究结果的准确性

四、设计要点

观察性真实世界研究即注册登记研究可用于实现以下研究目的:①描述疾病自然史和转归。基于大样本病例登记的注册研究可以观察人群从暴露于某种因素以后,疾病的发生、发展,直至结局的全过程。②确定临床干预措施的实际效益。RCT 研究的是一个定义明确的同质人群,样本量较小,因此结果的外推性有限。而注册登记研究纳入的是真实世界中患病的人群,观察时间更长,结果可以填补 RCT 疗效评价的空白。此外,注册登记研究可以同时收集成本数据和效益数据,建立成本效益模型,开展临床经济学评价。③监控安全性。为了评估临床干预措施的安全性而建立的注册研究可以充当安全性的主动监测系统。

在研究目的确定之后,需要明确研究问题,关注的临床问题将直接指导登记的设计,包括目标人群的界定、暴露和结局的选择。并且根据研究目的和研究问题选择适合的研究设计类型。可采用传统的队列研究、病例对照研究、巢式病例对照研究和队列研究分析方法，还可采用适应性设计（adaptive design），在长期研究中根据临床实际适当调整方案，使实施更加灵活。

明确研究问题和研究设计类型后，需要基于 PICOTS 模型明确各要素，特别是其中的四个关键要素即 P（人群）、I（干预）、C（对照）、O（结局）。首先，明确目标人群、研究疾病的诊断标准、研究对象的纳入和排除标准，注册登记的人群应尽可能接近目标人群的特征。根据研究需要，可以是目标人群中全部或几乎所有的对象，也可以是其中的一个样本（由抽样获得的人群，可代表目标人群特征）。其次，确定干预措施并设置合理的对照。对干预措施没有明确的限定，强调真实的治疗。确定是否需要对照组，以描述性研究为目的可不设置对照组，但在分析性研究中，如需要评估不同选择之间是否存在差异，差异大小或各组之间的关联强度时，对照组的设置就很重要。根据研究目的可设置内部对照、外部对照或历史对照。设置对照组可能会造成操作难度、时间、资本等大幅度增加。最后，确定结局指标，要选择临床上有意义并且与患者及医疗决策相关的临床结局。

明确研究的四要素后，还需要确定数据来源，选择最有效率和最可靠的数据收集方法。最后，确定随访时间及样本量。在设计阶段，真实世界研究的样本量、随访时间和所需的条件由研究目的、所获取数据的期望精确程度及需要验证的假设所决定，根据研究目的，由研究者确定的最主要的结局指标（包括效应值及精确度）进行估算，但以描述为目的或对医疗服务进行质量评价的研究可以根据研究成本、研究的可操作性等因素进行估算。设计完成时要对此项研究的偏倚进行评价并量化，了解偏倚的产生可能对研究结果的影响，从而对研究结果的可信度进行评估。

五、偏倚及控制

观察性真实世界研究存在一些常见的偏倚，如错分偏倚（misclassification bias），属于信息偏倚的一种，包括暴露错分偏倚和结局错分偏倚。由于暴露信息一般通过医院 EMR、医保数据等电子数据库识别提取，信息可及性、信息错误等原因都可能造成暴露因素的错分。而不同 EMR 系统，对疾病诊断和诊断编码的完整性和准确性存在差异，容易发生结局错分。因此，在研究设计阶段需要对暴露和结局因素有严格、客观的定义，力求指标定量化。对于结局，可采用联合识别方式，对疾病诊断除采用 ICD 编码，还可结合多种检查指标联合判别，也可采用敏感性分析。

此外，在真实医疗环境下，患者是否暴露于干预措施或暴露于何种干预不是通过随机分配决定的。治疗策略的选择首先取决于医生对特定结局的风险判断，从而导致指示偏倚（indication bias），其属于混杂偏倚的一种。因此，在研究设计阶段应重视收集额外协变量信息，对潜在影响结局的变量进行充分测量，或在研究分析阶段通过分层、倾向性评分和敏感性分析来处理混杂偏倚。事实上，流行病学研究中常见的偏倚及控制措施广泛适用于真实世界研究。研究者需要根据研究目的和研究设计类型进行判断，并预先制定相应的控制措施。

▍第二节　基于 PICOTS 模型的方案设计框架

本节主要介绍观察性真实世界研究即注册登记研究的方案设计框架。

一、研究现场与对象

基于数据库开展注册登记研究应清晰地描述目标人群、数据库覆盖人群与研究人群之间的关系。基于数据库开展的研究，一般情况下无法根据公认的诊断标准对患者进行逐一筛选，常根据疾病诊断编码来定义研究对象。但有的病例资料中出现的诊断编码可能是初步诊断，而不是最终的明确诊断。因此，基于数据库筛选研究对象，需要明确该病例是否符合目标疾病诊断，判断依据除了诊断编码（如 ICD 编码）外，还需要依据数据库中多个关键变量共同定义目标疾病患者，基于金标准检查结果、患者其他就诊情况、药品处方等多种信息进行综合分析，以提高研究对象筛选的准确度。

如果开展队列研究设计的注册登记研究，为了确保受试者随访的完整性，可考虑主要入选本地常住居民或在足够长的时间内持续有医疗保险或就医行为记录的人群。这是由于外地患者可能存在失访比例过高的问题，不仅会影响研究结果的真实性，还可能导致研究无法按计划完成。

二、暴露测量与分组

对于注册登记研究，在定义暴露时避免错分偏倚是至关重要的。因此，研究者需要参考数据库已有变量来建立暴露定义的算法，并对算法的准确性进行验证。以比较不同干预措施（服用某种药物）的治疗效果为例。

首先，定义是否服用研究药物。真实世界研究的数据库中，同一种药物的药品名称或药物编码有多种，因此需要将数据库中以不同形式呈现的药物均给予统一的编码。还需要注意分析数据库中的药物是否可以覆盖患者可能暴露的所有药物，考虑不同医院来源的患者是否会通过其他渠道获得研究药物。其次，定义药物暴露时间。药物暴露时间是从第一次处方开具药物开始到停止使用药物为止的时间。可以采用多个变量共同定义，例如：通过处方开具的药片数量和每日服用的片剂数量等计算获得药物总体暴露时间。接下来，要评估是否存在停药行为，如果两次开具处方的时间跨度大于单次处方药物总剂量可以满足的时间，则定义为存在停药行为。必要时，还需要根据数据库中的信息，如药物剂型、剂量、使用方式等变量计算药物累积暴露剂量。

但是，基于已有数据库开展观察性研究无法避免暴露信息的缺失，无论是左删失（干预开始前用药信息的缺失）还是右删失（干预开始后用药信息的缺失），都可能影响药物暴露的定义，从而导致错分偏倚。因此可以设计不同算法来定义暴露，并针对不同的暴露分类进行敏感性分析。

三、随访与研究周期

设计注册登记研究，合理定义随访起始时间至关重要。真实世界研究中，可能存在两种情况：①在满足纳入标准的唯一时点时开始随访，如患者首次接受治疗的时间点，这种情况相对简单；②很多情况下，研究对象可能有多个时间点均满足纳入标准。那么可以针对满足研究对象纳入和排除标准的时间作为基线，随机取一个时间，将其定义为随访开始时间。

四、结局指标

一般情况下，真实世界研究数据中关于结局的判断不是通过盲法评价等方法来完成的，因此无法保证所有结局判断的准确性。在开展注册登记研究时，建议尽量选择客观存在的终点指标，如院内或基于死亡登记数据库确认的死亡率、手术治愈率、严重不良反应发生率等。同时应关注临床结局随访时间设计的合理性，原则上，临床结局的发生时间与干预实施之间应有足够长的时间间隔（与疾病自然进程相比较），如果在干预实施后的很短时间内即出现结局，此结局可能与干预无关，如果未加以区分，可能引入新的偏倚。

五、样本量估算

注册登记研究的样本量计算需要根据不同的设计类型，选取相应的计算公式进行计算。

六、统计分析方法

注册登记研究的统计分析方法同样分为统计描述和统计推断两部分。根据研究目的和设计类型，可以按照暴露分组 / 结局分组进行基线特征描述，比较组间特征，以反映组间人群的可比性。

统计推断是为了检验暴露与结局间的关联关系，需根据结局指标的数据类型选择相应的统计分析方法。由于暴露组和对照组的基线特征不均衡，常存在混杂偏倚，因此控制混杂因素的方法被越来越多地应用于注册登记的统计分析中，如倾向性评分、工具变量等。其中，倾向性评分分析方法是最常用的方法之一。

倾向性评分（propensity score，PS）是指在一定协变量条件下（研究对象的所有观察特征），一个研究对象接受某种暴露 / 处理因素的可能性，它是一个从 0 到 1 的范围内连续分布的概率值。其基本原理是将多个混杂因素的影响用一个综合的倾向性评分来表示，从而降低了协变量的维度，减少了自变量的个数，可以有效解决分层分析和多因素调整分析中自变量个数太多的问题。如何进行倾向性评分呢？第一步，计算每个研究对象的倾向性评分。倾向性评分的估计以暴露 / 处理因素作为因变量（Y）（0 或 1），其他混杂因素为自变量（X），假设在注册登记研究中需要控制的协变量（X）包括人口学（年龄、性别、种族）、疾病诊断（确诊、疑似）、疾病亚型、严重程度、发病时间、曾经的治疗时间及效果、合并用药、用药剂量及用药时间等。通过建立一个 Logistic 回归模型来估计每个研究对象接受暴露 / 处理因素的可能性（倾向性评分）。倾向性评分越接近于 1，说明研究对象接受某种暴露 / 处理因素的可能性更高；越接近于 0，说明研究对象不接受某种暴露 / 处理因素的可能性越大。而在观察性研究中，通过倾向性评分的方式调整组间个体差异，除暴露 / 处理因素和结局变量分布不同外，可以认为其他混杂因素都均衡可比，相当于进行了"事后随机化"，使得研究的数据达到了近似随机分配的效果。

目前应用倾向性评分来控制混杂因素的方法有 4 种，包括匹配、分层、校正及加权等不同方式。

1. 倾向性评分匹配法 匹配法常出现在病例对照研究中，即按照某些因素或特征，将病例组和对照组的研究对象进行匹配，来保证两组研究对象具有可比性，从而排除匹配因素的干扰。倾向性评分匹配就是用一个综合的、可以反映多个混杂因素的倾向性评分作为匹配因素，从而达到同时控制多个混杂因素的目的。计算方法：首先计算每个研究对象的倾向性评分，然后从小到大进行排序，针对每个暴露 /

处理组的研究对象，从对照组中选取与其倾向性评分最为接近的所有个体，并从中随机抽取 1 个或 N 个研究对象作为匹配对象。直到所有的研究对象匹配完毕，未匹配的研究对象则从总体样本中排除。匹配的比例最常见为 1∶1，需要根据两组的人数选择合适的匹配比例，一般不要超过 1∶4 匹配。常见的匹配方法有最邻近匹配、卡钳匹配、全局最优匹配等。

2. 倾向性评分分层法 传统的分层分析是利用原始的混杂因素来进行分层，当有 K 个混杂因素（0/1），则需要将样本一共分为 2^K 层，因此混杂因素较多时，就可能出现层过多，而有些层面没有满足条件的研究对象。倾向性评分分层法则是利用 K 个混杂因素计算倾向性评分分值，仅用该评分一个变量进行分层，避免了过多层的问题。计算方法：首先计算每个研究对象的倾向性评分，然后根据倾向性评分的大小，将研究对象分为 5～10 层，在每一层研究对象的混杂因素达到平衡的状态下，分析暴露 / 处理因素与结局变量之间的关系。

3. 倾向性评分校正法 是将倾向性评分与传统的回归分析相结合的一种方法。该方法是可以将多个混杂因素用一个综合倾向性评分来表示，从而减少了自变量的个数。计算方法：首先计算每个研究对象的倾向性评分，然后将倾向性评分作为一个协变量，与暴露 / 处理因素同时纳入回归模型，以此来控制混杂因素，分析暴露 / 处理因素与结局变量之间的关系。

4. 倾向性评分加权法 其原理与标准化法的原理类似。标准化法的原理是制定一个统一的"标准人口"，按照"标准人口"中混杂因素的构成进行加权，从而消除两组间混杂因素分布不均对结局变量的影响。根据选择的标准化人群的不同，倾向性评分加权法常见的方法有逆概率加权法（inverse probability of treatment weighting，IPTW）和标准化死亡比加权法（standardized mortality ratio weighting，SMRW）。IPTW 是以所有研究对象为标准人群进行调整，暴露 / 处理组的研究对象的权重为 $Wt=Pt/PS$，对照组的研究对象的权重为 $Wc=(1-Pt)/(1-PS)$（其中 Pt 为整个人群中接受暴露 / 处理因素的比例，PS 为每个研究对象的倾向性评分）。SMRW 法是以处理组研究对象为标准人群进行调整，暴露 / 处理组的研究对象的权重为 $Wt=1$，对照组的研究对象的权重为 $Wc=[PS(1-Pt)]/[(1-PS)Pt]$。通过以上方法计算每个研究对象的权重后，利用加权回归的方法估计暴露 / 处理因素与结局变量的关系。

七、小结

真实世界研究并不是一种新的研究方法，而是一种理念，区别于其他研究的本质在于获取数据的环境来源于医疗机构、家庭和社区，而非存在诸多严格限制的科研场所。真实世界研究包括多种不同类型的研究设计，不同研究设计类型的选择取决于拟解决的研究问题的类型，如干预措施的疗效评价一般选用 pRCT；进行预后评价要选择高质量的队列研究；开展诊断方法或技术评价则要进行高质量的横断面研究，其中需要注意的是证据等级不完全取决于研究方法，最佳证据不宜绝对化，而在证据等级的比较中，pRCT 和 RCT 证据处于平等地位，两者相互补充。

▍ 第三节　研究实例与应用

以一项于 2011 年发表在 *JAMA* 的注册登记研究为例[6]，从研究设计的角度围绕 PICOTS 模型对其进行拆解，以促进研究者对观察性真实世界研究设计要素的理解与应用。

一、研究背景

体外膜肺氧合（extracorporeal membrane oxygenation，ECMO）技术能够支持严重急性呼吸窘迫综合征（acute respiratory distress syndrome，ARDS）患者进行气体交换，但其作用仍存在争议。在 2009 年甲型 H1N1 流感大流行期间，ECMO 曾用于治疗 ARDS 患者。在澳大利亚和新西兰的病例中，超过 70% ARDS 患者接受 ECMO 治疗，并且存活，但由于混杂因素影响了病例的选择和对患者预后的科学评估。

二、研究问题

在 2009 年甲型 H1N1 流感大流行期间，ECMO 治疗 ARDS 患者真实的治疗效果尚不清楚。

三、研究目的与研究假设

研究目的：与未接受 ECOM 治疗比较，明确 ECOM 治疗对 H1N1 感染所致的 ARDS 患者的疗效。

研究假设：甲型 H1N1 感染所致的 ARDS 患者接受 ECMO 治疗后住院病死率低于未接受 ECMO 治疗的患者。

四、数据来源与研究人群

使用 SwiFT 研究作为接受和未接受 ECMO 治疗患者的主要数据源，以来自英国 H1N1 ECMO 注册登记数据库中接受 ECMO 治疗的患者数据作为补充数据。SwiFT 项目（Swine Flu Triage study）是英国政府为了监测 H1N1 流感大流行的影响而设立的。SwiFT 研究收集了来自 192 家医院的疑似和确诊 H1N1 患者并且包括接受和未接受 ECMO 治疗的患者资料，英国 H1N1 ECMO 登记汇总了大流行期间接受 ECMO 治疗的所有 H1N1 患者的数据。这些数据包括患者的人口学和生理学数据，以及 ECMO 治疗和预后信息。

五、暴露测量与分组

本研究的暴露因素为接受 ECMO 治疗，并据此将研究对象分为接受 ECMO 治疗组（ECMO 组）和未接受 ECMO 治疗组（非 ECMO 组）。接受 ECMO 治疗的患者定义为在 2009 年 7 月 14 日—2010 年 2 月 19 日期间被转诊、接受并转移到英国 4 个 ECMO 中心之一的疑似或确诊 H1N1 相关的 ARDS 成年人。未接受 ECMO 治疗的患者定义为没有被转诊、接受或转移到 4 个 ECMO 中心的任何一个的疑似或确诊 H1N1 相关的 ARDS 成年人。

六、结局指标

1. 疗效评价指标 住院病死率。

2. 安全性评价指标 主要为 ECMO 相关的不良事件，包括颅内出血、剖宫产伤口血肿、致命性肺出血、插管部位血肿、自发性腹腔内出血、轻微上呼吸道出血、胃肠道出血等。

七、随访与研究周期

SwiFT 研究数据收集开始于 2009 年 9 月 3 日，截止于 2010 年 1 月 31 日。

八、统计分析方法

可能影响结局的指标，包括连续机械通气的天数、吸氧分数、氧分压与吸氧分数的比值、序贯器官衰竭评估分数、年龄、妊娠状态、BMI、H1N1 诊断（确诊或疑似）、是否用过一氧化氮吸入、高频振荡、是否辅助心血管支持、辅助肾功能支持、抗病毒治疗等。这些指标在接受 ECMO 治疗组和未接受 ECMO 治疗组的分布是不均衡的。因此该研究采用三种不同匹配方法：个体匹配、PS 匹配、Gen Match 匹配，为 ECMO 组中的每例患者在非 ECMO 组中寻找一个合适的匹配，来构建一个组间均衡的新的分析数据集。以连续机械通气天数、氧分压与吸氧分数的比值和年龄为例，展示匹配前后指标的比较结果，见表 1-7-5。

表 1-7-5 个体匹配、PS 匹配、Gen Match 匹配三种方法使用前后的基线资料比较

参数	ECMO 治疗组	非 ECMO 治疗组	统计量	P 值
连续机械通气天数 / 天				
匹配前	4.4(3.7)	3.2(4.1)	0.3	<0.001
PS 匹配	4.4(3.7)	4.3(3.9)	0.1	0.97
Gen Match 匹配	4.4(3.7)	4.2(4.2)	0.1	0.79
个体匹配	3.2(2.7)	3.1(2.9)	0.1	0.47
氧分压 / 吸氧分数（mmHg）				
匹配前	54.9(14.3)	68.4(16.9)	0.4	<0.001
PS 匹配	54.9(14.3)	54.9(13.9)	0.1	0.44
Gen Match 匹配	54.9(14.3)	55.2(11.5)	0.1	0.42
个体匹配	53.2(14.3)	53.0(11.6)	0.1	0.57
年龄 / 岁				
匹配前	36.5(11.4)	42.8(13.4)	0.2	<0.001
PS 匹配	36.5(11.4)	38.5(13.0)	0.1	0.40
Gen Match 匹配	36.5(11.4)	37.1(12.5)	0.1	0.64
个体匹配	38.6(11.1)	37.6(11.2)	0.1	0.84

注：数据表示方式为均数（标准差）。

（一）结果

1 756 例患者中，80 例患者接受了 ECOM 治疗，1 676 例患者未接受 ECOM 治疗，经过筛选有 195 例未接受 ECMO 治疗的患者可用于对照。因此，在 1 756 例患者中，通过个体匹配方法确定了 59 对接受 ECMO 治疗和未接受 ECMO 治疗的患者，通过 PS 匹配和 Gen Match 匹配方法确定了 75 对接受 ECMO 治疗和未接受 ECMO 治疗的患者。使用个体匹配的结果中，ECMO 治疗的住院病死率为 23.7%，而未接受 ECMO 治疗的住院病死率为 52.5%[相对风险（RR）0.45（95%CI 0.26 ~ 0.79），

P=0.006]；使用 PS 匹配的接受 ECMO 治疗与未接受 ECMO 治疗的住院病死率分别为 24.0% 和 46.7%[RR 0.51（95%CI 0.31～0.8），*P*=0.008]；使用 Gen Match 匹配的接受 ECMO 治疗与未接受 ECMO 治疗的住院病死率分别为 24.0%、50.7%[RR 0.47（95%CI 0.31～0.72），*P*=0.001]。为了评价匹配因素的选择是否影响结果，该研究进行了敏感性分析，分别从匹配因素中剔除：①吸氧分数 <1.0；②转运至 ECMO 治疗中心但未采用 ECMO 支持治疗的患者；③疑似 H1N1 患者；④同时剔除上述 3 个因素重新进行分析。敏感性分析结果表明，减少一些匹配因素，结果是一致的。见图 1-7-2。

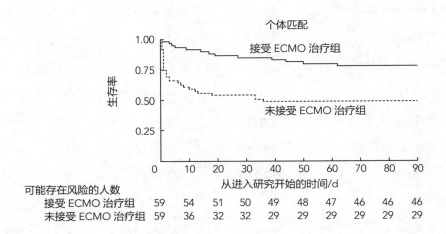

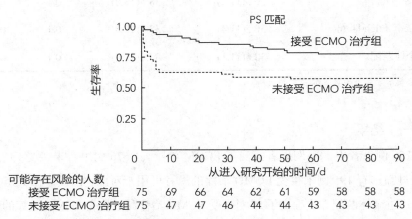

图 1-7-2　接受 ECMO 治疗患者与匹配的未接受 ECMO 治疗患者的生存分析

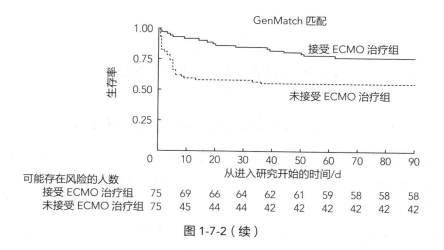

图 1-7-2（续）

（二）结论

ECMO 治疗能够降低 H1N1 相关的 ARDS 患者的住院病死率。

（左颖婷 梁立荣）

参考文献

[1] 孙鑫, 谭婧, 唐立, 等. 重新认识真实世界研究. 中国循证医学杂志, 2017, 17(2): 126-130.

[2] 孙鑫, 谭婧, 王雯, 等. 建立真实世界数据与研究技术规范, 促进中国真实世界证据的生产与使用. 中国循证医学杂志, 2019, 7(19):755-762.

[3] SHERMAN R E, ANDERSON S A, DAL PAN G J, et al. Real-world evidence—What is it and what can it tell us? N Eng J Med, 2016, 375(23): 2293-2297.

[4] 梁立荣. 真实世界研究的是与非. 中华结核和呼吸杂志, 2018, 41(5): 4.

[5] 王雯, 高培, 吴晶, 等. 构建基于既有健康医疗数据的研究型数据库技术规范. 中国循证医学杂志, 2019, 7(19): 763-770.

[6] NOAH M A, PEEK G J, FINNEY S J, et al. Referral to an extracorporeal membrane oxygenation center and mortality among patients with severe 2009 influenza A(H1N1). JAMA, 2011, 306(15): 1659-1668.

第二篇
样本量估算及工具实现

第一章　估算样本量需考虑的因素

　　临床研究所需的样本量由多个因素共同决定，进行估算时需要给定相应的参数。明确研究目的与设计类型是选择样本量计算方法的前提，本书前面章节已经详细介绍了常用的临床研究设计类型，不同研究设计类型要实现的研究目的不同，其样本量计算方法也不尽相同。横断面研究主要是为了估计某指标的率或均值，并保证估计值能达到一定的精度，因此样本量的计算应从单个率/均数的置信区间入手；病例对照研究、队列研究及临床试验都是为了探究某因素与结局之间是否存在关联，样本量要能够检验出比较组间结局指标的预期差异。

　　此外，估算样本量所需参数与研究评价指标的数据类型有关。例如：对于两独立样本的组间比较，如果比较的指标是连续资料，需要考虑两组的均值、标准差及无效假设设定的预期差值；如果比较的指标是分类资料，则需要考虑两组的率及无效假设设定的两组率差；如果比较的是生存资料，还需要考虑更多的因素，如受试者的招募时间、随访时间、预期中位生存时间等。当个体间的观察指标不独立时（如重复测量资料），还要进一步考虑观察指标之间的相关性。下面将具体介绍样本量估算需要考虑的因素。

一、研究假设

　　将研究问题转化为更适于检验的形式就是研究假设，即研究者希望验证的假说。研究假设明确了受试者、暴露因素及主要结局，需要在研究设计阶段就确定。研究假设对应研究目的，是样本量计算的主要依据。在统计分析时，需要把研究假设转化为统计学中的无效假设（null hypothesis）和备择假设（alternative hypothesis），以进行假设检验。

　　假设检验是为了判断观察到的组间差异是由于偶然性造成的还是真实存在的。无效假设也被称为零假设，是进行假设检验的基准。通常无效假设是指比较组间结局指标的总体分布没有差异，除非能通过数据证明差异的存在，否则只能接受无效假设。如果在组间观察到了差异，在无效假设成立的前提下，首先会认为这些差异来自随机误差，也就是用偶然性来解释；当数据明显不支持无效假设时，说明差异无法用随机误差来解释，则接受备择假设，认为两组间有差异。

在临床研究中，无效假设通常是研究者想要推翻的假设，而备择假设是研究者想要证明的结论，两者相互对立。例如：一项研究比较 A 药和 B 药治疗高血压的效果，采用 RCT 设计，根据研究目的的不同，备择假设可以为：①两组的主要结局指标不相等（差异性检验）；②对照组的结局指标和试验组相差不超过特定界值（非劣效性检验）；③两组结局指标之差不超过特定范围（等效性检验）；④试验组与对照组的结局指标之差大于特定界值（优效性检验）。

为更好地说明这四种假设检验的特点，表 2-1-1 以均值为例，假设 T 表示试验组，C 表示对照组，展示了每种检验类型的无效假设和备择假设。

表 2-1-1　临床试验中常见的假设检验类型 [1]

检验类型	无效假设	备择假设
差异性检验	$H_0: u_T - u_C = 0$	$H_1: u_T - u_C \neq 0$
非劣效性检验	$H_0: u_T - u_C \leqslant -\delta$	$H_1: u_T - u_C > -\delta$
等效性检验	$H_0: |u_T - u_C| \geqslant \delta$	$H_1: |u_T - u_C| < \delta$
优效性检验	$H_0: u_T - u_C \leqslant \delta$	$H_1: u_T - u_C > \delta$

注：u_T 和 u_C 分别表示试验组和对照组的总体均值，δ 表示非劣效性界值。

二、单侧假设与双侧假设

假设检验分为单侧和双侧。如果备择假设明确规定了关联方向（A 药疗效优于 B 药），即为单侧假设；如果备择假设不确定关联方向（如 A 药和 B 药疗效不同，可能是 A 药更好或 B 药更好），则是双侧假设。选择单侧还是双侧检验取决于专业知识与研究目的，如果可以判断一组的总体参数不可能低于（或高于）另一组，可以使用单侧假设。例如：根据专业知识，可以判定某药物疗效不可能低于安慰剂，研究目的是检验该药的疗效是否优于安慰剂，就可以使用单侧的优效性检验。但是有时研究结果可能与预想的不同，甚至关联方向可能与设想的相反，因此要谨慎使用单侧检验，比较稳妥的方法是尽量采用双侧检验。因为在同样的检验水准下，双侧检验更为严格，需要更大的样本量。

临床试验中采用单侧还是双侧检验主要基于假设检验类型，常见的差异性检验都是基于双侧检验，非劣效性检验和优效性检验则是基于单侧检验，而等效性检验是基于双单侧检验（two one-side tests）。

无论是单侧检验还是双侧检验，都应当在研究设计阶段规定好，不能为了追求阳性结果在数据分析时随意更改。

三、Ⅰ类错误、Ⅱ类错误和把握度

在假设检验中，根据样本对真实总体进行推论可能会发生错误，无论是接受还是拒绝无效假设，都有相应的出错概率。图 2-1-1 为假设检验的示意图，左右两个曲线分别为在无效假设 H_0 和备择假设 H_1 成立的情况下，样本统计量的概率密度分布曲线。如果采用双侧检验，将检验水准 α 设为 0.05，首先假设 H_0 为真，那么当计算出来的样本统计量位于深灰色区域，即 $P<\alpha$ 时，研究者就会认为出现样本数据是小概率事件而拒绝 H_0。此时会犯Ⅰ类错误（type Ⅰ error），也就是错误地拒绝 H_0，错误发生的概率不超过 α。

当 H_1 成立时，样本统计量的真实分布为右侧的曲线。但如果计算出的样本统计量位于浅灰色区域，研究者不会拒绝 H_0，因为计算出的 P 值大于检验水准 α。此时就会犯Ⅱ类错误（type Ⅱ error），也就是错误地接受了 H_0，错误发生的概率为 β；同时，正确接受 H_1 的概率为 $(1-\beta)$，又被称为把握度（power）。在临床疗效的比较研究中，把握度反映检验出组间疗效差异的能力。如果把握度过低，那么即使研究结果未发现差异，也不能说明实际疗效是相同的，只有把握度足够的研究得出的阴性结论才有意义。一般来说，应使研究的把握度达 80% 或 90% 以上（图 2-1-1）。

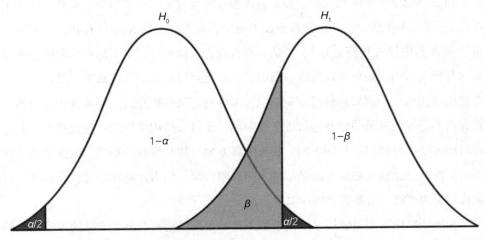

图 2-1-1　Ⅰ类错误和Ⅱ类错误示意图

从图中可以看出，以下几个因素会影响把握度：①H_0和H_1总体均数的差值。差值越大，两条分布曲线相距越远，则浅灰色区域的面积就越小、（$1-\beta$）就越大。当研究的因素效应较强、比较组之间结局指标差异较大时，把握度较高。②统计量的变异大小（标准误）。变异越小，分布曲线越集中，则β越小、把握度越大。标准误取决于结局指标的方差和样本量，结局指标方差越小，把握度越高；增加样本量可以减小标准误、提高把握度。③检验水准α。当其他条件不变时，设定的α越小，深灰色区域就越小，则浅灰色区域面积β会增大。说明当样本量一定时，设定更严格的检验水准可以减少假阳性，但同时假阴性风险就会增加，也就是减弱了把握度（表2-1-2）。

在估算样本量时，研究者需要设定可接受的α和β。α和β设得越低，所需的样本量就越大。通常是将α设为0.05（单侧检验常设为0.025），β设为0.1或0.2，此外，也可以根据实际的研究目的进行调整。

表2-1-2　Ⅰ类错误和Ⅱ类错误情况

推论结论	实际情况	
	H_0为真	H_1为真
拒绝H_0（$P<\alpha$）	假阳性/Ⅰ类错误（α）	真阳性（$1-\beta$）
不拒绝H_0（$P \geqslant \alpha$）	真阴性（$1-\alpha$）	假阴性/Ⅱ类错误（β）

四、效应指标及效应值

很多临床研究的主要目的是估计研究因素和结局之间的关联强度，即效应值（effect size）。对于不同类型的研究结局，衡量效应值大小的指标也不同：连续性资料组间比较的效应指标可采用组间均数的差值；在相关性分析中，效应指标可为变量间的相关系数；分类资料的效应指标可采用组间结局风险的RR或OR。例如：一项临床试验要评价某药物治疗高血压的疗效，观察指标为收缩压，效应指标则为试验组和对照组之间收缩压降低的差值；在以人群是否发生脑卒中为结局的研究中，效应指标可为试验组与对照组之间脑卒中发生率之比（RR）。

在样本量估算时，需要预设效应值的大小。效应值越大，要检验出差异所需的样本量越小。通常可以查阅既往文献，并结合临床经验或前期研究基础来估计效应值。如果缺乏相关的文献或前期研究数据，则需要开展预试验。有时一项研究会涉及多个结局指标，需要对多个效应值进行检验，这时应基于主要研究结局估算样本量；如果有同等重要的几个结局，应分别进行估算，然后选择最大的样本量。

对于临床试验，效应量参数的确定是样本量估算中一个极为重要的环节，直接关系到研究结论的可靠性，以及研究效率的高低，主要基于下述三种途径[2]。

1. 本项目的前期研究结果　即源于同一项目的预试验、探索性试验（Ⅰ期或Ⅱ期临床试验）、单中心试验的结果等作为确定参数的依据。由于此类研究结果属于内部证据，故为首选途径。

2. 基于他人的研究结果　当本项目前期研究无法提供确切的参数数据，或尚未开展研究时，可以公开发表的研究结果作为依据。由于此类研究结果属外部证据，因此是次选途径。若公开发表的同类研究报道不止一个，最好是经荟萃分析所得合并效应量作为样本量估计的参数。

3. 基于本试验的预期结果　如果本试验没有可以借鉴的研究数据（无论是自己的还是他人的），可以用预期的形式进行预设，通常以广义效应量表达。若对试验药物或器械有充足信心，则预期效应量较大（如设为 0.8），此时所需样本量较小。若对试验药物或器械信心不足，则预期效应量较小（如设为 0.2），此时所需样本量较大。若对试验药物或器械的信心尚可，则预期效应量为中等水平（如设为 0.5），此时所需样本量也是中等大小。

对于单臂设计或配对双臂设计，若涉及标准对照参数（或目标值）的确定，其优先顺序大致为国际标准、国家标准、行业标准（含指南等）、被权威机构认可的企业标准、外部证据（同类研究的综合结果，如荟萃分析结果）。

此外，在优效性、非劣效性和等效性试验中，还需要考虑具有临床意义的最小效应差值，即界值（margin），用 δ 表示。根据研究假设的不同，界值可分为优效性界值（superiority margin）、非劣效性界值（non-inferiority margin）和等效性界值（equivalence margin）。δ 的大小主要由研究者和生物统计学专业人员共同制定，并最终由主要研究者从临床角度确定。如降压效果的评估一般取服药前后收缩压降低 ≥ 5mmHg 为具有临床意义。如果效应值达不到这个水平，即使结果有统计学意义，其临床意义也很有限。

五、变异大小

研究对象间的结局指标水平具有变异性（variability），也会影响样本量的估计。连续变量的方差可以衡量变异的程度，组内方差大相当于背景噪声增加，分辨真实效应的难度就会增加，因此所需的样本量也越多。对于连续型结局变量，研究者需要依据既往数据来估计结局变量的变异程度，作为样本量计算的参数之一。

六、各组间样本量的比例

试验组和对照组通常是按一定的比例来设定样本量。一般来说，各组例数相等时所需总样本量最小、效率最高。但在某些病例对照研究中，对照组符合条件的例数多且数据比较容易获得，可以适当增加对照组的例数，以提高统计效能。但当对照组和试验组样本量比例超过 4∶1 之后，效能将不会明显增加。

七、现实条件考虑

在研究的执行中，还会面临各种实际问题，影响研究的有效样本量。如横断面研究，要考虑不应答的情况对研究样本量的影响；队列研究和临床试验在随访患者结局时出现的失访问题会导致部分研究对象的数据无法用于分析。因此在估算样本量时，要根据可能的不应答率或失访率对计算出的样本量进行扩大，保证获得足够的有效样本用于分析。例如：估算队列研究的样本量时，根据公式计算出需 180 例，预期失访率 10%，则共需 180/(1−0.1)=200 例，作为最终的样本量估算结果。

临床研究的设计要兼顾科学性和可行性。在确定样本量时，除前述的统计学原则外，也应综合考虑成本、资源和伦理问题等。成本包括研究对象的选择和补偿、工作人员的花费、研究物资等。如果研究经费有限，可能需要适度放宽一些参数的设定，如增大 β 和 δ，则会减少研究的样本量。研究所需的资源包括病例数、时间、人力等，能否在研究期限内招募足够的研究对象是关键问题，特别是对罕见病患者的研究。此外还要考虑伦理问题，大样本试验具有更高的伦理风险，如果试验组的治疗效果未达到预期，可能会在较长的试验周期内让更多研究对象承受生理或心理压力。总之，最终的样本量应是权衡各方面因素后的综合决策，表 2-1-3 汇总了估算样本量时应考虑的各项因素。

表 2-1-3　估算样本量应考虑的因素

序号	因素	内容
1	研究假设	根据研究目的,明确 H_0 和 H_1
2	假设检验类型	确定使用单侧还是双侧检验;对于临床试验,还要明确是差异性、优效性、非劣效性或等效性假设检验
3	Ⅰ类错误、Ⅱ类错误和把握度	设定可接受的 α 和 β
4	效应值	根据文献或预试验数据,设定预期的效应值大小(差值、RR 或 OR)
5	变异大小(连续变量)	根据文献或预试验数据,设定结局指标预期的标准差
6	各组间样本量的比例	设定比较组间样本量的比例
7	现实条件	考虑无应答或失访、成本、资源及伦理问题

（张　迪　李嘉琛　梁立荣）

参考文献

[1] 彭晓霞,方向华. 循证医学与临床研究. 北京:人民卫生出版社,2019.

[2] 陈平雁. 临床试验中样本量确定的统计学考虑. 中国卫生统计,2015, 32(4):727-731,733.

第二章　常见研究设计类型样本量的估算与工具实现

本章将分别介绍不同临床研究类型的常用样本量计算方法,除参数和公式以外,还提供了案例和操作演示,所使用的计算工具来自主编团队研发的临床研究方法学平台(https://cyffx.bjcyh.mobi/chronic-disease-V2-src/#/login)的样本量计算模块。

一、横断面研究

横断面研究的目的主要是调查某疾病的患病率、危险因素的流行率或健康相关指标的平均值。为了使估计值的误差范围满足要求,需要有足够的样本量。

1. 对于连续型结局变量，样本量计算公式为：

$$n = \frac{U_{1-\alpha/2}^2 S^2}{d^2} \qquad \text{式（2-2-1）}$$

式中，① $U_{1-\alpha/2}$：标准正态分布下面积 $1-\alpha/2$ 所对应的界值，α 常取 0.05，此时对应的 $U_{1-\alpha/2}$ 为 1.96；② S：结局指标的标准差；③ d：最大允许误差。

2. 对于分类结局变量，可以根据预期的率进行计算，样本量计算公式为：

$$n = \frac{U_{1-\alpha/2}^2 p_0(1-p_0)}{d^2} \qquad \text{式（2-2-2）}$$

式中，① $U_{1-\alpha/2}$：标准正态分布下面积 $1-\alpha/2$ 所对应的界值，α 常取 0.05，此时对应的 $U_{1-\alpha/2}$ 为 1.96；② p_0：结局率的预期值；③ d：最大允许误差。

最大允许误差（d）又称精确度，是研究者可接受的样本估计值偏离总体真实值的程度，d 等于置信区间的 1/2。例如：在一项横断面研究中，某指标的预期均值为 20mg/L，研究者可接受的最大误差范围不超过均值的 ±2，即（18～22）mg/L，那么 $d=2$mg/L。d 的设定并没有一定的标准，主要是根据研究者对于估计值精确度的要求，同时要考虑预期患病率/指标真实值的高低。例如：一项研究的预期患病率为 3%，那么如果设定 $d=10\%$，显然精确度过低。此外研究者也可以设定相对误差，相对误差 $=d/$ 真实值，例如：预期患病率为 3%，可接受的相对误差为患病率的 10%，则 $d=0.3\%$。

上述公式适用于简单随机抽样的样本量计算。在实际研究中，横断面研究往往会采用更加复杂的抽样方法，这时就需要考虑设计效率（design effect，Deff）对样本量的影响。设计效率值是指对于同一指标，调查单位相同时，不同抽样设计获得的样本估计量方差与完全随机抽样设计（不放回）样本估计量方差的比值。设计效率值越大表明抽样误差越大，该抽样设计的效率越低。要想达到与完全随机抽样相同的效率，就需要增加样本量。一般来说整群抽样的设计效率值较大，多数专家建议为 2 或 3，即对于整群抽样，至少需要 2 倍的样本量才能达到与完全随机抽样相同的效率。

为便于方便快捷地完成样本量估算，可借助本书提供的一种便捷的样本量估算工具，通过登录临床研究方法学平台（以下简称"平台"http://47.92.111.164:32198/chronic-disease-V2-src/#/login），进入样本量计算模块（图 2-2-1），在横断面研究样本量计算模块中，选择指标类型（定性或定量），再按照提示进行参数设定，即可完成样本量估算。

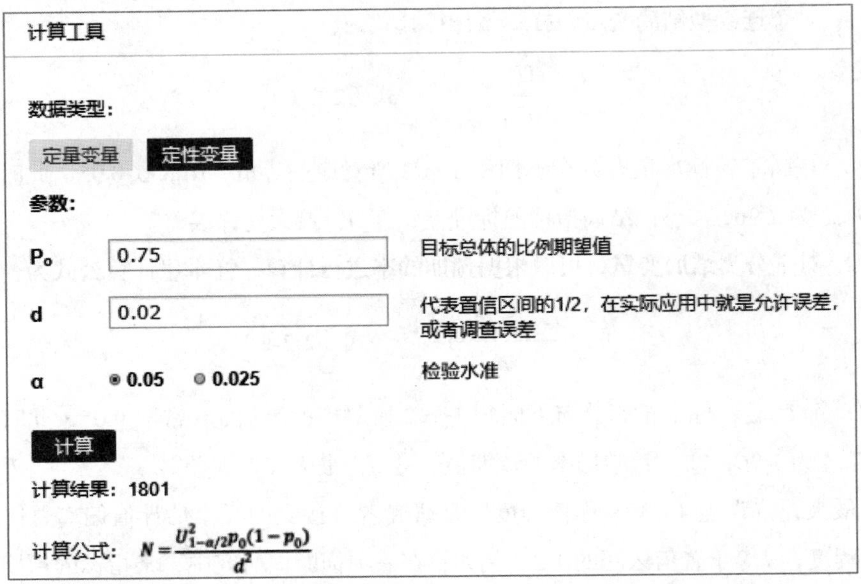

计算工具

数据类型：

定量变量　定性变量

参数：

P₀　　0.75　　　　　　　　　　目标总体的比例期望值

d　　　0.02　　　　　　　　　　代表置信区间的1/2，在实际应用中就是允许误差，或者调查误差

α　　◉ 0.05　○ 0.025　　　检验水准

计算

计算结果：1801

计算公式：$N = \dfrac{U_{1-\alpha/2}^2 p_0(1-p_0)}{d^2}$

图 2-2-1　横断面研究样本量计算平台操作示意图

以定性指标为例，如想调查某镇幽门螺杆菌感染的患病率，预期患病率（p_0）约为 75%，最大允许误差（d）设定为 2%，检验水平双侧 α 为 0.05（平台默认为双侧），则将上述参数输入计算工具中，即可获得所需的样本量，即 1 801 例。

二、病例对照研究

病例对照研究属于分析性研究，目的是探讨暴露因素与结局之间的关联，样本量要能够检验出病例组和对照组间暴露率的差异。病例对照研究分为非匹配设计和匹配设计两种，相应的样本量计算方法有所不同。

1. 非匹配设计的样本量计算公式

病例组：$n_1 = \dfrac{(1+1/C)\overline{pq}(U_{1-\alpha/2}+U_{1-\beta})^2}{(p_1-p_0)^2}$　　　式（2-2-3）

对照组：$n_2 = Cn_1$　　　式（2-2-4）

其中：$\overline{p}=(p_1+Cp_0)/(1+C)$，$\overline{q}=1-\overline{p}$

式中，① α：检验水准，即 Ⅰ 类错误概率；② β：Ⅱ 类错误概率；③ p_0：对照组的暴露率；④ p_1：病例组的暴露率；⑤ C：对照组与病例组的人数之比；⑥ $U_{1-\alpha/2}$ 是标准正态分布下面积 $1-\alpha$ 所对应的界值；⑦ $U_{1-\beta}$ 是标准正态分布下面积 $1-\beta$ 所对应的界值。

上面的公式需要分别设定病例组和对照组的暴露率。此外，也可以利用暴露与结局的关联强度参数，如 OR。根据公式：$p_1=OR\times p_0/(1+OR\times p_0-p_0)$，设定 p_0、p_1、OR 三者中的两者即可确定样本量。当研究的患病率很低时，OR 约等于 RR，所以也可以利用 RR 来估算样本量。

2. 对于 1∶1 匹配的病例对照研究 只有暴露状态不一致的对子对关联分析有贡献，因此需要估计这些对子的数量 M。对于病例和对照 1∶1 的配对设计，样本量计算公式为：

$$M=\frac{[U_{1-\alpha/2}/2+U_{1-\beta}\sqrt{p(1-p)}]^2}{(p-1/2)^2} \quad \text{式（2-2-5）}$$

式中，$p=OR/(1+OR)\approx RR/(1+RR)$，当计算出 M 后，需要调查的总对子数 $N=M/(p_0q_1+p_1q_0)$。

此外，式中 $q_0=1-p_0$，$q_1=1-p_1$，p_0 表示对照组的暴露比例，p_1 表示病例组的暴露比例，$p_1=OR\times p_0/(1+OR\times p_0-p_0)$。

①α：检验水准，即Ⅰ类错误概率；②β：Ⅱ类错误概率；③p_0：对照组暴露率；④p_1：病例组暴露率；⑤$U_{1-\beta}$ 是标准正态分布下面积 $1-\beta$ 所对应的界值；⑥$U_{1-\alpha/2}$ 是标准正态分布下面积 $1-\alpha/2$ 所对应的界值。

3. 1∶C 匹配的病例对照研究样本量计算公式

病例组：$n_1=\dfrac{(U_{1-\alpha/2}\sqrt{(1+1/C)\overline{pq}}+U_{1-\beta}\sqrt{p_1q_1+p_0q_0/C})^2}{(p_1-p_0)^2}$ \quad 式（2-2-6）

对照组：$n_2=C\times n_1$ 式（2-2-7）

其中：$q_0=1-p_0$，$q_1=1-p_1$，$\overline{p}=(p_1+Cp_0)/(1+C)$，$\overline{q}=1-\overline{p}$

式中，①α：检验水准，即Ⅰ类错误概率；②β：Ⅱ类错误概率；③p_0：对照组暴露率；④p_1：病例组暴露率；⑤C：对照组与病例组的人数之比；⑥$U_{1-\beta}$ 是标准正态分布下面积 $1-\beta$ 所对应的界值；⑦$U_{1-\alpha/2}$ 是标准正态分布下面积 $1-\alpha/2$ 所对应的界值。

下面通过一个非匹配病例对照研究的案例介绍应用平台进行样本量计算的操作方法。

一项研究探讨吸烟与肺癌的关系，采用病例对照研究设计，参考相关文献及前期研究基础，设定一般人群的吸烟暴露比例为 30%，吸烟与肺癌风险间的 RR 为 3.0，设定双侧 α 为 0.05，β 为 0.2。

进入平台的样本量计算模块，选定研究设计为非匹配设计，依据案例依次设定

p_0=30%，RR 为 3.0，双侧 α 为 0.05，β 为 0.2，对照组与病例组的人数之比（C）为 1，点击"计算"，则结果为每组 56 例，两组合计 112 例（图 2-2-2）。

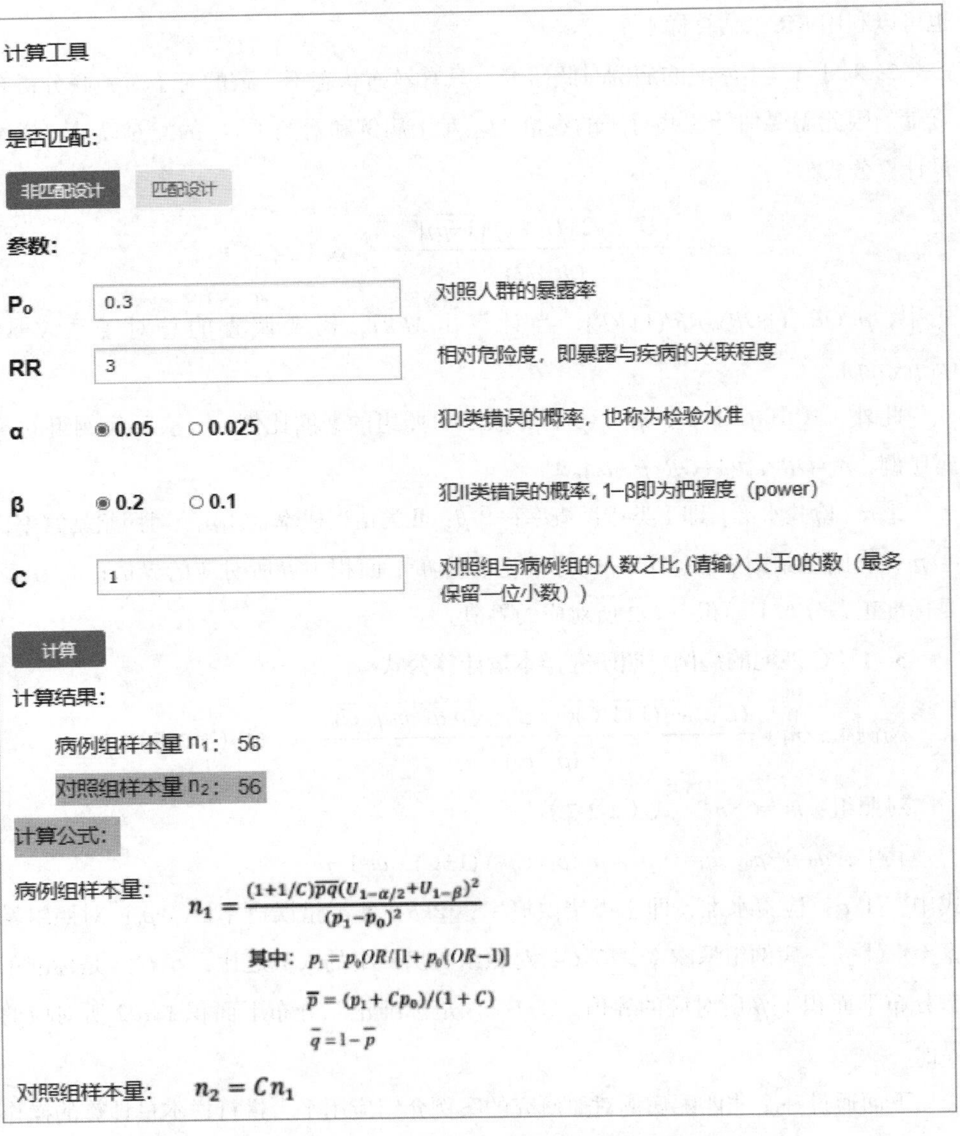

计算工具

是否匹配：

非匹配设计　匹配设计

参数：

P_0　　0.3　　　　　　　　　　　对照人群的暴露率

RR　　3　　　　　　　　　　　　相对危险度，即暴露与疾病的关联程度

α　　◉ 0.05　○ 0.025　　　犯I类错误的概率，也称为检验水准

β　　◉ 0.2　○ 0.1　　　　犯II类错误的概率，1-β即为把握度（power）

C　　1　　　　　　　　　　　对照组与病例组的人数之比 (请输入大于0的数（最多保留一位小数）)

计算

计算结果：

病例组样本量 n_1：56

对照组样本量 n_2：56

计算公式：

病例组样本量：
$$n_1 = \frac{(1+1/C)\overline{pq}(U_{1-\alpha/2}+U_{1-\beta})^2}{(p_1-p_0)^2}$$

其中：$p_1 = p_0 OR/[1+p_0(OR-1)]$

$\overline{p} = (p_1 + Cp_0)/(1+C)$

$\overline{q} = 1 - \overline{p}$

对照组样本量：$n_2 = Cn_1$

图 2-2-2　病例对照研究样本量计算平台操作示意图

三、队列研究

队列研究也是分析性研究，主要目的是检验暴露组与非暴露组间发病率的差异，样本量计算是基于两组率比较的统计学检验。

暴露组与对照组样本量相等时，样本量的计算公式为：

$$n=\frac{(Z_{1-\alpha}\sqrt{2\overline{pq}}+Z_{1-\beta}\sqrt{p_1q_1+p_0q_0})^2}{(p_1-p_0)^2}\qquad 式（2-2-8）$$

其中：$q_0=1-p_0$，$q_1=1-p_1$，$p_1=RR\times p_0$，$\overline{p}=(p_1+p_0)/2$，$\overline{q}=1-\overline{p}$。

式中，① α：检验水准，即 Ⅰ 类错误概率；② β：Ⅱ 类错误概率；③ p_0：对照人群预期发病率；④ p_1：暴露组人群预期发病率；⑤ RR：暴露与结局之间的相对危险度；⑥ $Z_{1-\alpha}$ 是标准正态分布下面积 $1-\alpha$ 所对应的界值；⑦ $Z_{1-\beta}$ 是标准正态分布下面积 $1-\beta$ 所对应的界值。

暴露组与对照组样本量不等时的计算公式为：

暴露组：$n_1=\frac{(Z_{1-\alpha}\sqrt{(C+1)\overline{pq}}+Z_{1-\beta}\sqrt{Cp_0q_0+p_1q_1})^2}{C(p_1-p_0)^2}\qquad 式（2-2-9）$

对照组：$n_2=Cn_1$ $\qquad$ **式（2-2-10）**

其中：$q_0=1-p_0$，$q_1=1-p_1$，$p_1=RR\times p_0$，$\overline{p}=(p_1+p_0)/2$，$\overline{q}=1-\overline{p}$。

式中，① α：检验水准，即 Ⅰ 类错误概率；② β：Ⅱ 类错误概率；③ p_0：对照人群发病率；④ p_1：暴露组人群预期发病率；⑤ RR：暴露与结局之间的相对危险度；⑥ C：对照组与暴露组的样本量比例；⑦ $Z_{1-\alpha}$ 是标准正态分布下面积 $1-\alpha$ 所对应的界值；⑧ $Z_{1-\beta}$ 是标准正态分布下面积 $1-\beta$ 所对应的界值。

队列研究存在失访问题，因此在计算出结果后，还需要根据预期的失访率对样本量进行扩大。

下面以一个队列研究案例介绍应用平台进行样本量计算的操作方法。

研究目的为探讨吸烟与肺癌发病风险之间的关系，采用队列研究设计。设定非吸烟人群的肺癌发病率为 10%，根据以往文献，设定吸烟与肺癌发病之间的 RR 为 2.0，设定双侧 α 为 0.05，β 设为 0.2，暴露组和非暴露组的样本量比例为 1：1。

进入平台的样本量计算模块，选择暴露组和非暴露组样本量相等，依据案例依次输入 $p_0=0.1$，RR 为 2.0，α 为 0.05，β 为 0.2，点击"计算"，则结果为每组 200 例。考虑 10% 的失访率，则每组样本量扩大为 200/(1-10%)≈223 例，总样本量为 446 例（图 2-2-3）。

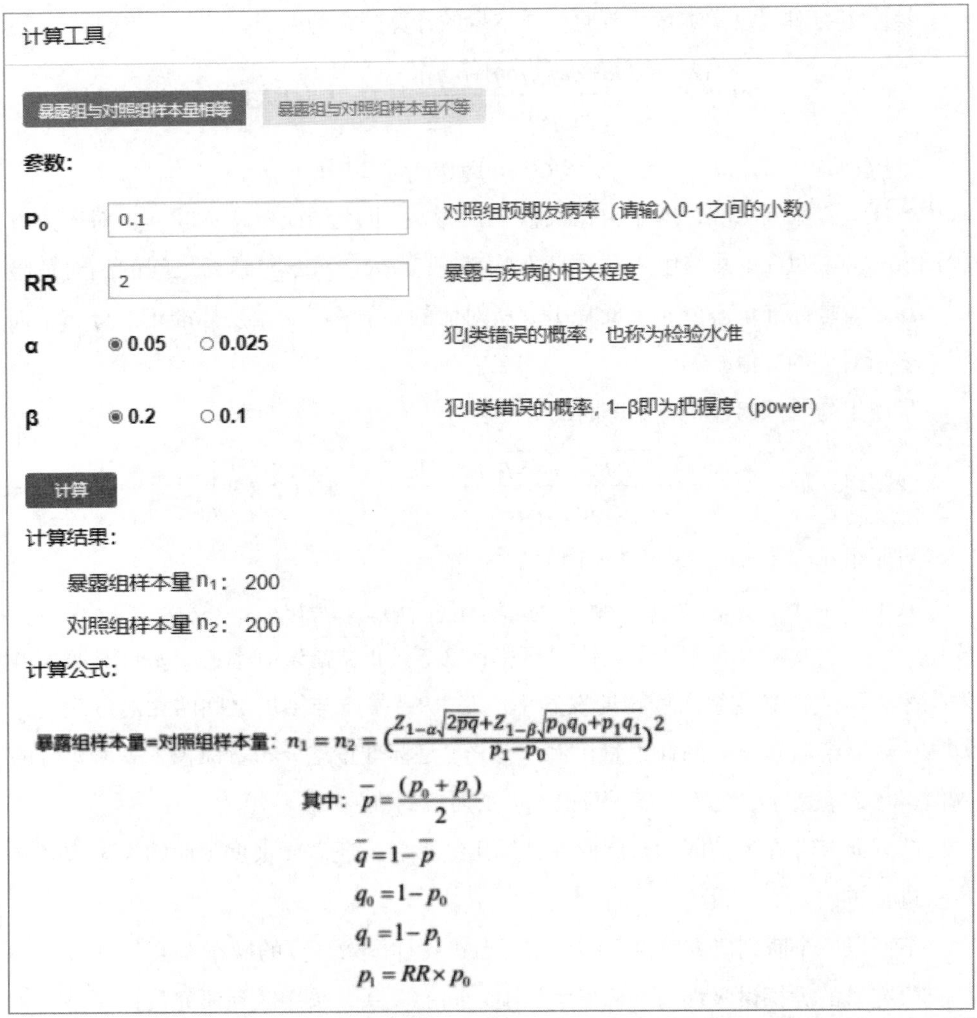

计算工具

暴露组与对照组样本量相等　　暴露组与对照组样本量不等

参数:

P_0 ｜ 0.1 ｜　　对照组预期发病率（请输入0-1之间的小数）

RR ｜ 2 ｜　　暴露与疾病的相关程度

α ◉ 0.05　○ 0.025　　犯I类错误的概率，也称为检验水准

β ◉ 0.2　○ 0.1　　犯II类错误的概率，1−β即为把握度（power）

计算

计算结果:

　　暴露组样本量 n_1: 200

　　对照组样本量 n_2: 200

计算公式:

暴露组样本量=对照组样本量: $n_1 = n_2 = \left(\dfrac{Z_{1-\alpha}\sqrt{2\overline{pq}} + Z_{1-\beta}\sqrt{p_0q_0 + p_1q_1}}{p_1 - p_0} \right)^2$

其中: $\overline{p} = \dfrac{(p_0 + p_1)}{2}$

$\overline{q} = 1 - \overline{p}$

$q_0 = 1 - p_0$

$q_1 = 1 - p_1$

$p_1 = RR \times p_0$

图 2-2-3　队列研究样本量计算的平台操作示意图

四、随机对照试验

随机对照试验（RCT）是用来验证因果关联的临床研究设计类型，相比于前述的观察性研究，临床试验的实施更为严格、研究成本更高，因此正确的样本量估算尤为重要，直接关系到研究结论的可靠性、可重复性，以及研究效率的高低。样本量估计也是一个成本－效果和检验效能的权衡过程。临床试验的样本量必须足够大，以可靠地回答研究假设所提出的相关问题，同时又不至于样本太大而造成浪费。样本量的估算方法应在研究方案中详细阐述。这里需要说明的是对于确证性临床试验，均需要进行样本量估算。对于预试验和探索性试验（如新药临床试验Ⅱ

期）可以不进行样本量估算，但需要说明不进行样本量估算的理由。如果某种标准规定了最少试验例数，也可以不进行样本量估算。下面介绍确证性临床试验的样本量计算方法。

从统计分析方法来看，RCT 主要是组间结局指标的比较，样本量的估算也是基于组间均数或率比较的假设检验公式。

一般的差异性检验用于判断组间结局指标是否相等，如果拒绝零假设，说明两组的结局存在差异。但是对于临床试验，这样的结论有时可能是不够的，例如：要进行两种药物疗效的比较，研究者可能希望明确两种药物间疗效的差异是否有临床意义。随着样本量的增加，能检验出的最小差异会逐渐减小。如果例数足够多，那么极微小的差异也会有统计学意义，但这种差异可能并没有临床意义。因此临床试验中常用的是优效性试验、非劣效性试验和等效性试验：优效性试验的目的是检验试验组的治疗效果是否优于对照组，常用于以安慰剂作为对照；非劣效性试验的目的是验证试验组的治疗效果即使低于对照组（阳性对照或标准治疗对照），但其差异也在临床可接受范围之内；等效性试验的目的是检验两组的疗效是否"相等"，即组间疗效的差别不超过临床可接受的数值，即认为两者疗效相等。

优效性试验、非劣效性试验和等效性试验的样本量计算需要设定相应的界值。在优效性试验中，不仅要证明试验组疗效比对照组好，而且两者之间效应指标的差值应具有临床实际意义，因此要设定优效性界值，并进行单侧检验。在非劣效性试验中则需要设定非劣效性界值，它是指试验药与阳性对照药相比在临床上可接受的最大疗效损失。因此，非劣效性界值不应大于阳性对照药相对于安慰剂的临床获益，以确保试验药物的疗效至少能够优于安慰剂，同样是单侧检验 [1-2]。非劣效性界值设定过大可能会将疗效达不到要求的药物判断为非劣效性而推向市场，如果设定过小则可能遗漏一些有效的药物，因此非劣效性界值的确定通常应根据统计分析和临床判断综合考虑。在等效性试验中，需要设定等效性界值，检验两组疗效之差是否落在正负界值的区间内，假设检验是由两次单侧检验组成。生物等效性界值有一个公认的标准，即试验药物与参比药物的主要药动学参数几何均值比的 90%CI 落在 80% ~ 125%[3]；而临床等效性界值并没有统一的标准，需要临床专家与统计学专家共同商讨确定，以确保统计学上可行，并能得到同行专家认可。表 2-2-1 为各类 RCT 的假设和样本量计算公式。

表 2-2-1　随机对照试验（RCT）样本量计算公式

研究目的	检验类型	研究假设		数据类型	计算公式
		无效假设	备择假设		
A 药的效果好于 B 药	优效性检验	A−B ≤ δ	A−B>δ	定性	$$\dfrac{\left[\dfrac{\pi_T(1-\pi_T)}{k}+\pi_C(1-\pi_C)\right](U_{1-\alpha}+U_{1-\beta})^2}{(\pi_T-\pi_C-\delta)^2}$$
				定量	$$\dfrac{(U_{1-\alpha}+U_{1-\beta})^2 s^2(1+\dfrac{1}{k})}{(\mu_T-\mu_C-\delta)^2}$$
A 药的效果不差于 B 药	非劣效性检验	A−B ≤ −δ	A−B>−δ	定性	$$\dfrac{\left[\dfrac{\pi_T(1-\pi_T)}{k}+\pi_C(1-\pi_C)\right](U_{1-\alpha}+U_{1-\beta})^2}{[\pi_T-\pi_C-(-\delta)]^2}$$
				定量	$$\dfrac{(U_{1-\alpha}+U_{1-\beta})^2 s^2(1+\dfrac{1}{k})}{[\mu_T-\mu_C-(-\delta)]^2}$$
A 药的效果等于 B 药	等效性检验 *	A−B ≤ −δ 或 A−B ≥ δ	−δ<A−B<δ	定性	$$\dfrac{\left[\dfrac{\pi_T(1-\pi_T)}{k}+\pi_C(1-\pi_C)\right](U_{1-\alpha}+U_{1-\beta/2})^2}{[\delta-|\pi_T-\pi_C|]^2}$$
				定量	$$\dfrac{(U_{1-\alpha}+U_{1-\beta/2})^2 s^2(1+\dfrac{1}{k})}{[\delta-|\mu_T-\mu_C|]^2}$$
A 药的效果不等于 B 药	差异性检验	A−B=0	A−B≠0	定性	$$\dfrac{\left[\dfrac{\pi_T(1-\pi_T)}{k}+\pi_C(1-\pi_C)\right](U_{1-\alpha/2}+U_{1-\beta})^2}{(\pi_T-\pi_C)^2}$$
				定量	$$\dfrac{(U_{1-\alpha/2}+U_{1-\beta})^2 s^2(1+\dfrac{1}{k})}{(\mu_T-\mu_C)^2}$$

注：表中公式适用于结局指标越高代表疗效越好的情况。α 为检验水准；β 为Ⅱ类错误概率；δ 为非劣、等效、优效性界值；μ_T 为试验组效应的均值；μ_C 为对照组效应的均值；s 为两组合并标准差；π_T 为试验组率；π_C 为对照组率；k 为试验组与对照组例数的比例。

*，表中的等效性检验公式适用于 $\mu_T=\mu_C$ 或 $\pi_T=\pi_C$ 的情况。如果 $\mu_T\neq\mu_C$ 或 $\pi_T\neq\pi_C$，则公式中的 $U_{1-\beta/2}$ 改为 $U_{1-\beta}$。

　　下面分别举例介绍三种假设检验类型的样本量计算方法，并说明采用平台进行相应样本量计算的操作方法。

1. 优效性试验样本量计算 研究目的是明确一种新型手术方式对肝癌患者的长期疗效是否优于传统手术方式，以肿瘤 3 年复发率为主要疗效评价指标。根据既往文献报道，对照组 3 年复发率为 50%，试验组 3 年复发率为 30%，采用优效假设检验，即新型手术方式疗效明显优于传统手术方式，设定优效性界值（δ）为 −5%，单侧 α 为 0.025，β 为 0.2，组间样本例数的比例为 1∶1（k）。

进入平台的样本量计算模块，选定研究假设类型为优效性试验，数据类型为定性资料，依据案例依次输入相关参数：单侧 α 为 0.025（平台默认设置优效性试验 α 为单侧），β 为 0.2，δ 为 −0.05，π_T（试验组率）为 0.3，π_C（对照组率）为 0.5，k 为 1，点击"计算"，结果为每组 161 例。考虑 10% 的失访率，则每组样本量扩大为 161/(1−10%)≈179 例，总样本量为 358 例（图 2-2-4）。

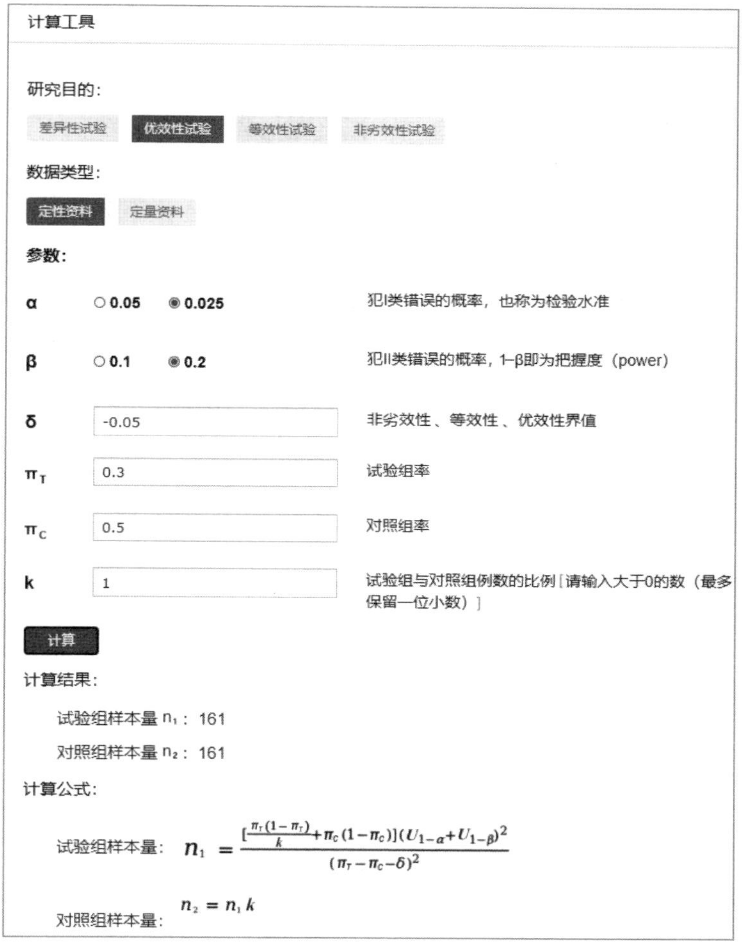

图 2-2-4 优效性试验样本量计算平台操作示意图

2. 非劣效性试验样本量计算 研究目的是证实一种治疗肝癌的新型手术方式的长期疗效不劣于传统手术方式，以肿瘤 3 年复发率为主要疗效评价指标。根据既往文献报道，对照组 3 年复发率为 50%，试验组 3 年复发率为 52%，采用非劣效性假设检验，即新型手术方式疗效不比传统手术方式差，设定非劣效性界值（δ）为 -10%，单侧 α 为 0.05，β 为 0.2，组间样本例数的比例为 1：1（k）。

进入平台的样本量计算模块，选定研究假设类型为非劣效性试验，数据类型为定性资料，依据案例依次输入相关参数：单侧 α 为 0.05（平台默认设置非劣效性试验 α 为单侧），β 为 0.2，δ 为 -0.1，π_T（试验组率）为 0.52，π_C（对照组率）为 0.5，k 为 1，点击"计算"，结果为每组 483 例。考虑 10% 的失访率，则每组样本量扩大为 483/(1-10%)≈537 例，总样本量为 1 074 例（图 2-2-5）。

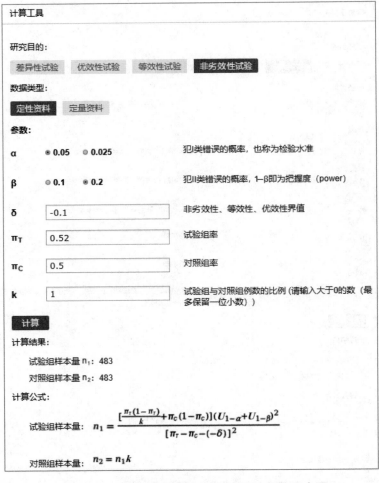

图 2-2-5 非劣效性试验样本量计算平台操作示意图

3. 等效性检验 研究目的是证实一种新型手术方式对肝癌患者的长期疗效与传统手术方式相等，以肿瘤 3 年复发率为主要疗效评价指标。采用等效性假设检验，根据既往文献报道，设定试验组和对照组的 3 年复发率均为 50%，设定等效性界值为 10%（δ），α 为 0.05，β 为 0.2，组间样本例数的比例为 1：1（k）。

进入平台的样本量计算模块，选定研究假设类型为等效性试验，数据类型为定性资料，依据案例依次输入相关参数：α 为 0.05（平台默认为双单侧），β 为 0.2（平台默认为单侧），δ 为 0.1，π_T（试验组率）为 0.5，π_C（对照组率）为 0.5，k 为 1，点击"计算"，结果为每组 429 例。考虑 10% 的失访率，则每组样本量扩大为 429/(1−10%)≈477 例，总样本量为 954 例（图 2-2-6）。

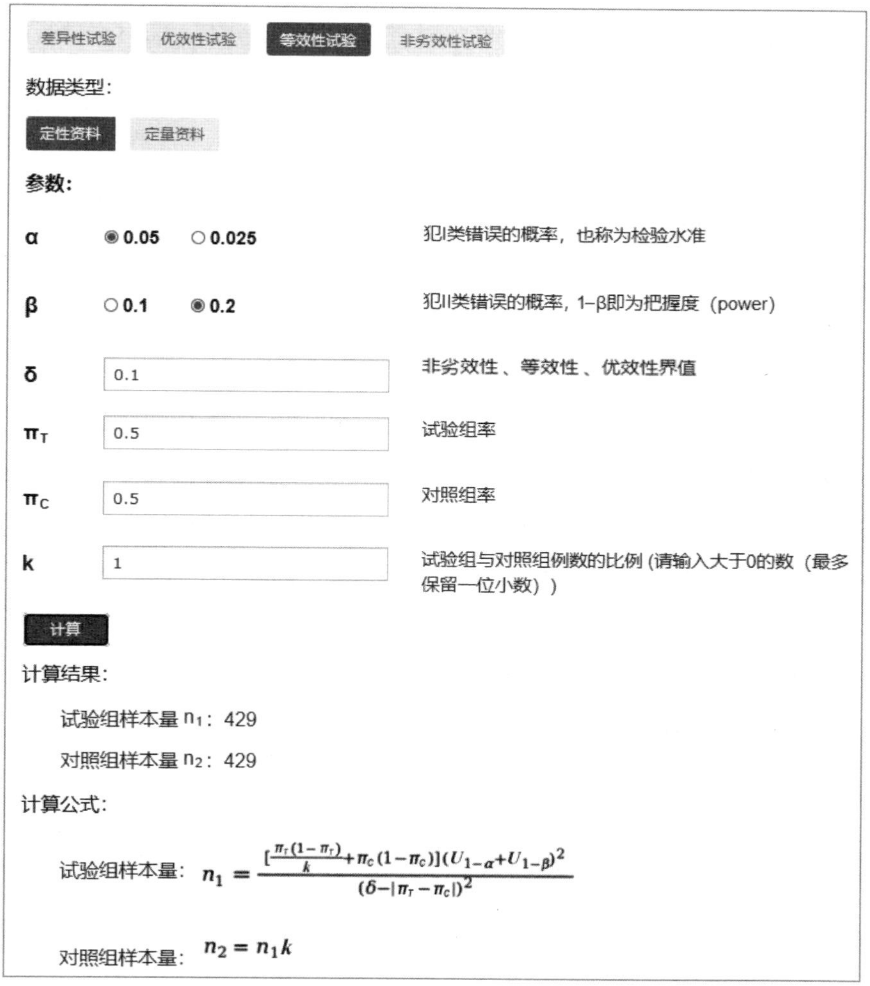

图 2-2-6 等效性试验样本量计算平台操作示意图

151

五、诊断试验

诊断试验的主要目的是估计待评价诊断方法的真实性，如灵敏度和特异度。根据具体的研究目的，可以采用率的置信区间法或单组目标值法计算所需的样本量。

为了使灵敏度和特异度的估计达到一定的精度，可以应用横断面研究总体率的样本含量计算方法估算研究需要的样本量。需定义的参数包括检验水准（α）、最大允许误差（δ）、试验灵敏度和特异度。α 值越小，所需样本量越大，一般取 α 为 0.05。δ 越大，样本量越小，一般 δ 为 0.05 ~ 0.10。

当灵敏度和特异度接近 50% 时，样本量计算公式为：

$$N=U_{1-\alpha/2}^2 \times p(1-p)/\delta^2 \qquad \text{式（2-2-11）}$$

当灵敏度或特异度 ≤ 20% 或 ≥ 80% 时，资料呈偏态分布，需对率进行反正弦转换，其公式为：

$$N=[\frac{U_{1-\alpha/2}}{\sin^{-1}[\delta/\sqrt{p(1-p)}]}]^2 \qquad \text{式（2-2-12）}$$

式中，① α：检验水准；② p：灵敏度 / 特异度；③ δ：最大允许误差；④ $U_{1-\alpha/2}$ 是标准正态分布下面积 $1-\alpha/2$ 所对应的界值。

如果按是否发生结局分别抽样，则需要分别计算病例组和非病例组的样本量。灵敏度是真阳性者（病例）中诊断阳性者所占的比例，决定病例组的样本量；特异度是真阴性者（非病例）中诊断阴性者所占的比例，决定对照组的样本量。

如果不按结局抽样，即抽取一组研究对象，不论是否患病，为了保证有足够的病例数来估计灵敏度，需要先利用上面的公式计算出所需的病例数，再根据患病率计算总样本量。在大多数情况下，疾病在一般人群中的患病率较低，因此病例数一旦满足要求，非病例数通常也能满足要求。

下面举例说明采用平台进行样本量计算的操作方法。

研究目的是采用横断面研究设计评价一种新型检查方法对小肠恶性肿瘤的诊断价值，研究对象为疑似小肠恶性肿瘤的患者。预期的灵敏度为 95%，设定 α 为 0.05，最大允许误差（δ）为 5%，研究人群中的患病率为 40%。进入平台的样本量计算模块，输入相关参数，α 为 0.05（平台默认为双侧检验），灵敏度（p）为 0.95，δ 为 0.05，患病率（p_0）为 0.4，点击"计算"，结果为阳性病例 72 例，总样本量为 180（72/0.4）例（图 2-2-7）。

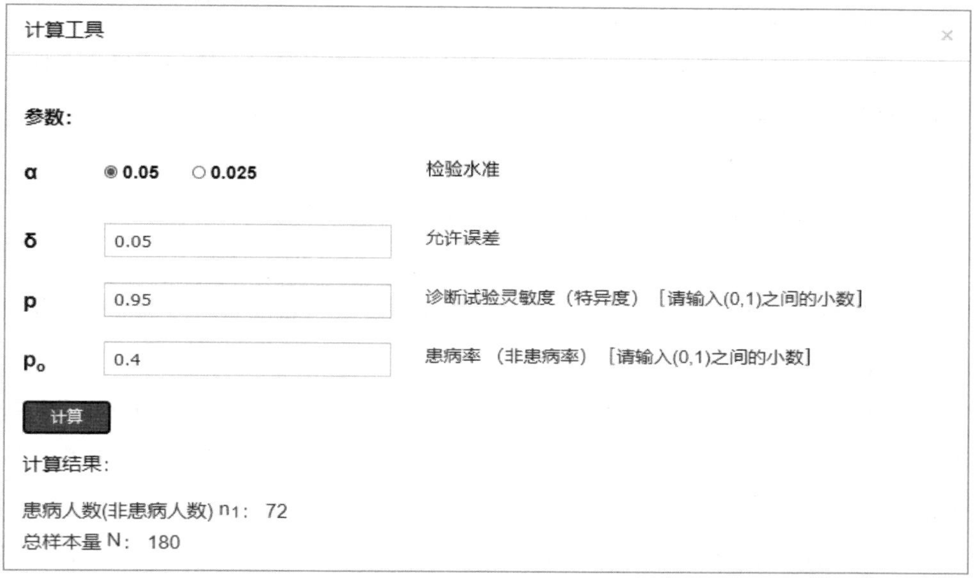

图 2-2-7　诊断试验样本量计算平台操作示意图

上述样本量计算方法是为了确保指标估计值满足一定的精度，但在有些情况下还需使指标满足临床需求，准确性达到临床可接受标准。临床可接受标准应为行业广泛认可的结果，一般依据相关检测试剂的性能水平、风险判定和临床需求等因素进行设定[4]。例如：对于新的诊断试剂，应使其灵敏度和特异度达到一定的标准，这时可以采用单组目标值法来计算样本量：

$$n=\frac{[U_{1-\alpha/2}\sqrt{p_0(1-p_0)}+U_{1-\beta}\sqrt{p_T(1-p_T)}]^2}{(p_T-p_0)^2}　　式（2-2-13）$$

式中，①p_0：评价指标的临床可接受标准；②p_T：试验体外诊断试剂评价指标的预期值；③$U_{1-\alpha/2}$是标准正态分布下面积 $1-\alpha/2$ 所对应的界值；④$U_{1-\beta}$ 是标准正态分布下面积 $1-\beta$ 所对应的界值。

例如：一项研究新型诊断试剂的准确性，根据临床需求，灵敏度和特异度分别应达到 85% 和 90%。根据前期结果，该诊断试剂的灵敏度和特异度分别为 92% 和 95%。设定双侧 α 为 0.05，β 为 0.2。则研究需入选的阳性组（$n+$）和阴性组（$n-$）样本量估计分别为：

$$n+=\frac{[1.96\times\sqrt{0.85(1-0.85)}+0.84\times\sqrt{0.92(1-0.92)}]^2}{(0.92-0.85)^2}=176$$

$$n-=\frac{[1.96\times\sqrt{0.90(1-0.90)}+0.84\times\sqrt{0.95(1-0.95)}]^2}{(0.95-0.90)^2}=238$$

根据以上估算，总样本例数预计为 414 例。

应注意诊断试验研究的样本量除须满足上述统计学估算的最小样本量要求外，还应保证入选病例覆盖受试者的各种特征；如果涉及不同样本类型，还需考虑不同样本类型的例数要求等。

此外，根据诊断试验研究目的的不同，还有其他样本量估算方法。例如：比较两种诊断试验的灵敏度（或特异度）、估计似然比、估计 ROC 曲线下面积（AUC）、比较两种诊断试验的 AUC 等。Hajian-Tilaki 等[5]针对诊断试验的样本量计算提出了 8 条建议，具体如下。

（1）对于二分类结局的单一诊断试验，如果研究者关注诊断试验的灵敏度和特异度，建议根据可接受的允许误差，依据设定的灵敏度（或特异度）及患病率计算所需的样本量。

（2）比较二分类结局的两种诊断试验的灵敏度/特异度差异时，建议根据预期的差值和差值 95%CI 进行样本量计算。

（3）对于二分类结局的诊断试验，当研究者关注的准确性评价指标是阳性似然比（LR+）或阴性似然比（LR-）时，也可根据预期的似然比进行样本量计算。

（4）当诊断试验的结局以有序分类变量或连续变量记录时，建议使用 ROC 曲线分析，相应的 AUC 是该诊断试验的主要评价指标。一般通过预期的 AUC 和估计误差进行样本量计算。

（5）评估单个诊断试验是否可以达到预期的 AUC 水平，建议通过预期 AUC、统计效能（一般为 80%）和 95%CI 进行样本量计算。

（6）比较两个独立的诊断试验的 AUC 大小，建议根据对照 AUC、预期 AUC、把握度（一般取 80%）和 95%CI 进行样本量计算。

（7）对于配对设计（使用相同患者）的两个诊断试验的比较，建议使用德隆法（Delong method）估计两个相关诊断试验的 AUC 差值的标准误，并根据两种试验的 AUC、两个 AUC 的相关系数、把握度（一般取 80%）和 95%CI 进行样本量计算。

（8）在上述任何一种情况下，如果实际没有达到所需的样本量，则需要计算实际样本量的统计效能。

六、多因素分析的样本量经验估算

有些临床研究的目的是探讨疾病或健康结局的影响因素，或是构建多因素预测模型，这类研究并不关注某个单一的主要研究因素，而是需要同时纳入多个与结局有关的自变量，因此不适合使用前述的样本量计算公式。这时可以基于构建多因素模型的要求，对样本量进行经验估算[6]。

Logistic 回归和 Cox 回归都是常用的分析模型，可用于危险因素的筛选和预测模型的构建。研究的结局是分类变量，如是否发病、是否患病、是否死亡等。有效估算样本量目前广泛使用的是经验方法 EPV（events per variable），指每个自变量引入回归模型所需的结局事件例数。一般认为，EPV 应至少为 10，即回归模型中每引入一个自变量至少需要有 10 例结局事件[7]。

一项研究的目的是探讨慢阻肺患者未来 1 年内急性加重风险的预测因子，采用队列研究设计，研究对象为慢阻肺患者，结局为 1 年内是否发生急性加重，准备纳入 20 个生物标记物，均为连续变量。根据 EPV 准则，每个生物标记物作为自变量（潜在的预测因子）需要至少 10 例 1 年内发生急性加重的阳性事件数，20 个生物标记物至少需要 200 例（20×10）阳性事件数，即 1 年内发生急性加重事件者 200 例。根据既往文献，研究人群结局发生率为 30%，因此研究需要纳入的慢阻肺患者例数约为 667（200/0.3）例。再根据预期 10% 的失访率，将样本量扩大为 742 例（667/0.9）。需要注意的是，模型中预测因子的个数可能不等于纳入变量的个数，如一个无序 4 分类变量在模型中对应 3 个回归系数，在样本量计算时应记为 3 个预测因子。

本章介绍了常用的样本量计算方法，还有许多其他的样本量计算方法，限于篇幅，未进行相关介绍。并且还有许多特殊设计的样本量计算方法，需要通过查阅其他相关书籍或咨询统计学专家得以解决。临床研究者不需要掌握所有的公式，首先要理解样本量计算的原理及公式中每个参数的设定，特别是效应值相关参数的设定需要有依据，可参考国内外同类文献，或依前期研究结果，或二者结合。其次，要明确每种研究设计类型都有对应的样本量计算公式，因此在设计研究方案时要注意研究设计类型与样本量计算公式之间的一致性。此外，对既往数据进行二次分析时或研究结果已经出来时，样本量已经确定，无法新增研究对象。这时可以利用公式计算统计学效能（即 $1-\beta$），明确在现有样本量下有多大的把握检验出预期的关联或组间差异。统计学效能较低时，得到的阴性结果很可能是假阴性，需要更大样本的研究来进一步证实。

（李嘉琛　张迪　梁立荣）

参考文献

[1] 国家药品监督管理局药品审评中心.药物临床试验非劣效设计指导原则.[2020-07-28].
https://www.cde.org.cn/main/news/viewInfoCommon/322593ac8e690e63730fc63acd1ecba4.

[2] 李新旭,周军,高丽丽,等.非劣效临床试验的总结与思考.中国新药杂志,2020,
29(13):1469-1477.

[3] 国家药品监督管理局.生物等效性研究的统计学指导原则.[2018-10-17]. https://www.nmpa.
gov.cn/zhuanti/ypqxgg/ggzhcfg/20181029173101911.html.

[4] 国家药品监督管理局.体外诊断试剂临床试验技术指导原则.[2021-09-16]. https://www.
nmpa.gov.cn/ylqx/ylqxggtg/20210927152837140.html.

[5] HAJIAN-TILAKI K. Sample size estimation in diagnostic test studies of biomedical informatics.
J Biomed Inform,2014, 48（1）:193-204.

[6] RILEY R D, ENSOR J, SNELL K, et al. Calculating the sample size required for developing a
clinical prediction model. BMJ, 2020, 368: m441.

[7] 高永祥,张晋昕.Logistic 回归分析的样本量确定.循证医学, 2018, 18(2):122-124.

第三篇
常用临床研究的统计分析方法及软件实现

第一章　数据处理与分析基本方法

　　临床研究收集的原始资料并不能直接回答研究问题，必须通过统计分析，才能将原始资料转化为有意义的数据证据，判断研究结果是否与预先设定的研究假设一致。这一过程包括数据的整理、分析及结果解读。统计分析与研究设计紧密联系，在制定方案时就应明确统计分析方法。这要求临床研究者要掌握一定的统计学知识，能够针对设计类型和收集的数据特点选择适合的统计分析方法。本章将分别介绍不同研究类型常用的统计方法，重点说明每一种统计分析的目的及方法选择的原则，并配以实例和统计分析软件（主要为 SPSS）操作展示，帮助读者掌握临床研究常用的统计分析方法。

　　为了获得可靠的结果，临床研究对数据有以下几方面要求：①数据尽量完整、准确；②有足够的样本量；③具有代表性与可比性。在研究设计与实施阶段采取的各种控制偏倚的措施就是为了保证数据本身符合要求。研究者应注意：统计分析不是万能的，数据收集阶段引入的系统误差无法通过事后的数据分析来彻底解决，科学严谨的研究设计与实施十分关键。

▌第一节　数据处理

　　在采集完数据、开始分析之前，需要先进行数据处理。应建立电子数据库，将原始资料变成格式化的数据。可以利用 Epidata 等软件，通过人工录入的形式建立数据库，也可以使用提前设计好的电子化数据采集系统。医学研究的数据表通常被整理成如下格式（表 3-1-1）。

表 3-1-1　数据格式实例

ID 号	年龄 / 岁	性别	收缩压 /mmHg
1	20	男	120
2	54	男	153

ID 号	年龄 / 岁	性别	收缩压 /mmHg
3	43	女	100
…	…	…	…

　　其中的行被称为记录（record）或观察单位（observation unit），在实际应用中每一行常代表一个研究对象，在重复测量数据中也可代表一个研究对象的一次测量。表的各列是研究收集的各种观察单位指标，如年龄、性别和收缩压，在数据库中被称为变量（variable），表中的数据被称为变量值。数据库由多个相互关联的表组成，表之间可以通过某个共有的唯一识别变量来匹配，通常为入选研究对象的研究编码。数据处理的一个重要步骤是从数据库中提取所需的部分，进行数据筛选、分割、纵向追加及横向合并操作。

　　确定用于分析的数据表后，还需对变量进行处理。根据变量的取值，可以将其分为连续变量或分类变量，分类变量又可分为无序（如男性、女性）和有序（如病情严重程度分级，轻度、中度、重度）两类。不同变量类型之间可以进行转换，可以按特定切点将连续变量转换为分类变量，例如：将年龄变量以 18 岁为切点，转化为是否成年这一分类变量；也可以按照特定逻辑条件对新变量进行赋值，构建具有临床专业意义的指标，例如：根据每日吸烟量和吸烟年数这两个变量，生成新变量：吸烟指数（包年）＝每日吸烟量（包）× 吸烟年数（年）。在进行分析前，还要对变量的缺失值和异常值进行检查和处理。

　　数据的预处理工作不可忽视。研究者发现，相比于统计建模，数据处理更加花费时间。然而这种努力是值得且必要的，只有保证用于统计分析的数据符合要求，才有可能得到正确的分析结果。

▌ 第二节　统计描述和统计推断

　　医学研究基本都是对目标人群的部分样本进行研究，然后推论到总体（图 1-1-1），需要利用统计学来处理抽样误差的问题。临床研究的统计分析主要由统计描述和统计推断两部分组成。

　　统计描述是为了展示数据的分布特征。在报告临床研究结果时，首先是描述重要变量的分布情况。针对不同类型的变量和数据，关注不同变量的分布特征，如连续变量的集中和离散趋势、分类变量的频率和构成比及时间序列数据的变化趋势等。这些特征可以通过图、表直观地展示。通过统计描述可以了解研究收集的各类数据的分布特点，并且帮助我们发现暴露因素与研究结局之间因果关联的线索。

统计推断是指用样本信息推断总体特征的统计方法，包括参数估计和假设检验。参数估计是指利用从样本计算出的统计量来估计总体参数，例如：要研究某人群的糖尿病患病率，随机抽取样本进行调查，那么待估计的糖尿病患病率即为总体参数，参数估计就是利用样本患病率来估计总体参数（如患病率）及置信区间。假设检验是数理统计学中根据一定假设条件由样本推断总体的一种方法。其基本原理是先对总体的特征进行某种假设，然后通过抽样研究的统计推理，对此假设应该被拒绝还是接受作出推断，在临床研究的关联分析中得到了广泛应用。首先要根据研究目的建立无效假设（H_0）和备择假设（H_1），两者应涵盖所有可能的情况。无效假设通常是比较组之间的总体参数没有差异，而备择假设（比较组之间的总体参数存在差异）不能被直接验证，是通过显著性检验拒绝无效假设，然后接受备择假设，也就是反证法的思路。在无效假设成立的前提下利用样本数据计算出统计量和P值，如果P值小于预先设定的检验水准α（通常设为 0.05），则说明无效假设与观察到的实际数据不一致，拒绝无效假设。

临床研究者在解读假设检验结果时，要正确理解P值的含义，不要把P值大小错误地理解为备择假设成立的概率，也不要错误地认为P值越小，比较组间差异越大。例如：有些研究者在结果分析部分常把$P<0.05$的结果表述为"差异显著"，而对于$P<0.01$的结果表述为"差异极其显著"。事实上，P值是拒绝无效假设的判定水准，其大小与组间比较差异的大小无关；如果P值小于预先设定的检验水准0.05，则表明研究者可以据此拒绝比较组间无差异的无效假设，得出结论，即比较组间差异达到统计学显著性或具有统计学显著性。

关联分析包括单因素分析与多因素分析。单因素分析是只评估两个因素之间的关系，不考虑其他因素的影响，如直线相关分析、χ^2检验等。多因素分析则考虑了多个潜在混杂因素的影响，通常是构建包含混杂因素（协变量）的多重回归模型，如多重线性回归模型、Logistic 回归模型及 Cox 回归模型等。

第三节　根据研究设计选择统计方法

现在统计软件已经十分普及，各种经典的统计分析都可以通过软件简便地进行。因此对临床研究者而言，最主要的考验不再是如何进行统计分析，而是如何选择合理的统计分析方法。统计分析是为实现研究目的服务的，需要深入理解每一种分析的目的，同时结合分析数据的特点，才能选择恰当的统计分析方法。

临床研究常用的四大类经典设计类型包括横断面研究、病例对照研究、队列研究和 RCT（图 3-1-1）。其中横断面研究属于描述性研究，其目的是揭示因果关联的线索，帮助产生假设，因此横断面研究中需要使用的分析方法主要是统计描述及变量间的相关分析。病例对照研究和队列研究都属于分析性研究，有预设的比较组，目的是论证因果关联关系，检验假设，主要使用关联分析的方法。其中，病例对照研究为回顾性研究，常使用 Logistic 回归分析；队列研究可以计算结局的发生率（或发病率），可以用 Logistic 回归分析，但若获取了结局事件的发生时间，则可以采用生存分析及 Cox 比例风险模型。RCT 是人为施加干预的研究，目的是验证因果关联，统计分析方法与队列研究类似。

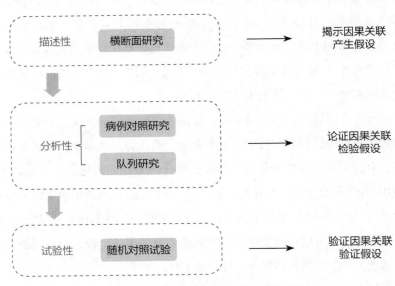

图 3-1-1　临床研究常用研究设计及目的

研究设计和数据类型决定了适用的统计方法，本篇第二章和第三章将针对各类研究分别进行介绍，并以 SPSS 软件为例，说明常用统计方法的 SPSS 操作步骤，帮助临床研究者学习常见临床研究的统计分析的原则与要领，并掌握应用 SPSS 统计分析软件实现相应的统计分析方法与技巧。

视频 3　临床研究常用统计分析方法

（李嘉琛　梁立荣）

第二章　观察性研究

‖ 第一节　横断面研究

　　横断面研究主要用于描述疾病或健康相关因素的人群分布情况，如估计人群患病率、吸烟率等；此外，如果研究收集了多个变量（暴露因素）反映人群的特征，如年龄、性别、文化程度、烟酒嗜好及合并疾病等，不仅可以比较不同特征人群间疾病或健康状态分布的差别，也可进行变量间相关关系的分析，探索因果关联的线索。

一、分布描述

　　描述变量的分布特征可以帮助研究者了解数据概况，是进一步进行统计推断的基础。不同类型的变量分布特征不同，所使用的统计描述指标也有区别。

（一）连续变量

　　连续变量又称数值变量，采用频数分布直方图可以直观地展示数据分布（图 3-2-1），其横轴代表变量值，按一定的间距进行分组；纵轴代表各组内的研究对象的频数。图 3-2-1 可以看出，大多数研究对象的体重指数（BMI）集中在 $20kg/m^2$ 左右，从中间向两侧随着 BMI 的增加或降低，频数逐渐减少。统计描述就是要将这种数据的集中和离散程度反映出来。那么应当选用何种统计指标来进行描述呢？首先要明确资料的分布类型。

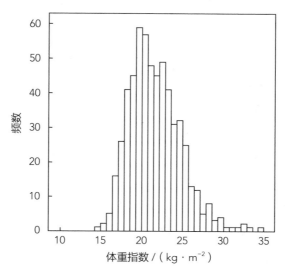

图 3-2-1　某人群体重指数（BMI）的频数分布直方图

在医学研究中，很多连续变量呈现出中间集中、两边少、左右对称的分布特征，分布图类似"钟形"曲线，这类变量通常使用正态分布来描述。正态分布是一种连续随机变量的理论分布，其特点是以平均数为中心、左右对称。还有一些变量的频数分布左右不对称，其集中位置偏向一侧，称为偏态分布。若集中位置偏向数值小的一侧，称为正偏态分布；若集中位置偏向数值大的一侧，称为负偏态分布（图 3-2-2）。在进行统计描述前，首先应判断连续变量的分布类型。一种初步判断的方法是观察该变量的频数分布图；另外，还可以进行正态性检验，判断数据是否服从正态分布。

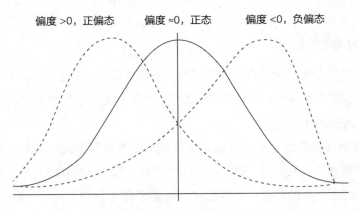

图 3-2-2　正态分布与偏态分布

正态性检验 SPSS 操作：分析—描述统计—探索—将需要分析的变量放入因变量列表（dependent list）—点击"绘图"—勾选待检验的正态图（normality plots with tests）—点击"继续"—点击"确定"查看输出结果。

当样本量较小时（2 000 个以内），看 Shapiro-Wilk 检验结果；当样本量大时（2 000 个以上），看 Kolmogorov-Smirnov 检验结果。若 $P>0.05$，则不拒绝无效假设，认为变量符合正态分布。

对于正态分布的连续变量，使用平均数来描述集中趋势，使用标准差来描述离散程度。例如：一项研究中，研究人群的身高呈正态分布，身高的均数 ± 标准差为（173.5±5.7）cm。对于偏态分布的连续变量，平均数会受到尾端数据的影响而无法准确反映集中趋势，应使用中位数来描述集中趋势，使用四分位数间距来描述离散程度。例如：在一项研究中，住院天数的中位数（四分位数间距）为12（9，17）天。

（二）分类变量

分类变量在临床研究中十分常见，如性别、吸烟状态、是否患某疾病等。分类变量的描述指标是各种相对数，包括构成比和各种率。构成比表示一个整体内部各组成部分的占比，常用百分数来表示。例如：某研究人群中，年龄小于 30 岁者占 15%，30～50 岁者占 35%，大于 50 岁者占 50%。率常用来描述结局指标，反映疾病的流行情况，横断面研究可以计算患病率，即患病者占总人数的比例。

当计算出某个人群的患病率后，有时还希望与其他人群的患病率进行比较。这时需要考虑其他可能影响患病率的因素（如年龄、性别），如果这些因素在两个人群间存在差异，那么直接比较粗患病率是不合适的，这时可以计算标准化率（standardized rate），即使用统一的标准人口构成来消除组间年龄、性别等差异的影响。

二、组间比较

在横断面研究中，为了发现关联线索或识别潜在的影响因素，需要比较两组或多组之间某个变量的差异，并且进行统计学检验。选用的统计方法取决于变量类型（连续、无序分类、有序分类）、分布（正态分布、非正态分布）、比较组数（两组、多组）及研究设计（成组、配对）。

（一）连续变量的两组比较

对于正态分布的连续变量，应使用 t 检验进行组间比较，检验两组的总体均数是否相等。t 检验的无效假设是比较组间的总体均数相等，若计算出的 $P<0.05$，则认为两组间总体均数的差异有统计学意义。

成组比较的设计应使用两独立样本 t 检验，例如：一项研究要了解内毒素对肌酐的影响，将 20 只雌性大鼠随机分为两组，一组给予 3mg/kg 内毒素，另一组作为空白对照，分别测量两组的肌酐水平。该资料适合进行两独立样本 t 检验，首先要把数据整理成表 3-2-1 的形式。

表 3-2-1　两独立样本肌酐数据格式示例

组别	肌酐
1	6.2
1	3.7
2	8.5
2	6.8
…	…

每行代表一只大鼠，组别变量为分类变量，取值 1 和 2 分别表示对照组和实验组，肌酐为连续变量。在 SPSS 中，进行两样本 t 检验的操作步骤为：分析—比较平均值—独立样本 t 检验—将肌酐变量放入检验框（test）中，将组别变量放入分组（grouping）框中，定义分组的取值—点击"确定"。在输出的结果中（图 3-2-3），第一个表是两组肌酐的均值和标准差，对照组为 5.36±1.70，实验组为 8.15±1.60；第二个表是假设检验的结果，两组间肌酐变量的方差齐性检验结果，显示 $P>0.05$，认为方差齐，应看第一行"equal variances assumed"的 t 检验结果，$P=0.001$ 说明两组间肌酐水平的差异有统计学意义。若两组方差不齐，则应看第二行"equal variances not assumed"的结果。

Group Statistics

	VAR00001	N	Mean	Std. Deviation	Std. Error Mean
VAR00002	1	10	5.3600	1.69850	0.53711
	2	10	8.1500	1.59670	0.50492

Independent Samples Test

		Levene's Test for Equality of Variances		t-test for Equality of Means					95% Confidence Interval of the Difference	
		F	Sig.	t	df	Sig. (2-tailed)	Mean Difference	Std. Error Difference	Lower	Upper
VAR00002	Equal variances assumed	0.527	0.477	-3.785	18	0.001	-2.79000	0.73718	-4.33876	-1.24124
	Equal variances not assumed			-3.785	17.932	0.001	-2.79000	0.73718	-4.33918	-1.24082

图 3-2-3　SPSS 两独立样本 t 检验输出结果

有些研究会采用配对设计以提高效率、控制混杂，例如：干预组和对照组按年龄、性别进行 1∶1 匹配；此外，同一组研究对象干预前后指标的变化也属于配对资料。这一类数据需要使用配对 t 检验分析，其无效假设是两组间 / 干预前后研究变量差值的总体均数为 0。配对 t 检验要求研究变量的差值服从正态分布。数据整理的形式见表 3-2-2。

表 3-2-2　配对设计数据格式示例

序号	A 组	B 组	差值
1	95	89	6
2	93	88	5
3	88	87	1
4	83	79	4
…	…	…	…

其中每行代表一个对子，用两个连续变量来表示两组研究对象的观察指标取值。SPSS 配对 t 检验的操作步骤为：分析—比较平均值—配对样本 t 检验—将两组的观察指标变量放入配对变量框（paired variables）—点击"确定"查看输出结果。

上述两种 t 检验都属于参数统计方法，适用于正态分布的连续变量。对于不服从正态分布的变量，可以尝试进行数据变换（如对数变换、平方根变换等），使其满足正态性后再按照正态分布变量的分析方法进行统计分析；也可以使用非参数统计分析方法，每种组间比较的参数检验都有其对应的非参数检验方法，这类检验方法对总体分布没有特定要求。两组间连续变量比较的非参数检验为 Wilcoxon 秩和检验，利用样本的大小排序（秩次）来构建统计量，进行假设检验。在 SPSS 中，可以在非参数检验（non-parametric test）菜单下找到相应的检验方法。但值得注意的是，非参数检验的统计效能较低，与参数检验相比往往不易得出阳性结果。

（二）连续变量的多组比较

临床研究常需要明确多个组（≥ 2 组）之间某指标是否存在差异，这时应采用方差分析（ANOVA）或相应的非参数检验方法。方差分析适用于正态分布、总体方差相等，即具有方差齐性的连续变量，其无效假设是研究变量在各比较组之间的总体均数都相等，备择假设是各组均数不全相等。

若检验发现总体存在差异，有时还需进一步明确具体哪些组间有差异，进行均数间的两两比较，若使用 t 检验进行多重比较会导致Ⅰ类错误（又称假阳性错误）的概率增加，此时需要用到两两比较的方法。常见的两两比较方法有 q 检验（SNK法）、Dunnett-t 检验和 Bonferroni 法。q 检验用于组间两两比较，Dunnett-t 检验适用于多个组与一个参照组比较。Bonferroni 法也适用于组间两两比较，但该方法的思路就是通过将 0.05 除以要比较的次数，降低检验水准，从而减少假阳性错误。如 4 组两两比较共需比较 6 次，则两两比较的检验水准需调整为 0.05/6=0.008 3，即认为 $P<0.008\ 3$ 为有统计学差异，因此被认为是最保守的方法。并且在比较次数较多时 Bonferroni 法不太适合使用，因为校正后的检验水准会过低。

在 SPSS 中进行单因素方差分析的操作步骤为：分析—比较平均值—单因素ANOVA—将连续变量放入变量框，将分组变量放入因子框—点击"事后分析（Post Hoc）"，选择 SNK 或 Dunnett—在选项中选择"方差同质性检验"—点击"确定"查看结果。

图 3-2-4 为结果示例，检验 3 个组之间均数是否存在差异。方差齐性检验 $P=0.427$ 说明方差齐，满足方差分析的条件。第二个表为单因素方差分析的结果，

$P<0.001$ 说明各组之间总体均数不全相等。进一步检验是哪两组间存在差异（图 3-2-5），第一个表为 Dunnett-t 检验的结果，以第 3 组为参照，第 1 组、第 2 组的均数均低于第 3 组，而且差异有统计学意义（P 均 <0.05）；第二个表为 q 检验的结果，该方法会将组间均数没有统计学差异的组分入一个子集（subset），而不同子集之间均数存在统计学差异。可以看出，3 组被分入了 3 个不同的子集，表明这 3 组两两间的均数都存在差异。

Test of Homogeneity of Variances

Y

Levene Statistic	df1	df2	Sig.
0.882	2	24	0.427

ANOVA

Y

	Sum of Squares	df	Mean Square	F	Sig.
Between Groups	39.045	2	19.523	25.077	0.000
Within Groups	18.684	24	0.779		
Total	57.730	26			

图 3-2-4 SPSS 单因素方差分析结果

Multiple Comparisons

Dependent Variable: Y

	(I) 分组	(J) 分组	Mean Difference (I-J)	Std. Error	Sig.	95% Confidence Interval	
						Lower Bound	Upper Bound
Dunnett t (2-sided)[a]	1	3	-2.87033*	0.40541	0.000	-3.8250	-1.9157
	2	3	-1.41825*	0.41853	0.005	-2.4038	-0.4327

*. The mean difference is significant at the 0.05 level.

a. Dunnett t-tests treat one group as a control, and compare all other groups against it.

Homogeneous Subsets

Y

	分组	N	Subset for alpha = 0.05		
			1	2	3
Student-Newman-Keuls[a,b]	1	9	4.2267		
	2	8		5.6788	
	3	10			7.0970
	Sig.		1.000	1.000	1.000

图 3-2-5 SPSS 多组间均数两两比较结果

如果研究变量不满足正态性和方差齐性，应使用 Kruskal-Walls 秩和检验来分析多组间的分布是否有差异，其无效假设是各比较组间某变量的总体分布相同。SPSS 操作步骤为：分析—非参数检验—K 个独立样本—指定分组变量和连续变量—点击"确定"查看结果。

总体而言，连续变量的组间比较要根据数据类型和研究设计来选择合适的统计分析方法：对于满足正态和方差齐性的资料，采用 t 检验进行两组比较，采用方差分析进行多组比较；对于不满足正态和方差齐性的资料，使用 Wilcoxon 检验进行两组比较，使用 Kruskal-Walls 检验进行多组比较（图 3-2-6）。

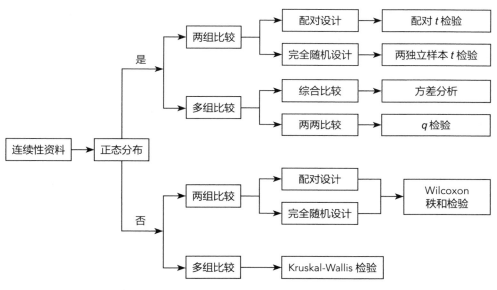

图 3-2-6　连续变量组间比较的统计方法选择

（三）组间率的比较

各组之间率的比较是临床研究常用的统计分析方法之一，如比较各暴露组间疾病患病率是否存在差异，以初步探索病因线索。这种二分类变量的组间分布比较可以使用 χ^2 检验，其中，两组间的比较为四格表 χ^2 检验，多组间的比较为列联表 χ^2 检验，无效假设为比较组间的总体率都相等。例如：某项研究要比较 3 种不同药物治疗脑卒中患者的疗效，收集到数据见表 3-2-3。

表 3-2-3　不同药物治疗脑卒中的疗效

药物	有效	无效	合计
西药	36	25	61
中药	48	12	60
蒙药	56	6	62
合计	140	43	183

这是一个 3×2 列联表，表中的数字代表例数。为了明确 3 种药物组间的有效率是否存在差异，采用 χ^2 检验，建立无效假设为 3 种药物治疗组的有效率相等，备择假设为 3 种药物治疗组的有效率不全相等。首先建立分析数据集，原始数据形式见表 3-2-4。

表 3-2-4　不同药物治疗脑卒中研究数据

序号	药物	疗效
1	2	0
2	1	1
3	3	0
…	…	…

每行为一名研究对象，药物和疗效为两个分类变量。将西药、中药、蒙药分别编码为 1、2、3；疗效变量 1 代表有效，0 代表无效。在 SPSS 中的操作步骤为：分析—统计描述—交叉表格—将药物和疗效变量分别放入行和列—点击"统计量"—勾选 χ^2—点击"确定"查看结果。

以上是基于个案数据的格式进行分析，也可以直接将列联表的汇总数据录入 SPSS，见表 3-2-5。

表 3-2-5　不同药物治疗脑卒中研究汇总数据

药物	疗效	例数
1	0	25
1	1	36

药物	疗效	例数
2	0	12
2	1	48
3	0	6
3	1	56

对于这种汇总数据，首先要在 SPSS 中进行加权操作：数据—加权个案（weight cases）—将例数变量放入频数框（frequency variable）。之后 χ^2 检验的操作同上。

图 3-2-7 为 χ^2 检验的结果，χ^2 统计量为 17.372，$P<0.001$，认为 3 种药物治疗脑卒中的效果不完全相同。

Chi-Square Tests

	Value	df	Asymp. Sig. (2-sided)
Pearson Chi-Square	17.372ᵃ	2	0.000
Likelihood Ratio	17.507	2	0.000
Linear-by-Linear Association	16.643	1	0.000
N of Valid Cases	183		

图 3-2-7　SPSS 的 χ^2 检验结果

如果要进一步进行组间的两两比较，可以将列联表分割成多个四格表进行 χ^2 检验，并且重新设定检验水准。新的检验水准 $\alpha' = \dfrac{\alpha}{C_k^2+1}$，其中 k 为分组数。每一次分割后的 χ^2 检验都要按 α' 的检验水准来判断是否有统计学意义，以保证总体 I 类错误的发生率为 0.05。

χ^2 检验对样本量有一定要求，适用于总样本量不少于 40 且列联表的任意单元格理论频数不小于 1 的数据资料。列联表某一单元格的理论频数 E= 所在行合计 × 所在列合计 / 总合计频数，其含义是在行和列因素独立的假设下，某单元格的期望频数。若不满足条件，应使用 Fisher 精确概率检验计算 P 值。于 SPSS 操作时是在交叉表菜单中点击"精确检验（exact tests）"选项，勾选精确概率（exact）。

除独立的组间比较外，二分类结局变量同样有配对设计，例如：将特征相似的研究对象进行 1∶1 匹配，分别分入两个处理组，观察结局事件的发生率。对于此类资料，应使用配对 χ^2 检验（McNemar's 检验），这时的四格表格式见表 3-2-6。

表 3-2-6　配对 χ^2 检验四格表

处理 1	处理 2	
	发生结局	未发生结局
发生结局	a	b
未发生结局	c	d

表中的数字代表对子数。可以看出，两个处理组结局率的差异为 $(b-c)/(a+b+c+d)$。因此，McNemar's 检验的无效假设为两组结局率相等（$b=c$），备择假设为两组结局率不等（$b\neq c$）。在 SPSS 中的交叉表菜单选择统计量，勾选 McNemar's 检验即可输出检验结果。

（四）有序分类资料

有些多分类变量的取值是有序的，如尿蛋白的检验结果分为 5 级，这 5 类之间有次序之分。在列联表分析中，如果分组变量和结局变量中只有一个是有序分类变量，则称为单向有序；如果二者均为有序分类变量，则称为双向有序。χ^2 检验只能回答各组间率或构成比的分布是否有差异，没有考虑等级信息，此时应使用秩和检验来分析有序分类资料。

例如：某医院用 3 种药物治疗老年慢性支气管炎，比较疗效差异。疗效指标为四分类：控制、显效、好转、无效。在这个研究中，药物为无序三分类变量，而疗效为有序四分类变量，属于单向有序的分类资料。此时如果使用 χ^2 检验，则不能充分利用疗效指标的"等级"信息，因为 χ^2 检验只能反映比较组间"治疗效果的等级构成上"是否不同，而不能说明组间"治疗效果的平均水平"有无差异，因此应该使用 Kruskal-Wallis 秩和检验（H 检验）。在 SPSS 操作为：分析—非参数检验—K 个独立样本—将疗效和药物分别放入检验变量和分组变量中，定义分组—点击"确定"查看结果。若 $P<0.05$，说明 3 种药物疗效不完全相同。此外也可以使用参照单位（relative to an identified distribution unit，Ridit）分析，这种分析方法与 Kruskal-Wallis H 检验等价。

对于双向有序资料，例如：年龄分组和慢阻肺患病率，分析的目的是明确这两个因素间是否存在相关关系，这时可以使用 Spearman 秩相关分析。如果想明确"慢阻肺患病率随着年龄增加而增加"，则使用线性趋势检验（test for linear trend）。SPSS 提供的线性趋势检验方法为 χ^2 检验模块下的 Linear-by-Linear Association。

总体而言，分类变量的组间比较要考虑研究目的、设计类型、分组数及变量是否有序。需要注意的是，对于率或无序分类变量资料的组间比较，应使用 χ^2 检验；对于单向有序资料宜使用秩和检验或 Ridit 分析；对于双向有序资料，可使用 Spearman 秩相关分析或线性趋势检验（图 3-2-8）。

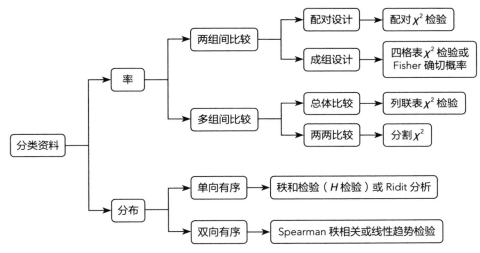

图 3-2-8　分类变量组间比较的统计方法选择

三、关联分析

（一）线性相关分析

在横断面研究中，可以分析两个连续变量之间的关系，为因果关联提供线索。使用散点图可以直观地展示两个变量的关系。如图 3-2-9，可以看出在这个人群中收缩压随 BMI 增加而呈上升趋势，即 BMI 与收缩压可能存在正向的相关关系。

线性相关分析有助于明确两个变量之间的关系，其适用条件是满足双变量正态分布，且两变量之间呈线性趋势。相关的方向和程度可用 Pearson 积差相关系数（r）来度量。r 没有单位，取值范围是 [–1, 1]，正数表示正相关，负数表示负相关。$|r|$ 越接近 1，说明两个变量之间的相关性越强，$r=0$ 说明两变量间无线性相关关系。相关系数的假设检验 H_0 为总体相关系数 $\rho=0$；H_1 为总体相关系数 $\rho\neq0$。在 SPSS 中计算相关系数的步骤为：分析—相关（correlate）—双变量（bivariate）—将两个连续变量选入变量框—选择计算方法和检验水准—点击"确定"查看结果。

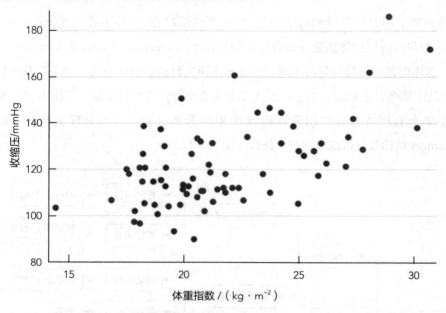

图 3-2-9　某人群体重指数（BMI）与收缩压的散点图

当资料不服从双变量正态分布（如等级资料）或总体分布未知时，应使用 Spearman 秩相关分析，计算等级相关系数（r_s）。r_s 取值范围和意义与 r 相同。在 SPSS 的相关分析中，可以通过勾选 Spearman 输出 r_s 和假设检验结果。

需要注意的是，相关系数反映的是变量之间的线性相关关系，相关系数等于 0 不一定说明两个变量是独立的，还有可能存在非线性关系（如"U"形关系），因此最好在进行相关分析前观察散点图，初步判断存在线性关系后再进行线性相关的统计检验。此外，对相关系数的解释应当谨慎，存在统计学上的相关性不一定说明有因果关联。

（二）线性回归分析

线性回归分析是定量研究变量之间关系的一种统计方法，也是临床研究中最常见的一类分析方法。多重线性回归可以同时研究多个影响因素（自变量）与一个连续型结局指标（因变量）的关系，能够起到控制混杂因素、估计独立效应的作用。使用线性回归必须要考虑几个前提条件：①自变量与因变量是否呈直线关系；②因变量是否符合正态分布；③因变量数值之间是否独立；④方差是否齐性。

该模型的形式为：

$$\hat{y}=b_0+b_1x_1+b_2x_2+\cdots+b_px_p \qquad 式（3-2-1）$$

其中 b_1-b_p 为偏回归系数，b_i 表示当其他（$p-1$）个自变量固定不变时，x_i 每增加 1 个单位，期望值（y）的改变量。回归系数的假设检验 H_0 为总体回归系数 $\beta=0$；H_1 为总体回归系数 $\beta \neq 0$。在 SPSS 中进行线性回归的操作步骤为：分析—回归（regression）—线性—选择自变量与因变量—选择自变量的筛选方法，常用的包括直接进入、逐步法及后退法—点击"确定"查看结果。

结果首先会给出模型自变量的纳入和排除过程，然后给出模型的决定系数（coefficient of determination，R^2）。决定系数取值范围为 0 ~ 1，反映因变量的总变异中有多少比例可由自变量的变异解释。决定系数越高，说明模型拟合越好；若决定系数较低，说明纳入的自变量对因变量的预测能力较差。图 3-2-10 为回归系数的结果，B 和标准误差代表各个自变量回归系数的点估计值和点估计值的标准误差，同时给出了回归系数假设检验的 t 值和 P 值，$P<0.05$ 表明该自变量与因变量存在显著的统计学关联。

系数ᵃ

模型		非标准化系数		标准系数		
		B	标准 误差	试用版	t	Sig.
1	(常量)	5.358	0.444		12.079	0.000
	总胆固醇	0.171	0.055	0.434	3.137	0.003
	甘油三酯	0.318	0.147	0.298	2.155	0.038

a. 因变量：空腹血糖

图 3-2-10 SPSS 线性回归系数结果输出

需要注意图中同时提供了非标准化的回归系数和标准化的回归系数，二者的主要区别是，要比较多个自变量对因变量相对作用大小时，可采用标准化回归系数，当仅是为了解释自变量对因变量的作用时，可采用非标准化回归系数。

总之，横断面研究以描述研究人群疾病或健康状态的三间分布为主要目的，同时可以进行组间比较和关联分析，揭示病因线索。研究者应明确分析的目的，并根据资料类型选择合适的统计方法。无论是统计描述还是统计推断，首先都应明确变量的类型和分布。本节介绍的都是常用的基础统计方法，不仅适用于横断面研究，在其他类型研究中也有广泛应用，如数据的分布描述，几乎在所有临床研究中都会用到，因此熟练掌握其原则和 SPSS 操作方法十分重要。

第二节 病例对照研究

病例对照研究的主要目的是检验因果关联，其设计特点是有病例和对照两组人群，比较两组人群暴露因素的分布差异，进而分析暴露因素与疾病风险的关联关系。病例对照研究的数据分析主要包括统计描述：组间比较的均衡性检验和统计推断两部分，统计推断主要的效应指标是比值比（OR）。

一、组间比较的均衡性检验

在观察性研究中，混杂因素的识别和控制必不可少。在进行关联分析前，应进行病例和对照组间的均衡性检验，以判断两组除研究因素以外其他重要特征是否均衡可比，只有当主要的非研究因素均衡可比时，才能认为暴露因素的组间差异与是否患病的风险有关。

均衡性检验的具体做法是将病例组和对照组间的重要特征进行逐一比较，并进行组间差异的统计学检验。例如：表 3-2-7 为某研究的组间特征比较结果，各行代表特征，P 值为两组比较的假设检验结果。可以看出，两组的性别、婚姻及职业差异无统计学意义，但对照组平均年龄高于病例组（P=0.01），而高龄本身常与疾病的发生有关，因此年龄可能成为关联分析的潜在混杂因素。

表 3-2-7　病例组和对照组特征比较

特征	病例组（n=59）	对照组（n=126）	P 值
男性 /%	51	52	0.92
平均年龄（均数 ± 标准差）/ 岁	67±15	72±15	0.01
婚姻 /%			0.45
已婚	90	94	
离异	2	2	
丧偶	8	4	
职业 /%			0.47
技术	27	27	
管理	17	25	
工人	56	48	

组间均衡性检验的具体操作方法与本章第一节的组间比较相同，需要根据变量类型选择数据描述和假设检验的方法。在上述示例中，年龄为正态分布的连续变

量，因此用均数 ± 标准差来描述，用独立样本 t 检验进行组间比较；性别、婚姻和职业为无序分类变量，用构成比来描述，并用 χ^2 检验进行组间比较。

二、统计推断

统计推断是为了分析暴露因素与疾病是否存在关联，并估计关联强度。由于病例对照研究是基于疾病状态进行抽样，不能计算患病率和发病率，因此无法估计相对危险度（relative risk，RR），一般通过计算 OR 来反映关联的强度。单因素分析可采用 χ^2 检验，多因素分析使用 Logistic 回归模型。

（一）单因素分析

暴露因素为二分类的非匹配病例对照研究数据，可整理成为四格表（表 3-2-8）。

表 3-2-8　病例对照研究四格表

暴露	分组	
	病例组	对照组
有	a	b
无	c	d

这种资料可以使用 χ^2 检验来推断暴露和疾病之间是否有关联。如果存在关联，进一步需要计算关联强度指标 OR：$OR=\dfrac{ad}{bc}$。OR>1 表明暴露因素为结局的危险因素，与患病风险增加有关，例如：OR=2.21 可以表述为暴露于研究因素与患病风险增加 1.21 倍有关；同理，OR<1 表明暴露因素为结局的保护因素。OR 与 1 越接近，说明暴露因素与结局关联度越小。除点估计外，还应计算 OR 的 95%CI，以反映抽样误差的影响。当 OR 的 95%CI 包含 1 时，说明暴露因素与结局的关联关系无统计学显著性。

当人群中疾病的发病率或患病率较低（<10%）时，OR 近似等于 RR，可用 OR 代替 RR。由于这类疾病多为罕见病，开展队列研究比较困难，但是采用病例对照研究，OR 易于获得，因此常通过计算 OR 来替代 RR。但当疾病发病率增大时，两者的差别增大。当 OR>1 时，OR 高估了 RR；当 OR<1 时，OR 低估了 RR。

在配对设计的病例对照中，每个病例对照的对子可以归入以下四类：病例对照均暴露、病例暴露对照未暴露、病例未暴露对照暴露、病例对照均未暴露。数据整理成四格表见表 3-2-9。

表 3-2-9　配对设计病例对照研究四格表

对照组	病例组	
	暴露	未暴露
暴露	*a*	*b*
未暴露	*c*	*d*

表中的数字代表对子数。这种资料可以使用 McNemar's 配对 χ^2 检验来分析，详见本章第一节。关联强度 *OR=c/b*，具体结果的解释与非匹配设计相同。

（二）多因素分析

单因素分析无法排除混杂因素的影响，还需进行多因素分析，将需要控制的混杂因素作为协变量进行调整。在病例对照研究中，因变量为是否患病或患病种类，属于分类变量；自变量为暴露及各个协变量，可以是分类变量，也可以是连续变量。这类数据应使用 Logistic 回归模型来分析，模型的形式为：

$$\ln(\frac{P}{1-P})=\alpha+\beta_1 x_1+\beta_2 x_2+\cdots+\beta_p x_p \qquad 式（3-2-2）$$

P 代表结局事件的率，回归系数 β 反映了其他协变量取值固定时，暴露因素 *x* 每改变 1 个单位引起的 $\ln[P/(1-P)]$ 的改变量，因此 e^β 就是对应的 OR。

根据因变量类型和研究设计的不同，可以拟合不同的 Logistic 回归模型（表 3-2-10）。二分类因变量可以使用普通的 Logistic 模型，如将是否患病（0 或 1）作为因变量；无序多分类因变量可以用多项 Logistic 模型，如将未患癌症、鳞状细胞癌、腺癌、大细胞癌作为因变量；有序多分类因变量可以使用累积比数 Logistic 模型。对于匹配设计资料，应使用条件 Logistic 回归模型。

表 3-2-10　Logistic 回归模型的分类和应用条件

设计特点	因变量示例	模型选择
非匹配二分类结局	*Y*=0 未患病 *Y*=1 患病	非条件 Logistic 回归

续表

设计特点	因变量示例	模型选择
匹配二分类结局 (病例与对照 1 ： 1 或 1 ： n)	Y=0 未患病 Y=1 患病	条件 Logistic 回归
无序多分类结局	Y=0 未患癌症 Y=1 鳞状细胞癌 Y=2 腺癌 Y=3 大细胞癌	多项 Logistic 回归
有序多分类结局	Y=0 无效 Y=1 有效 Y=2 显效 Y=3 治愈	累积比数 Logistic 回归

例如：一项研究要分析 BMI 与高血压患病的关联，选取 89 例高血压患者和 93 例对照，测量 BMI（kg/m^2），并记录年龄和性别。除作为连续变量外，还按照中国成年人体重判定标准，将 BMI 分为 4 组：低体重（<18.5kg/m^2）、正常（18.5～23.9kg/m^2）、超重（24.0～27.9kg/m^2）、肥胖（≥ 28.0kg/m^2），分别赋值为 1、2、3、4。数据格式见图 3-2-11。

age	sex	BMI	hyp	BMIgroup
47	2	23	1	2
53	2	24	1	2
41	2	19	1	2
55	2	17	1	1
53	2	19	1	2
44	2	17	1	1
48	2	19	1	2
52	2	20	1	2
51	2	23	1	2
42	2	19	0	2
40	2	26	0	3
42	1	23	0	2
40	2	18	0	1
37	2	23	0	2
45	2	19	0	2
52	2	22	0	2
40	2	18	0	1
48	2	25	0	3
38	2	18	0	1

图 3-2-11　病例对照数据格式样例

　　在 SPSS 中进行多因素 Logistic 回归：分析—回归—二项 Logistic—将高血压选入因变量，将 BMI 分组（赋值：1=低体重，2=正常，3=超重，4=肥胖）、年龄（单位为岁）及性别（1= 男性，2= 女性）选入协变量—在分类中，将 BMI 最低组设为参照组—点击"选项"，勾选 95%CI—点击"确定"查看结果（图 3-2-12）。

	B	S.E.	Wald	df	Sig.	Exp(B)	95% C.I.for EXP(B)	
							Lower	Upper
Step 1[a]　BMIgroup			6.880	3	0.076			
BMIgroup(1)	0.065	0.523	0.015	1	0.902	1.067	0.383	2.971
BMIgroup(2)	0.519	0.574	0.817	1	0.366	1.680	0.546	5.169
BMIgroup(3)	2.182	0.972	5.040	1	0.025	8.865	1.319	59.574
age	0.172	0.034	24.899	1	0.000	1.187	1.110	1.270
sex	-0.960	0.347	7.648	1	0.006	0.383	0.194	0.756
Constant	-6.690	1.587	17.776	1	0.000	0.001		

图 3-2-12　SPSS 中 Logistic 回归输出结果：BMI 作为分类变量

　　Exp（B）为 OR，同时给出了置信区间。可以看出，与低体重组相比，肥胖组患高血压风险增加，OR（95%CI）=8.86（1.32 ~ 59.57）。由于模型中同时将年龄和性别作为协变量，因此这是调整性别和年龄后的校正 OR（adjusted OR），可解读为控制或调整了性别和年龄的影响后，肥胖组人群高血压患病风险是低体重组人群的 8.86 倍。

　　BMI 本身是连续变量，研究者还希望进一步检验其与高血压患病风险之间的线性趋势，这时可以将模型自变量中的 BMI 分组换成连续的 BMI 变量，结果见图 3-2-13。

Variables in the Equation

	B	S.E.	Wald	df	Sig.	Exp(B)	95% C.I.for EXP(B)	
							Lower	Upper
Step 1[a]　BMI	0.175	0.053	10.972	1	0.001	1.191	1.074	1.320
age	0.168	0.035	23.734	1	0.000	1.183	1.106	1.266
sex	-0.955	0.350	7.437	1	0.006	0.385	0.194	0.764
Constant	-10.164	2.015	25.430	1	0.000	0.000		

图 3-2-13　SPSS 中 Logistic 回归输出结果：BMI 作为连续变量

　　BMI 对应的 OR（95%CI）为 1.19（1.07 ~ 1.32），P=0.001。说明高血压患病风险随着 BMI 的增加而上升，BMI 每增加 $1kg/m^2$，患病风险增加 19%。此外，也可

以将 BMI 分组的赋值（1、2、3、4）作为连续变量纳入模型，检验线性趋势（图 3-2-14）。

Variables in the Equation

		B	S.E.	Wald	df	Sig.	Exp(B)
Step 1[a]	age	0.165	0.034	24.184	1	0.000	1.180
	sex	-0.908	0.342	7.036	1	0.008	0.403
	BMIgroup	0.532	0.230	5.341	1	0.021	1.702
	Constant	-7.400	1.626	20.715	1	0.000	0.001

图 3-2-14　SPSS 中 Logistic 回归输出结果：线性趋势检验

（三）建模策略

多因素模型的构建方法通常具有很大的灵活性，基于同样的数据可以拟合多种不同的回归模型，如纳入不同的自变量、改变自变量进入模型的形式、考虑各种交互作用等。如何建模并没有固定的要求，但总体原则是要结合专业知识和统计学知识，建立适合数据特点并且有科学意义的模型，了解以下细则有助于更好地构建多因素分析模型。

（1）从单因素分析开始，了解变量之间的关系。这一步虽然不是必要的，但往往有助于识别潜在的影响因素及混杂，为构建多因素模型筛选自变量提供参考。

（2）探究自变量纳入模型时的适宜形式，必要时进行变量变换。对于连续变量或等级变量，如果其与 $\ln[P/(1-P)]$ 呈线性关系，那么可以连续变量的形式纳入模型；如果存在非线性关系，那么应取有临床意义的切点，将其转化为分类变量，并选取合适的参照组。

（3）模型自变量的选择要依据专业知识，选择对结局疾病有影响的因素。医学研究不同于大数据挖掘，需要关注模型的合理性及可解释性，不能单纯考虑数据上的相关关系。

（4）考虑纳入因素间的交互项。变量之间可能存在复杂的交互作用，纳入重要的交互作用有助于提高模型的拟合效果；但是交互作用分析往往需要更大的样本量。

（5）构建多个模型。目前的临床研究通常会给出多种模型的结果，逐步纳入不同的协变量，构建不同的模型，有助于评价各因素对关联估计值的影响。

Logistic 回归分析可以用于实现多种研究目的：①可以用于筛选疾病的影响因素，并且确定各个因素的作用大小，对因素之间的交互作用进行深入分析；②可以控制混杂因素，计算多变量调整后的 OR 及其 95%CI；③可进行预测和判别，建立疾病预测模型等。从研究设计的角度，Logistic 回归分析不仅可用于病例对照研究，也可以用于队列研究。

第三节　队列研究

队列研究也是一种分析性研究，以检验因果关联为主要目的。其设计特点是按暴露因素对研究对象进行分组，比较结局的发生率，其主要的效应指标是相对危险度（RR）。与病例对照研究类似，队列研究也需要首先进行均衡性检验，以识别混杂因素，但队列研究是比较不同暴露组之间基线特征的差异，具体检验方法见本章第一节。

一、率和关联指标

队列研究能够通过随访获得结局事件的发生情况，进而计算各种率。发病率是指一定时期内，某人群中某病新病例出现的频率。对于一个固定队列，可以计算累积发病率，分母为进入队列的总人数，分子为一定时间内新发的病例数。此外，还可以计算死亡率、病死率、生存率等结局指标。队列研究结果的四格表见表3-2-11。

表 3-2-11　队列研究结果四格表

项目	结局		合计
	发生	未发生	
暴露	a	b	n_1
未暴露	c	d	n_2

可以使用 χ^2 检验来分析暴露与结局之间是否存在关联。队列研究的效应指标是RR，为暴露组与对照组之间结局率的比值（$\frac{a/n_1}{c/n_2}$），反映了暴露因素与疾病的关联强度。$RR>1$ 表明暴露因素为结局的危险因素，与发病风险增加有关；$RR<1$ 表明暴露因素为结局的保护因素，与疾病发病风险下降有关。RR 与 1 越接近，说明暴露因素与结局关联度越小。

相对危险度反映暴露组发生结局事件的风险是非暴露组的几倍，但在结果解释和推广时，可能不够直观。当关注暴露因素导致的疾病风险变化时，可使用归因危险度（attributable risk，AR）和归因危险度百分比。归因危险度是暴露组和非暴露组之间结局发生率的差值（$\frac{a}{n_1} - \frac{c}{n_2}$）；归因危险度百分比又称病因分值，是指暴露且发生结局事件的样本中，真正归因于暴露因素的比例（$\frac{AR}{a/n_1}$）。例如：某队列研究得出暴露组发病率为15%，非暴露组发病率为6%，那么归因危险度为15%-6%=9%，归因危险度百分比为9%/15%=60%，说明如果暴露与发病的因果关系成立，那么暴露组的病例中有60%由暴露因素引起。

在实际的队列研究中，不同研究对象的开始观察时间往往不同，而且会存在一些失访或死亡事件，导致观察终止。这时应计算人时发病率，又称发病密度，其分子是新发病例数，分母是各个研究对象观察时间的总和（人时）。数据的形式见表3-2-12。

表 3-2-12　队列研究发病密度的计算

项目	发病数	观察人时	发病密度
暴露	A	T_1	a/T_1
未暴露	B	T_2	b/T_2

计算发病密度的 RR 等关联指标的方法与累积发病率资料类似，区别在于不用总人数作分母，而用人时作分母计算 RR。人时作分母既考虑了观察人数，又考虑了每例对象观察事件的长短。

二、生存分析

队列研究收集的结局数据包括两个要素，即是否发生结局及其发生时间。发病率指标只考虑是否发生终点事件，未能考虑发生终点事件的时间信息。对于很多临床研究，结局事件发生的早晚具有重要意义，此类资料应进行生存分析（survival analysis）。这里"生存"是指未发生结局事件，如以发病为结局的研究中，未发生所研究的疾病即为生存。生存时间是指从规定的观察起点到特定终点事件出现之间的时间长度，一般呈指数分布或对数正态分布。通常使用中位生存时间来进行描述，其定义为 50% 个体生存时对应的时间。

生存数据的一个主要特点是含有截尾数据（censored data）。如果研究对象失访，那么将无法继续进行随访观察，是否会发生结局也就无从得知。此外，死于其他与研究无关的原因（如车祸）、随访截止时仍未发生结局事件也属于截尾。这些截尾数据提供了不完全的信息，尽管不知道其确切生存时间，但是研究对象至少生存到了失访的时间点，因此截尾数据可以为估计失访前的生存率提供信息，如果简单地剔除截尾数据就会损失这部分信息。生存数据的格式见表 3-2-13。

表 3-2-13　生存数据格式

暴露分组	结局	观察时间 / 天
1	0	25
1	1	36
1	0	12
2	0	48
2	0	6
2	1	56
…	…	…

（一）生存过程的描述和比较

为了探讨生存时间的分布特点，需要进行生存数据的描述性分析。研究对象经过一定时间后仍生存的概率被称为生存率（survival rate）。生存率是时间的函数，随着随访时间的增加，结局事件逐渐发生，生存率逐渐降低，生存曲线描绘了这一过程。对于大样本资料，可以使用定群寿命表法计算各年份的生存率；对于小样本的临床研究，可以使用 Kaplan-Meier 乘积极限法估计生存曲线。Kaplan-Meier 法的基本原理是概率乘法，将各研究对象的生存时间排序，在各个时间段内计算生存概率，然后将生存概率相乘计算某时刻的生存率。

在 SPSS 中进行 Kaplan-Meier 分析的步骤为：分析—生存—Kaplan-Meier—将时间变量放入 Time 框，将结局变量放入 Status 框并定义取值，暴露因素放入 Factor 框—在选项的画图中勾选生存曲线—点击"确定"查看结果（图 3-2-15）。

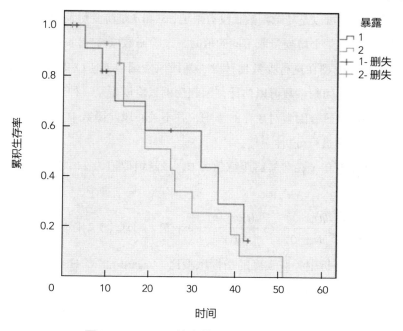

图 3-2-15　SPSS 输出的 Kaplan-Meier 曲线

图 3-2-15 为 SPSS 输出的生存曲线，纵轴代表累积生存率，横轴为观察时间，两条曲线分别代表两个暴露组。生存曲线随着时间呈阶梯状下降，拐点代表发生了终点事件。曲线上相交的短竖线代表截尾数据，可以看到截尾数据并不会改变生存率，这是因为 Kaplan-Meier 法假定这部分人此后的生存过程与未截尾者相同，所以截尾数据只会影响下一个时段的生存概率计算的分母（期初人数）。生存曲线越陡峭代表生存率随时间下降越快、生存期越短。

图 3-2-15 中的两组生存曲线形状有差别，但这种差别是否有统计学意义并不清楚，还需进行假设检验。生存曲线的比较可采用 Log-rank 检验，又称时序检验。其无效假设是两组生存过程相同，备择假设是两组生存过程不同。在 SPSS 的 Kaplan-Meier 分析中，选择进入组间比较菜单，勾选 Log-rank，即可输出检验结果。

（二）Cox 比例风险模型

Kaplan-Meier 曲线和 Log-rank 检验是生存数据的单因素分析方法，没有控制混杂因素的影响。生存数据的多因素分析常采用 Cox 比例风险模型，该方法是英国的 Cox 于 1972 年提出的，模型的形式为：

$$h(t,X)=h_0(t)\exp(\beta_1 x_1+\beta_2 x_2+\cdots+\beta_p x_p)　　　式（3-2-3）$$

其中 $h(t,X)$ 为 t 时刻风险函数，可以理解为 t 时刻的瞬时发病/死亡率；$h_0(t)$

是基线风险函数，可以是任意函数，没有限定；x_i 和 β_i 是协变量及对应的回归系数。

可以看出，当某个协变量取不同的值时，风险函数以特定的比例变化，即比例风险。采用 Cox 模型在进行参数估计时，基线风险函数 $h_0(t)$ 是无法估计的，只有线性组合部分的回归系数可以估计，因此比例风险模型是一种半参数模型。临床研究关心的往往是研究因素对生存的影响，并不关心风险函数本身的特征，因此，适合使用 Cox 模型进行分析。

如果某暴露变量 x 在非暴露组取值为 0，暴露组取值为 1，那么两组风险函数之比等于：

$$\frac{h(t,x=1)}{h(t,x=0)} = \frac{h_0(t)\exp(\beta)}{h_0(t)} = \exp(\beta) \qquad 式（3-2-4）$$

这就是生存分析中关联强度的指标风险比（hazard ratio，HR），也是相对危险度的一种，反映了暴露组的结局风险是非暴露组的多少倍。两组间的基线风险函数相同，HR 不随时间变化，这是 Cox 模型的前提假设，被称为比例风险（proportional hazard）假设。

在 SPSS 中进行 Cox 回归分析的步骤为：分析—生存—Cox 回归—将时间变量放入 Time 框，将结局变量放入 Status 框并定义取值，协变量放入 Covariates 框—在选项中勾选 exp（B）的 95%CI—点击"确定"查看结果。各个协变量的回归系数及 HR 的结果展示与 Logistic 回归类似。

（三）HR、RR 与 OR 的异同

OR、RR 及 HR 的意义相似，但对应的研究设计和统计方法有所区别，在数据分析与研究结果解读时应注意区分（表 3-2-14）。

广义的 RR 是相对危险度的统称，包括了率比、发病密度比及风险比，都是表示暴露组与对照组之间结局发生风险的比值，区别在于风险的度量。HR 是一种特殊的 RR，考虑了时间因素，其结果解读与率比相似。要计算 RR，首先必须能够估计发病率，因此适用于队列研究设计。病例对照研究是基于疾病状态进行抽样，无法估计发病率，因此也无法计算 RR。

除了发病率（P）以外，还可以使用优势（odds）来度量结局发生的可能性。优势是指某事件发生的概率与不发生的概率之比，即 $\frac{P}{1-P}$。可以看出，优势和率的大小变化方向是相同的。基于优势计算的关联指标就是 OR，定义为暴露组与非暴露组之间结局优势的比值。从数值上来说，当结局发生率很低时，OR 近似等于

RR。对于危险因素，OR 高于 RR；对于保护性因素，OR 小于 RR。

HR 即风险函数比，是生存分析资料中用于估计因为某种因素的存在而使死亡 / 缓解 / 复发等风险改变的倍数。HR 的解释与 RR 相似，即表示暴露组患病的概率为非暴露组的多少倍，区别在于 RR 只考虑结局是否发生，而 HR 还考虑了结局发生的时间，因此可以认为 HR 是考虑了时间因素的 RR。

从研究设计的角度考虑，OR、RR 与 HR 的应用也存在区别：OR 主要用于病例对照研究和横断面研究；RR 主要用于队列研究和 RCT；HR 主要用于队列研究，也可用于 RCT。

表 3-2-14　比值比（OR）、危险比（RR）和风险比（HR）的比较

项目	OR	RR	HR
名称	比值比、比数比、优势比、交叉乘积比	危险度比、率比、相对危险度	风险比
定义	指两组人群的优势(某事件发生与不发生概率的比值)之比	指暴露与非暴露人群的结局事件发生率之比	考虑了时间效应后，暴露与非暴露人群的结局事件发生率之比
计算方法	$OR=ad/bc$ Logistic 回归	$RR=I_e/I_0=(a/n_1)/(c/n_0)$ Log-binomial 回归或 Poisson 回归	$HR=h_1(t)/h_2(t)$ Cox 回归
适用情况	病例对照研究、横断面研究	队列研究、随机对照试验	队列研究、随机对照试验
意义	表示暴露与患病之间的关联强度	表示暴露与发病风险之间的关联强度	表示暴露与一段时间内生存情况之间的关联强度

▌ 第四节　观察性研究统计分析策略

观察性研究包括描述性研究和分析性研究，不同设计类型可以实现不同的研究目的，统计方法的选择要基于明确的分析目的，并且要注意各种统计方法的适用条件。图 3-2-16 为观察性研究的统计分析流程及分析方法选择思路，也适用于实验性研究，是临床研究通用的统计分析流程。首先要进行数据预处理，以确保数据符合分析的要求；其次进行描述性分析，观察数据的三间分布情况，对于分析性研究，还需要进行组间特征比较，评价各比较组间重要特征的均衡性；最后构建多因素模型以控制混杂，进行关联分析。

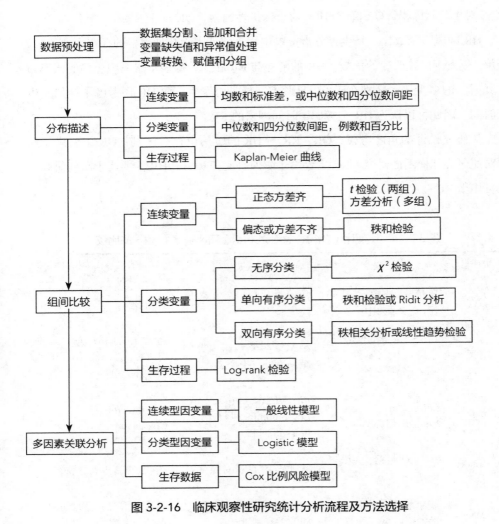

图 3-2-16 临床观察性研究统计分析流程及方法选择

（李嘉琛 梁立荣）

第三章 随机对照试验

临床试验的主要目的是验证因果关联，随机对照试验（RCT）是评价疗效 / 干预效果的最佳研究设计类型。其设计特点为将符合纳入标准和排除标准的研究对象使用随机化的方式分配实施试验干预措施（试验组）和对照干预措施（对照组），通过随访试验组和对照组的临床结局，评估干预措施的效果和安全性。由于随机分配有效控制了已知和未知混杂因素在各组间的均衡性，保证了两组间的可比性，一般无须使用复杂的统计分析方法进一步控制混杂因素对结果的影响。但为保证 RCT 得出高质量的研究证据,其统计分析中有一些特殊的环节和要求。

一、统计分析计划

临床试验的统计分析须按照预先制定的统计分析方法进行。RCT 要求预先确定统计分析方法,内容涵盖试验中所涉及的所有统计学考虑且具有技术性和可操作性,包括设计的类型、比较的类型、随机化与盲法、主要结局指标和次要结局指标的定义与测量、假设检验、数据集的定义、疗效及安全性评价和统计分析的详细计划。统计分析方法可以在临床试验进行过程中及数据盲态审核时进行修改、补充和完善;不同时点的统计分析方法应标注所用软件版本,在数据锁定之前完成并予以确认。如果试验过程中试验方案有调整,则统计分析方法也应作相应的调整。如果涉及期中分析,则相应的统计分析方法应在期中分析前确定。制定统计分析方法可参考 *JAMA* 杂志在 2017 年发表的 "Guidelines for the Content of Statistical Analysis Plans in Clinical Trials"[1]。

二、界定统计分析数据集

在临床试验中,有很多因素导致研究无法获得全部受试者的临床结果(图 3-3-1)。例如:有的患者在随机分组后,可能会因为疗效不明显而在临床试验结束前主动选择退出研究;有的患者虽然坚持完成了治疗方案,但在接受治疗的过程中依从性并不好;有的患者因为要搬家等客观因素而失访。在统计分析阶段,应该如何处理缺失临床结果的受试者呢?有的研究者建议将依从性不好的受试者数据直接删除,但有的研究者认为,一旦受试者接受了随机分配,就应该保留在统计分析中,否则,随机就会被破坏。

国际协调会议(International Conference on Harmonization,ICH)和美国食品药品管理局(FDA)颁发的药物试验指南要求统计分析应遵循意向治疗(intention-to-treat,ITT)原则。ITT 原则要求对每一个被随机分到试验组或对照组的受试者都应有完整的随访,记录终点结局。基于 ITT 原则,统计分析数据集应使脱落病例引起的偏倚最小。一般临床试验的统计分析数据集包括意向治疗(ITT)数据集、全分析数据集(FAS)、符合方案数据集(PPS)、安全性评价数据集(SS)。每个数据集的详细介绍见本书第一篇第五章第二节。

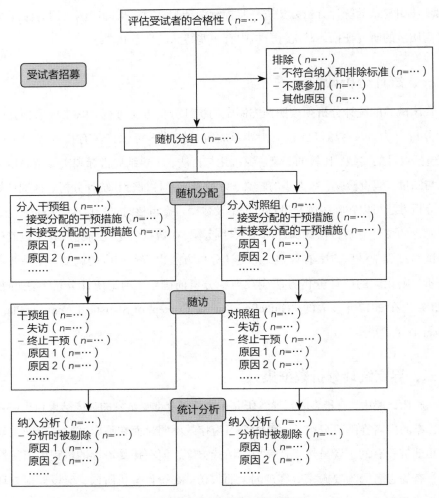

图 3-3-1 临床试验实施流程图

通常情况下，SS 覆盖面最广，FAS 是 SS 的子集，两者近似相等。PPS 是 FAS 的子集，FAS 是 ITT 的子集（图 3-3-2）。ITT、FAS 和 PPS 用于疗效评价。一般 RCT 进行疗效评价的统计分析时，采取哪种分析集并没有统一的标准和定义，可以同时采用两种数据集（ITT 和 FAS，或 FAS 和 PPS）分别进行分析。如采用 FAS 和 PPS 分别进行疗效评价分析，FAS 的结果为主要结果，PPS 的结果为敏感性分析结果。当两个数据集的统计分析结果一致时，可增加试验结论的可信度，当两者结果不一致时，应警惕在 PPS 分析中被排除的那部分数据可能产生的偏倚。此外，当临床试验的研究假设为优效性假设检验时，选择 FAS 可以避免对试验结果的乐观估计，因为 FAS 将依从性不好的受试者纳入分析将会低估治疗效果。

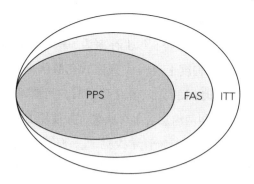

图 3-3-2　ITT、FAS、PPS 三个数据集的关系

三、假设检验类型

RCT 常规有四种不同的假设检验类型：差异性检验、优效性检验、等效性检验和非劣效性检验。从统计分析的目的角度明确四种检验的主要差异如下：①差异性检验的目的是显示试验组是否与对照药不同，无法说明谁优于谁；②优效性检验的目的是显示试验药的治疗效果优于对照药，包括试验药是否优于安慰剂、试验药是否优于阳性对照药、剂量间效应的比较；③等效性检验的目的是确认两种或多种治疗的效果差别大小在临床上并无重要意义，即试验药与阳性对照药在治疗上相当；④非劣效性检验的目的是显示试验药治疗效果在临床上不劣于阳性对照药。上述 4 种假设检验的详细内容见第二篇第二章。

进行等效性检验或非劣效性检验时，需预先确定一个等效性界值（上限和下限）或非劣效性界值（下限），这个界值（δ）应不超过临床上能接受的最大差别范围，并且应小于阳性对照的优效性试验所观察到的差异。在进行统计分析时，也可根据具体的差异性统计分析模型得出统计量（如 HR、RR、OR）和置信区间，根据统计量的置信区间判断试验组与对照组之间的差异是否达到拒绝原假设的显著性水平。例如：某新治疗方案 A 与标准治疗方案 B 的治愈率的非劣效性界值为 10%，则通过方案 A 与方案 B 治愈率的 RR 置信区间的下限是否小于 0.9 来判断方案 A 是否非劣于方案 B。

四、Kaplan-Meier 曲线的绘制和解读

在临床试验中，常对每个受试者进行随访观察，记录各个时间点研究者关注的事件的发生情况，以评价临床疗效。在比较不同治疗方法的疗效时，除关注是否有效外，从试验开始到产生效果的时间和从试验开始到发生不良结局时间也十分重

要。例如：用 A、B 两种药物治疗某种癌症，接受两种药物的受试者的 10 年生存率均为 10%，但当接受 A 药的患者 5 年生存率为 50%，而接受 B 药的患者 5 年生存率为 20%，则可以在一定程度上说明 A 药比 B 药的效果好。在分析此类同时关注结局是否发生及其发生时间的临床研究数据时，可参考第三篇第二章，使用 Kaplan-Meier 乘积极限法绘制两组患者生存曲线，并使用 Log-rank 检验对两组患者生存曲线的形状是否存在差异进行统计学检验，以评价两组患者的生存过程是否存在显著差异。需要说明的是，由于 RCT 的随机化过程有效地控制了已知的和未知的混杂因素，干预组和对照组受试者的基本特征理论上均衡可比，组间受试者临床结局的组间差异可完全归因于各组试验干预措施的差异。因此，与观察性研究不同，RCT 中两组受试者的生存曲线差异往往可以直接反映干预措施疗效的差异。

但当 RCT 的样本量较少时，随机化的效果可能并不理想，关键因素在试验组和对照组组间的分布不一定均衡，尤其是已知混杂因素存在显著的组间差异时，常采用 Cox 比例风险回归模型对混杂因素进行调整，以评估研究因素对受试者生存过程的独立影响。校正风险比（adjusted hazard ratio, adjusted HR）表示调整混杂因素的影响后，研究因素即试验干预措施相对于对照干预措施，对受试者生存状态的影响。Cox 比例风险回归模型的适用条件、详细 SPSS 操作方法和结果解读详见本书第三篇第二章。

五、重复测量资料的方差分析

有些 RCT 的结局指标是通过多时点（≥ 3 次）观察或测量某个或某些连续变量的指标，分析其变化情况及在试验组和对照组间变化的差异，以评价试验干预措施的效果。如果统计分析时只分析最后一次测量的指标，会丧失很多"过程"信息。若将同一受试者某项指标的多次测量均纳入统计分析，由于每位受试者不同时间测量的数值之间是相关的、非独立的，违背了方差分析要求数据满足相互独立的基本条件，如果仍使用一般的方差分析，将会增加 I 类错误的概率。此时需要使用重复测量方差分析。

重复测量方差分析可以回答下列研究问题：①某指标在组间总体水平是否存在差异；②某指标在不同时间点是否存在差异及该指标的变化是否存在时间趋势；③时间与处理因素对某指标的影响有无交互作用。

重复测量方差分析对应的无效假设为研究变量在组间总体水平无差异，在不同时间点间无差异，在组间随时间的变化无差异。

需要注意的是，使用重复测量方差分析也需要满足一些条件：①正态性，即各组的受试者个体之间相互独立，其总体均数服从正态分布；②方差齐性，即相互比较的各组总体方差相等；③各时间点组成的协方差矩阵（covariance matrix）具有球形性（sphericity）特征。使用 SPSS 进行重复测量方差分析的步骤与结果解读如下。

（一）确认数据满足重复测量方差分析的使用条件

数据的正态性和方差齐性的统计学检验方法见本篇第二章。协方差矩阵的球形假设可采用 Mauchly 法进行检验，当统计检验 $P<0.05$ 时，说明多次测量的方差差异较大或不同时间测量数据之间的相关系数差异很大，此时不满足球形假设，重复测量方差分析结果将导致统计推论的错误率增加，需使用 Greenhouse-Geisser 法、Huynh-Feldt 法、Lower-bound 法等进行矫正。

（二）SPSS 的操作示例

某医师研究 A、B、C 三种不同治疗方案对脑梗死患者酸性磷脂酶（AP）的影响，共纳入 24 例患者并随机以 1∶1∶1 的比例分为三组，分别接受 A、B、C 治疗。分别于治疗后的第 24 小时、48 小时、72 小时和 7 天通过抽取静脉血测定 AP，比较不同方案治疗后脑梗死患者的 AP 差异。

1. 建立数据库 建立分组变量"group"（1= 治疗方案 A；2= 治疗方案 B；3= 治疗方案 C），建立患者编号"case"（1～8 号），不同时间点分别为 t_1（24 小时）、t_2（48 小时）、t_3（72 小时）、t_4（7 天），输入 AP 值。见图 3-3-3。

group	case	t_1	t_2	t_3	t_4
1	1	4.84	22.44	19.38	4.04
1	2	7.26	15.84	21.82	6.07
1	3	12.10	14.52	9.68	5.28
1	4	11.37	17.16	11.79	2.34
1	5	32.30	38.00	26.40	8.21
1	6	5.88	7.92	6.39	3.59
1	7	4.75	18.48	9.90	4.10
1	8	5.28	7.49	6.49	2.40
2	1	5.83	13.53	15.43	11.88
2	2	6.34	11.97	26.40	23.23
2	3	23.39	33.26	29.75	14.78
2	4	9.73	18.58	12.07	8.74
2	5	10.56	19.96	18.48	7.92
2	6	23.76	26.09	26.40	10.98
2	7	22.67	29.97	33.56	19.69
2	8	17.16	22.44	25.86	3.17
3	1	40.13	12.32	10.89	19.71
3	2	59.38	51.74	13.34	17.95
3	3	27.64	21.40	32.21	56.33
3	4	10.19	8.82	5.72	10.03
3	5	34.48	29.04	27.53	12.17
3	6	25.90	7.20	34.60	7.10
3	7	42.80	31.00	8.40	20.10
3	8	23.96	16.39	20.34	15.87

图 3-3-3 建立重复测量方差分析的数据库

2. SPSS 操作流程　首先进入重复测量分析模块，点击分析——一般线性模型—重复测量（图 3-3-4）。之后设定模型参数，在被试因子名称处输入 time，级别数输入 4，点击"添加"，再点击"定义"—将 4 个时间点变量分别放入主体内部变量框中，将 group 放入因子列表框中—点击"绘图"，将 group 放入单图框中，将 time 放入水平轴框中—点击"添加"，再点击"继续"—点击"事后多重比较"，点击"group"放入事后检验框中，选择 SNK 和 Dunnett，控制类别选第一个，点击"继续"，再点击"确定"，输出界面显示统计结果（图 3-3-5）。

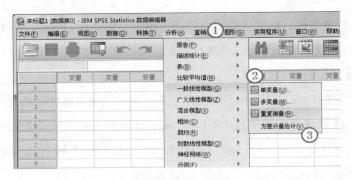

图 3-3-4　在 SPSS 中选择重复测量方差分析

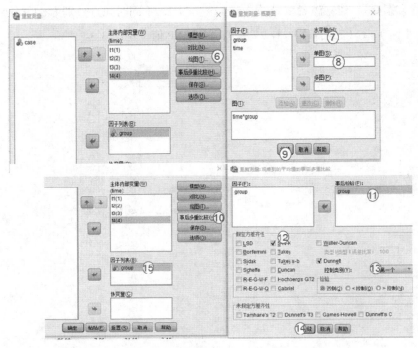

图 3-3-5　在 SPSS 中设定重复测量方差分析的参数

3. 结果解读　本例中数据的球形假设检验显著性 P 值为 0.003（<0.05），说明不符合球形对称，因此需要校正，一般选 Greenhouse-Geisser 法校正的结果（图 3-3-6）。

Mauchly 的球形度检验 [a]

度量: MEASURE_1

主体内效应	Mauchly 的 W	近似卡方	df	Sig.	Epsilon [b]		
					Greenhouse-Geisser	Huynh-Feldt	下限
time	0.402	17.973	5	0.003	0.669	0.810	0.333

检验零假设，即标准正交转换因变量的误差协方差矩阵与一个单位矩阵成比例。

a. 设计：截距 + group
　　主体内设计: time

b. 可用于调整显著性平均检验的自由度。在"主体内效应检验"表格中显示修正后的检验。

图 3-3-6　球形性对称检验结果

以 Greenhouse-Geisser 结果为准，先看时间因素效应（即因子 1）的假设检验结果，$P=0.014$（<0.05），说明时间因素对受试者的 AP 有显著影响；再看时间因素（因子 1）与分组因素的交互作用（即因子 1 与分组变量的交互项"因子 1*group"），$P=0.019$，说明时间和治疗方案对受试者的 AP 有交互作用。多重比较中组间比较结果显示：第 1 组和第 3 组有差异，$P=0.006$，即治疗方案 A 与治疗方案 C 比较，患者治疗后的 AP 差异有统计学意义（图 3-3-7）。

主体内效应的检验

度量: MEASURE_1

源		III 型平方和	df	均方	F	Sig.
time	采用的球形度	1011.064	3	337.021	4.704	0.005
	Greenhouse-Geisser	1011.064	2.006	504.085	4.704	0.014
	Huynh-Feldt	1011.064	2.429	416.241	4.704	0.009
	下限	1011.064	1.000	1011.064	4.704	0.042
time * group	采用的球形度	1426.843	6	237.807	3.319	0.007
	Greenhouse-Geisser	1426.843	4.011	355.690	3.319	0.019
	Huynh-Feldt	1426.843	4.858	293.706	3.319	0.012
	下限	1426.843	2.000	713.422	3.319	0.056
误差 (time)	采用的球形度	4513.836	63	71.648		
	Greenhouse-Geisser	4513.836	42.121	107.165		
	Huynh-Feldt	4513.836	51.010	88.490		
	下限	4513.836	21.000	214.945		

多个比较

度量: MEASURE_1

	(I) group	(J) group	均值差值 (I-J)	标准 误差	Sig.	95% 置信区间	
						下限	上限
Dunnett t（双侧）[a]	2.00	1.00	6.5647	3.56177	0.139	-1.8776	15.0070
	3.00	1.00	11.9116*	3.56177	0.006	3.4692	20.3539

基于观测到的均值。

误差项为均值方（错误）= 50.745。

*. 均值差值在 0.05 级别上较显著。

a. Dunnett t 检验将一个组当作一个控制，并将其他所有组与该组进行比较。

图 3-3-7　重复测量方差分析的统计学检验结果

分组因素（治疗方案）和时间因素交互作用的折线图（图 3-3-8）显示接受 3 种治疗方案的受试者的 AP 均值不同，并且各组 AP 均值随时间变化的情况也不相同，表明不同治疗方案的效果受时间因素的影响，二者存在交互作用。

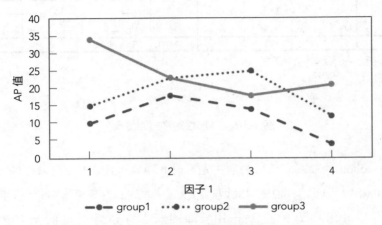

图 3-3-8　分组因素和时间因素交互作用示意图

六、安全性分析

安全性分析资料主要来源于受试者的主诉、症状、体征及实验室检查结果等，所有的安全性指标在分析中都需要高度重视，应考虑对不良事件采用统一的编码词典进行编码。一般研究过程中所有的不良事件均应列出。

对不良事件的分析，应按事件发生的频数、频次和发生率描述。安全性分析常用的统计指标包括各种不良事件发生率、不良反应发生率、重要不良事件发生率、严重不良事件发生率，以及实验室检查指标由基线时的正常变为随访时的异常率。当样本量足够时，可用 χ^2 检验或 Fisher 精确概率检验对上述指标的组间差异进行统计学检验。

七、亚组分析

一般来说，临床试验对疗效的评价是基于整个研究人群，有时在证实了某种药物的疗效后，还希望了解基线不同特征的人群如年龄、性别、种族、地区、疾病的不同亚型、合并疾病等疗效和安全性差异，评估不同亚组可能的获益 - 风险，此时可以进行亚组分析（subgroup analysis）。

亚组通常由患者的一个或多个内在和 / 或外在因素来定义，而且应具有一定的临床意义。这些变量通常是基线变量，包括人口学特征（如年龄、性别等）、实验室检查指标、基因组相关标志物、疾病的严重程度或分型、临床状况（如合并症、伴随用药）、地区（如国家、试验中心）和环境因素等。这些因素通常影响临床试验目标人群的异质性，异质性又影响试验疗效与安全性的评估，因此，针对临床试验目标人群的异质性进行疗效与安全性的亚组分析十分必要。

需进行亚组分析常见于以下情况：①在试验设计时，考虑到某些基线数据特征可能对试验结果产生的影响，可以预先设计亚组分析；②当临床试验设计遵循分层随机原则时，可以根据分层因素，如年龄、性别、疾病严重程度等进行分层分析；③如果在相似的研究报告中均发现干预对某一特征的亚组人群更有效，则可以考虑在自己的统计分析中增加某一亚组进行分析，探索干预是否对某一特定的人群更有效或更安全；④最不推荐的是仅仅基于试验数据的事后分析（post-hoc analysis），因为事后分析结果的解释比较困难，所以一般很少根据事后分析的结果作出专业判断，但可以根据事后分析结果提供的线索建立进一步研究的研究假设。

根据研究目的，亚组分析分为探索性亚组分析、支持性亚组分析和确证性亚组分析[2]。

1. 探索性亚组分析　亚组既可以在设计阶段事先定义，也可以在分析阶段事后定义（如根据数据驱动划分亚组）。主要用于早期临床试验或确证性临床试验的探索性分析，其目的是发现药物在不同亚组间疗效和/或安全性方面的差异，进而提出研究假设，以待在后续的临床试验中进一步探索和验证。因此，探索性亚组分析主要关注的是其结果在生物学上的合理性或临床上的可解释性，是否进行多重性调整由申办者自行决定。

2. 支持性亚组分析　亚组一般应在临床试验的设计阶段事先定义，并在试验方案中详细描述。在以考察试验药物在全人群中的疗效为目的的确证性临床试验中，当全人群的主要终点同时具有统计学意义和临床意义时，通常还需要进行支持性亚组分析，目的是进一步考察试验药物在各亚组中疗效的一致性。如果试验药物在各亚组间的疗效一致，可为药物适用于全人群提供进一步支持性证据；如果各亚组间的疗效不一致，特别是方向相反时，则亚组分析结果的解释可能会出现困难，需要对其进行进一步分析和研究。当全人群的主要终点无统计学意义或临床意义时，亚组分析结果只能为进一步研究提供线索。

3. 确证性亚组分析　必须在临床试验的设计阶段事先对亚组进行定义，并在试验方案中详细描述。在确证性临床试验中，按照临床试验方案和/或统计分析计划中预先规定的亚组和多重性调整方法，考察试验药物在目标亚组和 / 或全人群中的疗效，其结果应同时具有临床意义和统计学意义，以支持药物说明书的撰写。确证性临床试验也可以对目标亚组进行确证性亚组分析，而对其他（非目标）亚组进行支持性或探索性亚组分析，以支持试验药物在目标亚组中的有效性和安全性的结论，并为非目标亚组的进一步研究提供线索。

对于事先未设定亚组分析的临床试验，在对亚组结果进行解读和下结论时需要特别慎重。事后根据数据驱动寻找有统计学意义的亚组，会导致 I 类错误率膨胀，其结果通常不能用于确证该亚组的有效性。此外，因亚组的样本量较少而导致检验效能不足，可能会影响对试验药物在这些亚组人群中疗效的精确估计，或无法得出各亚组间疗效一致的结论。

八、缺失数据的处理

临床试验需考虑受试者的脱落及关键研究数据未能收集到的情况。缺失数据的处理方式可能直接影响最终的研究结果，因此缺失数据的处理方式一般要求在统计分析计划中予以明确。临床试验中缺失数据的处理方法有两种，分别为删除有缺失的个体或对缺失值进行填补。临床试验中当缺失数据很少时（<5%）一般不进行填补，统计分析时删去存在缺失的个体。当数据缺失 >5% 时，需要对缺失值进行填补，以控制缺失导致的样本量损失及非随机缺失导致的选择偏倚。常用的填补方法如下。

1. **观测值结转** 在临床试验中，研究人员一般会每隔一定的时间对受试者进行定期随访，直至试验结束。若受试者在试验期间发生脱落或失访，造成该受试者在该随访时间点后所有的数据均无法观测到，此时可以采用末次观测值结转（last observation carried forward，LOCF）。LOCF 是临床试验中最常用的一种缺失数据的处理方法，它是利用受试者脱落或失访前最后一次的观测值来进行填补，之后各时间点的观测值均为缺失前最后一次时间点的观测值，所得统计结论较为保守。需要注意的是，使用 LOCF 进行缺失值填补的一个前提条件是认为受试者的情况在脱落或失访后保持不变，或不会发生太大的变化，但在实际研究中往往不太现实。此外，还可以使用基线观测值结转（baseline observation carried forward，BOCF）。BOCF 是将基线时的观测值视作研究结束时的观测值，所得到的统计结论也较为保守。例如：治疗慢性疼痛的临床试验中，患者从试验中发生脱落，由于病痛可回归至基线水平导致患者没有长期从药物治疗中获益，因而可采用 BOCF 应对数据缺失。

2. 均值填补（mean imputation）　即使用非缺数值的平均值或众数（即出现频率最高的值）来补齐缺失值。

3. 回归填补（regression imputation）　即利用变量间的关系建立一个回归模型，利用已知变量的信息，对待处理变量的缺失值进行预测，使用预测值进行填补。

4. 多重填补（multiple imputation）　即根据预先设定的规则，给每个缺失值填补上多个值，生成多个不同的填补后数据集。

无论选择何种缺失数据填补的方法，均需要进行敏感性分析，即同时对未填补和填补后数据进行分析，通过比较两者的结果评估缺失数据处理方法对统计分析结果的影响。

九、敏感性分析

敏感性分析（sensitivity analysis）是指对非预先规定的试验中可能出现的各种情况进行分析，如缺失数据的填补、亚组分析、不同数据集分析、不同协变量的调整等，并将分析结果作为参考，与事先确定的分析结果进行比较，评估所得结果的一致性和稳定性。敏感性分析可以作为主要分析的附加支持，但不能作为结论的主要依据[3]。

十、期中分析

期中分析（interim analysis）指正式完成临床试验前，按事先制定的分析计划，比较处理组间的有效性和安全性所作的分析，以检验原试验方案中的假设是否合适，样本含量的估计是否正确等。由于期中分析的结果会对后续试验的结果产生影响，因此一个临床试验的期中分析次数应严格控制。

Poccok 于 1977 年提出了成组序贯检验方法，其基本原理是将整个临床试验划分为 K 个连贯的时间段，每个时间段内有 n_i 个受试者进入试验，当第 i 个阶段（i=1，2，……K）试验完成后，进行一次统计分析，成为一次期中分析。如拒绝原假设可结束试验，否则继续下一个阶段的试验。如果到第 K 个阶段仍不能拒绝原假设，则可接受原假设。

期中分析的目的主要有三类：①及时监测试验的安全性，如果安全性出现问题，则提前因安全性而终止试验；②尽早确认试验药物的有效性，如果试验有效并达到预先设定的标准，可提前因有效而终止试验；③样本量的重新估计，由于试验设计时信息有限，对试验药物或干预措施的有效性或安全性估计会不准确，导致样本量的估计也不够准确，可以采用期中分析重新估计样本量。

期中分析的次数、方法、结果会对试验结果的解释产生影响，因此，一个临床试验的期中分析应事先认真设计并在试验方案中阐明。在进行多次期中分析时，若每次均采用预先规定的检验水准如 $\alpha=0.05$ 进行重复检验，会增加犯 I 类错误的概率，而且期中分析次数越多，总 α 越大，也就是随着期中分析次数的增加，假阳性率不断增加，会远大于 0.05。因此，期中分析需要调整 α 水平，主要是缩小每次期中分析的 α 水平，从而使总的检验水准控制在预先规定的水平。因此，期中分析的日程、安排、所采用的 α 消耗函数等应事先制定计划并在试验方案中阐明。

在进行期中分析时应设立研究的独立数据监查委员会（Independent Data Monitoring Committee，IDMC）来负责对期中分析的进度、安全性和有效性监测，并对期中分析的结果进行解读、判断，并提出建议。IDMC 有时又被称为数据与安全监查委员会（Data and Safety Monitoring Board，DSMB）或数据监查委员会（Data Monitoring Committee，DMC）。

十一、统计分析方法小结

RCT 的统计分析一般包含描述性统计分析、主要结局指标的组间差异分析、混杂因素的调整分析、安全性分析、亚组分析及敏感性分析等。每种统计分析的目的、内容、方法见表 3-3-1。

表 3-3-1 随机对照试验（RCT）统计分析方法小结

类别	目的	内容	方法
描述性统计分析	主要评估研究对象的代表性、随机化的效果	一般多用于受试者筛选情况、人口学资料、受试者分布、基线资料、依从性和安全性资料，包括对主要指标和次要指标的统计描述	分类变量：χ^2 检验；连续变量：t 检验或方差分析（正态且方差齐性）、非参数检验（非正态）；生存变量：生存曲线
主要结局指标的组间差异分析	回答主要研究假设，评价干预效果	根据预先确定的统计分析方法和 / 或模型，对主要指标及次要指标的组间差异进行统计检验和效应值的估计	根据研究假设和数据类型，一般使用单因素（χ^2 检验、t 检验、生存分析、重复测量方差分析）或多因素（线性回归、Logistic 回归、Cox 回归）的方法进行统计分析

类别	目的	内容	方法
混杂因素的调整	评价扣除某些混杂因素后干预的效果	对主要指标进行分析时,同时考虑某些协变量的影响,如受试者的基线情况、分层因素、中心效应等	一般使用多元回归模型,如多元 Logistic 回归、Cox 回归分析,同时调整一个或多个混杂因素
安全性分析	评价干预的安全性	各种不良事件发生率、不良反应发生率、重要不良事件发生率、严重不良事件发生率,以及实验室检查指标由基线时的正常变为随访时的异常率	常采用描述性统计分析方法,当样本量足够时,可用 χ^2 检验或 Fisher 精确概率检验
亚组分析	分析干预的效果在不同特征的受试者之间是否存在差异	将具有不同特征的患者分组,如年龄、性别、地域等,探索不同患者人群之间疗效与安全性的差异	一般使用多元回归模型,模型引入分组变量、干预变量及两者的交互项,分析交互项的显著性水平
敏感性分析	与事先确定的分析结果进行比较,考察所得结果的一致性和稳定性	对非预先规定的试验中可能出现的各种情况进行分析	使用不同的缺失数据的填补、不同数据集分析、不同协变量的调整等

（冯　琳　梁立荣）

参考文献

[1] GAMBLE C, KRISHAN A, STOCKEN D, et al. Guidelines for the Content of Statistical Analysis Plans in Clinical Trials. JAMA, 2017,318(23):2337-2343.

[2] 国家药品监督管理局药品审评中心. 药物临床试验亚组分析指导原则（试行）.（2020-12-31）[2022-12-19]. https://www.cde.org.cn/main/news/viewInfoCommon/899c99c08fc9485b7a9d5dd902d28f2a.

[3] 国家药品监督管理局药品审评中心. 药物临床试验数据管理与统计分析的计划和报告指导原则. (2022-01-04) [2022-12-19]. https://www.cde.org.cn/main/news/viewInfoCommon/825fc74efe0a1c699eb8a1f02118e88e.

第四篇
常用临床研究方案撰写及辅助平台

第一章　研究方案的结构化撰写

　　确定研究选题后，需要撰写研究计划书，包括研究目标、研究意义、研究方案、研究进度及预期产出等，也称为申请书。研究生的开题报告也包括这些内容。目前临床医务人员或科研人员向各类科研基金或项目管理部门申请科研经费时都需要撰写详细的申请书。研究方案不仅是申请书的一个重要组成部分，也是各类科研基金或项目评审的重点。撰写一份科学合理的研究方案不仅关系到申请的项目能否获批，还可指导研究实施，影响研究成果的产出。因此，撰写一份较为规范的研究方案对于医学生和临床医务人员来说是一项必备的基本功。

　　本书将从实操的角度介绍一种较为实用的撰写临床研究方案的方法——借助PICOTS模型结构化撰写。这种方法包括三个步骤：首先，应用 PICOTS 模型提炼研究问题的要素，确定研究问题类型，并匹配适宜的研究设计类型；然后，利用PICOTS 模型快速搭建研究方案的框架，包括明确研究对象及其纳入和排除标准、说明暴露或干预分组、观察指标，明确定义结局指标，介绍样本量估算方法，陈述拟采用的统计分析方法及研究质量控制措施等；最后，采用说明文的方法准确完整地表述 PICOTS 模型各要素。因此，应用 PICOTS 模型有助于从结构化的视角，将比较深奥、难懂的临床研究方法学（流行病学与卫生统计学）的相关理论与知识拆解为临床研究方案的要素与流程，指导研究者快速掌握每种研究设计类型的特点及要素，并以"填充"模具的形式，撰写出一份规范的研究方案。

　　当然，"模具填充"的内容需要专业化与规范化，但这些内容大多涉及流行病学和卫生统计学的专业术语，熟练与规范应用这些术语对于临床医学或基础医学专业背景的研究者来说，具有一定的挑战性，因此撰写出来的研究方案会出现很多方法学的问题，如研究目的不明确、研究方案要素不完整或撰写不规范、样本量估算不合理或表述条理不清晰等问题，从而影响研究方案的科学性和可行性，进而影响申报项目的中标率及研究的预期产出。

　　对此，本部分内容针对每种常见设计类型的方案，不仅提供了范例供研究者撰写时参考，还提供了一款自主研发的临床研究方案设计与撰写的辅助工具（临床研究方法学平台），该工具的功能包括将待研究的问题进行 PICOTS 模型标准化处理，推荐适于该研究问题的设计类型，实现模块化撰写研究方案的 PICOTS 模型要素，以及便捷地进行样本量估算，并提供文字表述的范例及配套的多种设计类型的技术路线图模板，最后可自动生成并导出一套较为完整、规范的研究方案申请书（Word 版本）。即使零基础的研究者也可通过点击菜单，填充式高效完成研究方案设计与标书的撰写。

此外，几乎所有的基金或项目申报都需要绘制技术路线图，并且技术路线图出现在研究方案填写完成之后，让研究者认为研究方案撰写完成后才开始绘制技术路线图，但根据多年临床研究、方法学咨询及教学经验，建议把顺序倒过来，即先应用 PICOTS 模型绘制技术路线图，以图形形式直观指引研究者不断思考、明确及细化研究方案的要素，是技术路线图不断修改完善的过程，更是研究方案结构化成型的过程。

总之，应用 PICOTS 模型可使研究方案的设计与撰写转变为图形结构化和要素流程化的过程。

视频4 如何高效地撰写一份规范的临床研究方案

（梁立荣）

第二章 平台使用介绍

作者团队基于多年的临床研究课题设计、方案撰写、评审及相关的咨询与培训经验，开发了一个临床研究方法学平台（以下简称"平台"），可辅助研究者进行临床研究方案的设计与撰写，提高研究方案设计与撰写的专业化与规范化水平。

一、平台功能特点

（一）基于临床研究问题分类推荐最佳研究方案

基于 PICOTS 模型，引导研究者提炼研究问题，明确问题分类。平台中的研究问题包括五类，分别为病因/风险因素的研究、疾病诊断的研究、疗效/干预效果评价、预后和自然病程评估、疾病在人群中的定量分布。确定临床研究问题类型后，平台将自动推荐适用的研究设计类型，通过该步骤可有效帮助研究者将临床问题转化为研究问题，并快速确定研究设计类型，避免了研究者由于对各类研究设计类型特点认识不充分而错误地选择研究方法。

（二）实现方案设计与撰写的结构化与模块化

基于PICOTS模型，平台将各类研究设计类型配套的研究方案拆解为PICOTS要素填写模块，并为每一模块提供了填写范例及注意事项的说明，确保填写内容全面，表述规范，符合方法学评审的要求。研究者只需按提示逐项填写即可，操作简便。

（三）样本量计算工具科学易用

平台内嵌的样本量计算工具，对标专业的样本量计算软件——PASS研发而成，并且经严格的测试，平台的样本量计算结果与PASS输出结果误差低于5%，计算结果科学、准确。此外，该工具操作简单，使用者只需按照提示输入几个关键的样本量计算参数，即可得出样本量计算结果。同时还提供了样本量计算的规范表述范例，确保样本量计算结果科学合理并且表述符合方法学评审的要求，因此实用性较强。

（四）自动生成技术路线图

基于PICOTS模型，采用模板套用与自定义填写相结合的方式辅助研究者高效绘制技术路线图。平台提供的各种技术路线图的模板专业性较强，使用时只需填写部分相关内容，系统便自动生成一个较为规范的技术路线图。

二、平台主要功能

平台包含"系统管理"和"我的课题"两个主模块。"系统管理"模块下设"使用者管理"和"角色管理"两个子模块，主要是对使用者和角色进行权限管理。"我的课题"模块是平台的核心功能模块，使用者可以在此对课题进行管理，包括：①新建课题；②编辑课题基本信息；③删除课题；④下载课题的研究方案；⑤检索课题。

以下重点介绍"我的课题"模块的功能及使用方法。

（一）新建课题

即在平台创建一项新课题的研究方案，包括确定研究设计类型、填写研究方案的基本信息、填写研究方案的要素即研究方案的主要内容三个步骤。

1. 确定研究设计类型 主要根据临床研究问题的类型即不同的"临床问题分

类"匹配适宜的"研究设计类型"。使用者首先根据拟研究问题的特点，参考平台提供的提示，选定"临床问题分类"。之后，系统自动提供多种可供选择的"研究设计类型"，并且每一类型的选择模块均提供了该设计类型的优缺点说明，有助于使用者选择合适的设计类型（图 4-2-1）。其中，"临床问题分类"包括五种：病因 / 风险因素、疾病诊断、疗效 / 干预效果评价、预后和自然病程评估、疾病在人群中的定量分布。每种研究问题可采用一种或多种研究设计类型。平台目前提供了临床常用的五种研究设计类型，包括横断面研究、病例对照研究、队列研究、随机对照试验（RCT）及诊断试验。

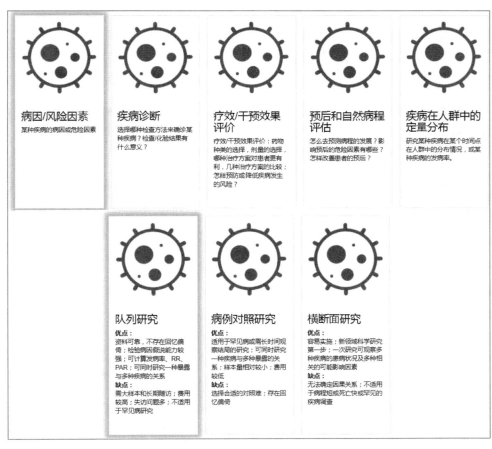

图 4-2-1　平台研究设计类型确定示意图

2. 填写研究方案的基本信息　主要填写研究方案名称、研究目的、基本信息三部分内容，均为必填内容（图 4-2-2）。

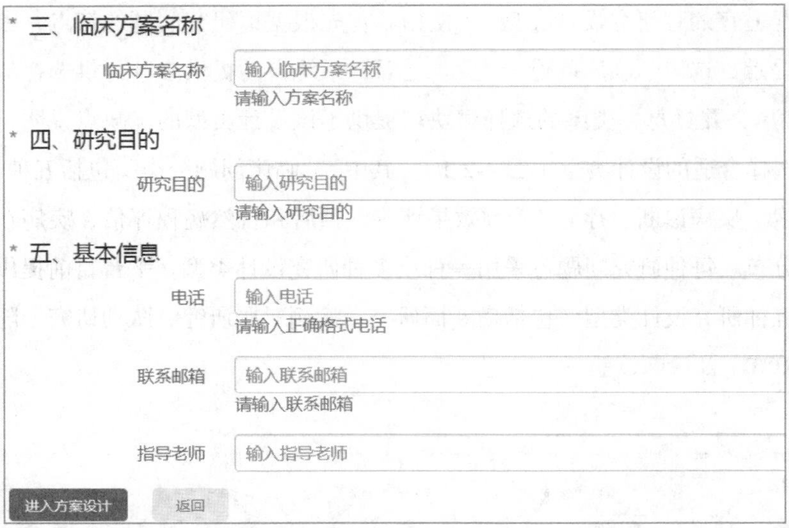

图 4-2-2　研究方案信息填写界面

3. 填写研究方案的主要内容　接下来就进入了平台辅助撰写研究方案的核心功能模块（图 4-2-3）。该模块是根据 PICOTS 模型结合不同研究设计类型的原理，为五大研究设计类型提供了配套的方案要素填写框架。该模块左侧一栏用叹号标识的要素为必填项，只有必填项全部填写完毕才可以在不同要素间跳转，进行修改或补充完善。每完成一项要素内容的填写，可以点击界面最下端的"保存至暂存箱"避免填写内容丢失，也可点击"填写下一模块"，继续完成其他要素的填写。

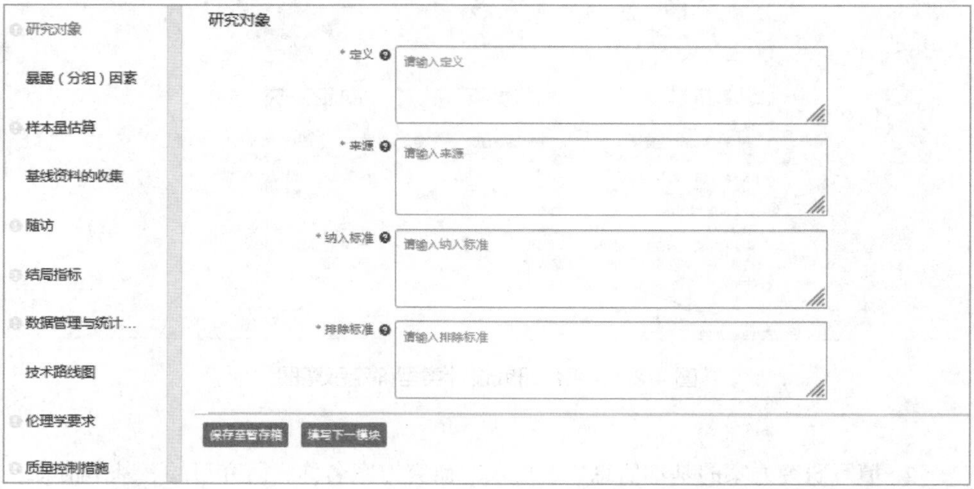

图 4-2-3　研究方案主要内容填写界面

在"样本量估算"模块，使用者只需输入几个参数即可得到样本量。同时系统还将计算公式同步展现在页面上，有助于使用者了解计算的依据（图4-2-4）。

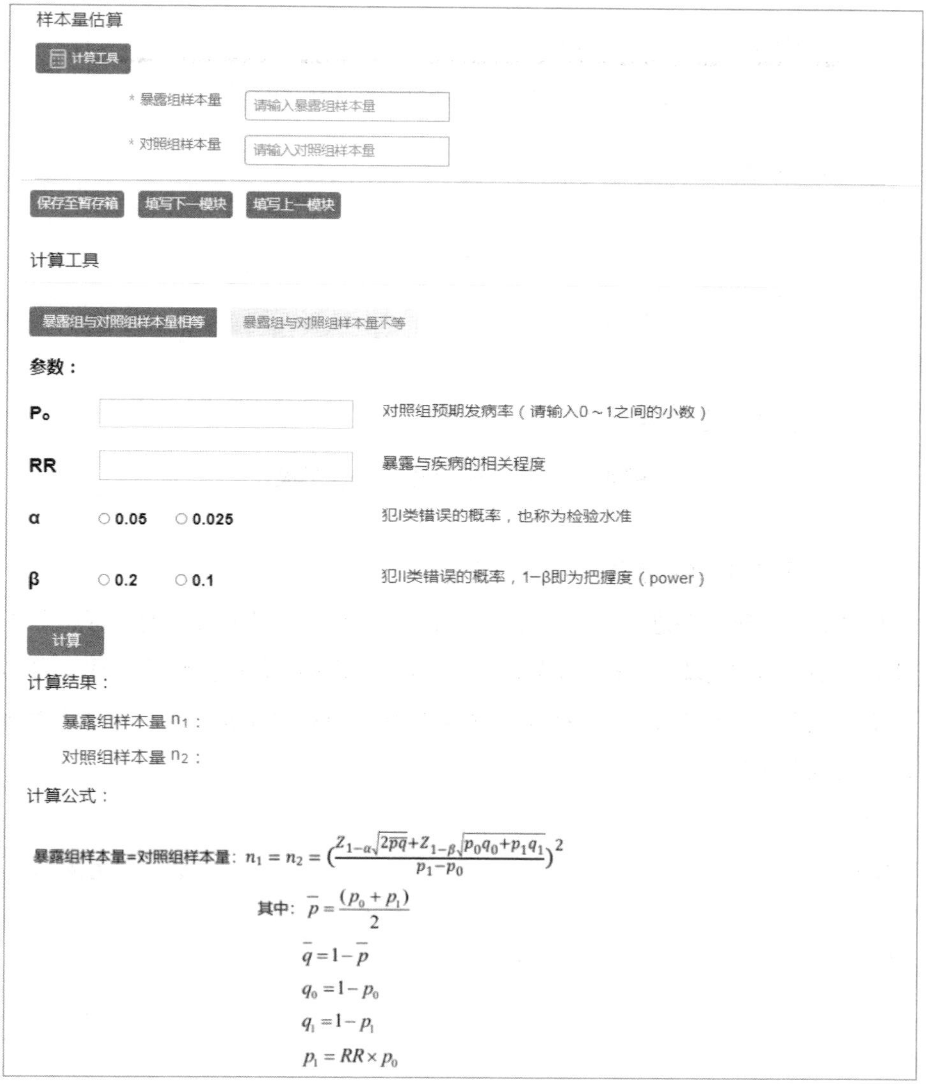

样本量估算

计算工具

* 暴露组样本量　请输入暴露组样本量

* 对照组样本量　请输入对照组样本量

保存至暂存箱　填写下一模块　填写上一模块

计算工具

暴露组与对照组样本量相等　暴露组与对照组样本量不等

参数：

P。　　　　　　　　　　　对照组预期发病率（请输入0～1之间的小数）

RR　　　　　　　　　　　暴露与疾病的相关程度

α　○ 0.05　○ 0.025　　犯I类错误的概率，也称为检验水准

β　○ 0.2　○ 0.1　　　　犯II类错误的概率，1-β即为把握度（power）

计算

计算结果：

暴露组样本量 n_1：

对照组样本量 n_2：

计算公式：

暴露组样本量=对照组样本量：$n_1 = n_2 = \left(\frac{Z_{1-\alpha}\sqrt{2\overline{pq}}+Z_{1-\beta}\sqrt{p_0q_0+p_1q_1}}{p_1-p_0}\right)^2$

其中：$\overline{p} = \frac{(p_0+p_1)}{2}$

$\overline{q} = 1-\overline{p}$

$q_0 = 1-p_0$

$q_1 = 1-p_1$

$p_1 = RR \times p_0$

图 4-2-4　样本量计算界面

填写完"质量控制措施"后，点击界面下方的"研究方案概览"可以浏览填写的全部内容（图4-2-5）。在方案概览时如发现有些内容需要修改，可点击页面左下方"重新编辑"对方案进行编辑修改；如果方案不需要修改，可点击"提交"。提交后可在平台主页面对提交的研究方案进行编辑或下载。

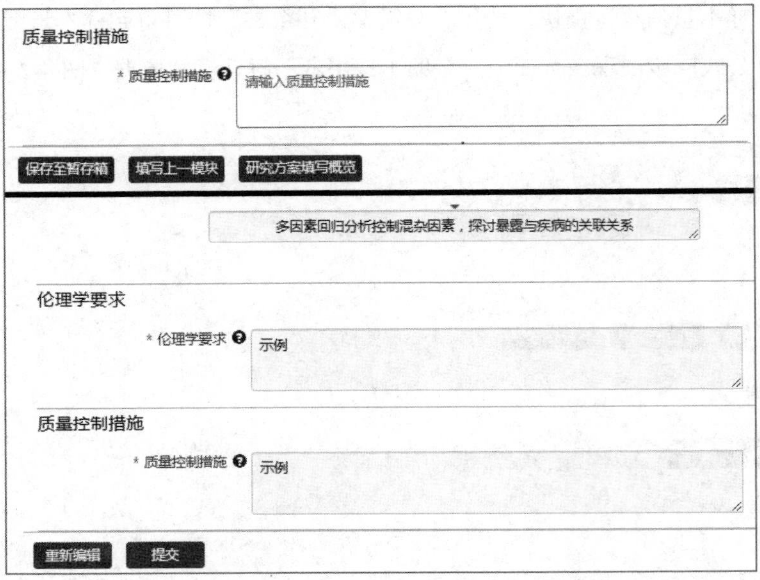

图 4-2-5　研究方案概览与提交界面

（二）研究方案的编辑、删除、下载

如果要对已建课题进行修改，包含草稿和完成状态下的所有课题，可点击"编辑课题信息"和"编辑"分别对课题信息和设计要素内容进行修改操作（图 4-2-6）。仅状态为"草稿"的课题可以进行删除操作。只有"完成"状态的课题才能下载填写的研究方案。

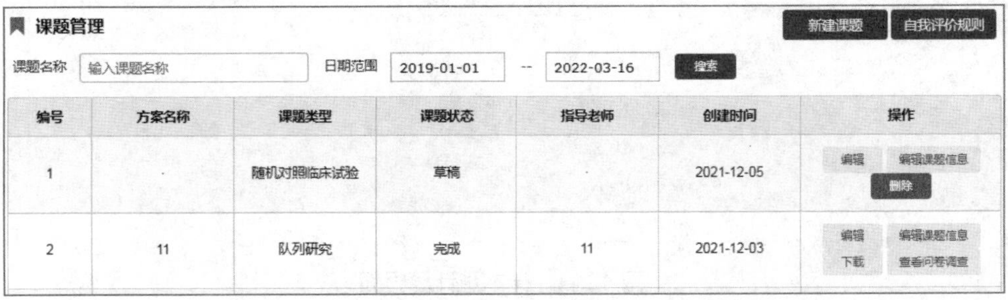

图 4-2-6　研究方案的编辑、删除、下载界面

（三）检索课题

平台提供按照课题名称和日期范围模糊匹配的检索（图 4-2-7），方便使用者快速定位到目标课题。

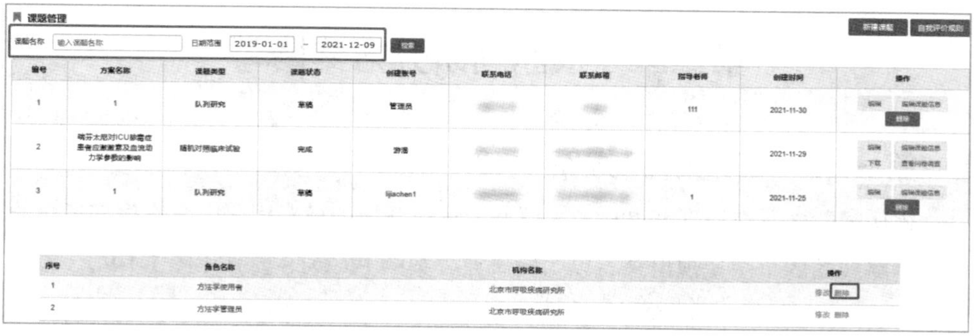

图 4-2-7　课题检索界面

　　本篇后续章节将围绕横断面研究、病例对照研究、队列研究、RCT 和诊断试验这五种临床常用的设计类型，逐一介绍如何采用三步法设计与撰写规范的临床研究方案。

　　第一步，基于 PICOTS 模型绘制特定研究方案的框架图，即技术路线图的草图。针对上述五种设计类型，本书均提供了相应的研究方案框架图，便于研究者快速掌握绘制的要点与技巧。

　　第二步，以该框架图为蓝本，撰写研究方案的要素，这个过程其实是对框架图中 PICOTS 模型的每个要素进行细化。每章第二节将重点介绍每个要素撰写的主要内容与关键点。第三节介绍常见错误示例，这些错误示例较为典型，希望研究者们能从这些错误中收获更多的方案设计与撰写的技巧。

　　第三步，借助平台高效轻松地完成撰写。对于具体的操作步骤与方法，每章第四节将结合范例进行讲解。值得一提的是，这些范例方案均符合临床研究方法学评审的要求，不仅规范，而且设计得科学合理，供研究者撰写研究方案时参考。

视频 5　借助工具轻松掌握研究方案的设计与撰写

（冯　琳　梁立荣）

第三章　横断面研究方案撰写

第一节　搭建研究方案框架

遵循横断面研究原理和 PICOTS 模型，将拟开展的横断面研究方案框架通过绘制技术路线图的草图呈现出来，以明确研究方案的 PICOTS 要素（图 1-1-9）。首先明确研究对象的来源和抽样方法，研究对象（P）的纳入和排除标准，调查研究与收集的结局指标（O）分类，明确调查研究的主要指标，通常是某种疾病的患病率，进而探讨收集的指标中哪些可能与该病的患病风险有关联，即明确研究拟解决的关键问题（研究目的）。需要注意的是，横断面研究在研究设计阶段不需要预设比较的暴露组（I）和非暴露组（C）。对于研究周期（T），由于目前临床研究项目申报时都有明确的研究周期规定，并且与研究周期时间界定有关的要素，如研究对象招募时间，观察指标的收集时间及随访计划会在相应部分体现，故本篇后续各章节对研究周期不进行单独介绍。

绘制研究方案的框架图，有助于研究者梳理研究要素，对各要素定义与标准等不清楚时，可针对性地查阅国内外相关文献或咨询专家明确。

第二节　撰写方案要素

一、研究设计

1. **设计类型**　明确说明本研究的设计类型为横断面研究，如是现况调查，还需进一步说明调查类型，如普查、抽样调查或典型调查等。

2. **研究目的**　详见第一篇第二章。

3. **研究假设**　详见第一篇第二章。

二、研究对象

1. **定义**　说明研究人群的定义，建议用一句话概述研究人群的主要特征。如普查，可将研究对象定义为全国 18 岁及以上成年人。

2. **来源**　说明研究对象的来源，描述数据收集的机构、地点和范围。

3. **纳入标准**　纳入标准是按照研究要求，事先界定好的研究对象所应具备的条件。依照纳入标准，初步从目标总体中划分出一个子集为预期研究样本，应根据研究的需要考虑以下几个方面的规定：①年龄、性别、婚姻状况等；②职业、居住地等。

4. 排除标准　考虑到研究的可行性、研究对象的可控性及伦理学原则，需要排除部分研究对象，如排除缺少合作意愿者、患有精神病而不能合作者等。

三、抽样方法

根据调查类型可分为普查、抽样调查或典型调查等；根据具体的抽样方法，可分为非随机抽样（每个个体被抽到的机会不均等）和随机抽样（每个个体被抽到的机会均等），为保证抽样的代表性，一般多选择随机抽样，具体的抽样类型可分为简单随机抽样、系统随机抽样、整群随机抽样、分层随机抽样、多阶段随机抽样等。详细的抽样方法的介绍见第一篇第二章。

四、样本量估算

要说明样本量估算的依据、方法及结果。具体的估算方法及规范的表述方法详见第二篇第二章。

五、观察指标

观察指标的选择取决于横断面研究的主要目的，横断面研究一般是探究某类疾病的患病率及可能的危险因素，涉及的观察指标主要包括：①人口学及社会学信息，如年龄、性别、职业、文化程度及收入等；②既往疾病史信息，如慢性病史、手术史等；③环境暴露信息，如吸烟、二手烟暴露、空气污染暴露等；④常规身体检查指标，如身高、体重、腰围、臀围、血压等；⑤疾病相关检查指标，如调查慢阻肺的患病率需要检测肺功能以明确诊断等。

六、收集方法

在横断面研究中，收集资料的方法一经确定，就不能变更，在整个科研过程中前后必须保持一致，确保研究资料的同质性。具体而言，一般有两种方法，一种是问卷调查法，即通过询问的方式，让研究对象回答暴露或疾病情况，这种方式最为常见；另一种是客观测量法，即通过测定或检查的方法获得研究信息，如测量身高、体重及血压等。

七、数据管理与统计分析计划

1. 数据录入与收集 具体说明数据收集和管理计划，注意保证数据质量。

2. 统计分析 说明统计分析计划，通常分为：①统计分析软件和检验水准；②描述性统计分析；③统计推断。

八、技术路线图

建议研究者在研究方案最终确定后，在最初绘制的研究框架图（图4-3-1）的基础上围绕 PICOTS 模型要素进行修改与完善。为便于研究者绘制较为规范的横断面研究的技术路线图，平台提供了模板（详见本章第四节），研究者可在该模板的基础上结合研究方案的特点进行修改。

九、伦理学要求

说明本研究的伦理学考虑及研究对象的知情同意。如"本研究需通过 ×× 医院医学伦理委员会的批准，所有入选者均需签署知情同意书"。

十、质量控制措施

如果参与研究的人员没有经过严格的规范化培训，可能会产生测量偏倚。设计方案时需要说明应采取什么措施进行控制，如在研究开始前，必须做好标准化操作程序（SOP），对参与横断面调查各个环节的人进行规范化培训，严格执行SOP等；应制定相应的措施尽量减少缺失数据，如制定科学、可行的调查计划，提高调查对象的应答率等。

‖ 第三节 方案撰写常见问题

一、研究假说表述有误

问题示例：

探究 ×× 市农村中年人高血压的患病率及饮食结构相关的影响因素。

研究假说是一项研究开展的前提，是对将开展的研究所得到的结果进行一个推测性的论断，与研究目的相呼应。上述示例将研究假说描述成了研究目标，可修改为"×× 市农村中年人群高血压的患病率较高，且其发生与饮食结构存在相关性"。

二、纳入与排除标准重复

问题示例：

1. 纳入标准　①13岁及以上；②各种原因导致的脊柱畸形；③拟行择期脊柱松解术、胸廓成形术、脊柱矫形手术；④听力、理解能力正常；⑤签署知情同意书。

2. 排除标准　①小于13岁；②语言差异有沟通障碍；③拒绝签署知情同意书。

上述示例中纳入标准①与排除标准①重复，纳入标准⑤与排除标准③重复，这是初学者经常会出现的错误，主要是没有明确研究对象的纳入标准与排除标准之间的关系，二者不是互斥的，而是递进关系。换言之，研究对象只有被纳入后才需考虑具有哪些特点的研究对象（排除标准）需进一步排除，即没有纳入就无须排除。该例中纳入标准①已经明确纳入13岁及以上、签署知情同意书的研究对象，故小于13岁或拒绝签署知情同意书的研究对象已经被排除在外了，无须再排除。因此，该示例排除标准应删去①和③。

三、随机抽样方法表述不全面

问题示例：

为调查老年住院患者的多重用药情况，于2018年从某医院内科病房随机抽取300例老年住院患者。

上述事例中未说明随机抽样的具体方法（如采用简单随机法或系统随机法），也未表述随机抽样的具体流程。可修改为"采用简单随机抽样法，从医院HIS系统中提取2018年内科所有老年住院患者，对患者进行顺序编号，整理成顺序编号表，再使用SPSS基于顺序编号表随机抽取300例调查对象"。

四、观察指标表述条理不清

问题示例：

调查对象姓名、性别、年龄、病历号、手机号、病程（月），BMI（kg/m^2）、婚姻状况、职业、文化程度、月收入（元）、是否遵医嘱服药、吸烟史、饮酒史、睡眠质量、月经量、是否为素食主义者、实验室检查（红细胞、Hb、MCV、尿酸、维生素B$_{12}$）。

该示例将调查收集的所有指标进行罗列，条理欠清晰，建议将这些指标进行分类表述，如"①人口学信息（年龄、性别……）；②生活习惯（吸烟、饮酒……）；③既往疾病史（高血压、糖尿病……）；④服药情况（服药类别、服药剂量……）；⑤实验室检测指标（血常规、空腹血糖、血脂……）等"。这种分类表述方法既条理清楚，又便于逐项检查观察指标有无遗漏。

五、主要研究指标表述不到位

问题示例：

观察指标：①基线信息（略）；②病史（略）；③疼痛评分：是否慢性疼痛、术前疼痛程度；④睡眠：失眠严重指数（ISI）；⑤焦虑抑郁：PHQ-9、GAD-7、HDX-1测量脑指标（内专注＋外专注）。

该示例主要研究脊柱畸形患者焦虑抑郁的患病率及相关影响因素，但对主要研究指标"焦虑抑郁"仅简单说明评估的量表，未进一步说明量表判定焦虑或抑郁的方法与标准。可修改为"使用PHQ-9量表和GAD-7量表进行焦虑抑郁评价。PHQ-9量表共有9个条目反映抑郁症状（此处可附参考文献），总分0～27分，其中0～4分没有抑郁，5～9分轻度抑郁，10～14分中度抑郁，15～19分中重度抑郁，20～27分重度抑郁；GAD-7量表为焦虑量表，有7个条目反映焦虑症状（此处可附参考文献），总分0～21分，其中0～4分正常，5～9分轻度焦虑，10～14分中度焦虑，15～21分重度焦虑"。

另外，在描述主要研究指标时，常存在以"事件"代替指标的问题，例如：一项高血压患病率的调查，研究方案中将观察结局指标表述为"高血压"，正确的表述应为"高血压患病率"，还应进一步说明该患病率的诊断标准及其计算方法。

六、样本量估算指标不全面

问题示例：

根据已有研究，我国40岁以上人群骨质疏松症患病率约20%，允许误差10%，显著性水平 α 设定为双侧0.05，根据样本量计算公式求得应纳入样本量为1 537例。

上述示例样本量计算方法描述过于简单，无法判断其科学性。横断面调查样本量的估算，首先要列出样本量估算的公式（详见本书第二篇第二章）；其次，要设定公式中的参数，其中最主要的是设定拟调查疾病的患病率，需参考国内外同类研究文献和/或前期调查数据。根据公式手动计算或采用样本量计算软件得出的样本量不是最终的，还需要考虑调查的无应答率，对样本量进行适当扩充，如该示例经计算得出需纳入 1 537 例后，需补充说明"假定该调查研究对象的无应答率为10%，则研究所需的样本量为 1 537/（1-10%）≈1 708 例"。最后还要结合采用的抽样方法，考虑抽样误差问题，再对样本量进行适当扩充，可表述为"研究采用整群抽样的方法，考虑可能发生的抽样误差，在 1 708 例的基础上再扩大 1.5 倍 [1]，则最终所需的样本例数为 1 708×1.5=2 562 例"。

七、数据管理与统计分析计划的问题

问题示例：

对收回的问卷进行审核，剔除漏填、错填、填写不清等无效问卷，使用Epidata 3.1 建立数据库，录入数据资料，使用 SPSS 22.0 进行统计分析处理；计量资料用均数 ± 标准差表示，计数资料用率或构成比表示，把可能的影响因素都放入模型，采用多元 Logistic 回归进行相关影响因素分析，$P<0.05$ 为差异有统计学意义。

上述示例中将数据管理与统计分析计划进行了整体描述，描述内容不全面。首先，数据管理的重点是要保证数据的质量，应该描述数据库的建立方法，并采用双录入核查的机制，对录入的数据进行必要的核查并处理双录入不一致等问题。对于统计分析计划部分，计量资料的描述及组间比较还要考虑非正态分布数据情况，可修改为"计量资料采用均数 ± 标准差（正态分布资料）或中位数与四分位间距（偏态分布）表示，组间差异采用方差分析或非参数检验（偏态分布资料）；计数资料描述采用频率或百分率（%）表示，组间比较采用 χ^2 或 Fisher 精确概率检验"；使用多元 Logistic 回归分析，要考虑控制混杂因素的影响，相应地修改为"采用多元条件 Logistic 回归分析，调整年龄、性别等潜在混杂因素的影响，探究该疾病可能的影响因素"。对于使用的统计分析软件和差异有统计学意义的检验水准的描述，建议放在一起，即"所有统计分析采用 SPSS 22.0，统计学检验以双侧 $P<0.05$ 为差异有统计学意义"。

八、缺少相关质量控制措施的全面表述

问题示例：

由相关研究负责人布置任务和商议详细实施方案并落实；定期召开课题组

负责人会议，汇报课题进展情况、经费使用情况、存在问题等。

横断面研究在研究设计、收集数据分析等多个阶段都会产生偏倚，影响研究结论的可靠性，因此高质量的横断面调查，在研究方案中需说明针对整个研究各个环节可能出现的各种偏倚制定相应的质量控制措施，如从调查问卷设计与填写、调查人员培训、SOP 制定、调查指标的评估、调查数据的收集、录入与管理等多方面、多个环节制定相应的措施。具体的表述方法可参考本章第四节提供的范例。

九、忽视研究的伦理学要求

一些研究者可能认为，横断面研究属于观察性研究，对研究对象不给予额外的干预措施，因此不涉及伦理学问题，故撰写的研究方案缺少对伦理要求的相关说明。但开展一项针对人群的横断面调查研究，伦理学要求是必不可少的，需要在研究方案中单独列出与本研究相关的伦理学要求，可表述为"伦理学要求：本研究需通过 × × 医院医学伦理委员会的批准，所有入选者均需签署知情同意书"。

▎第四节　平台辅助撰写示范

以"中国慢性阻塞性肺疾病的患病率及危险因素 [中国肺部健康（CPH）研究]：一项全国性横断面研究"为示范案例 [2]，介绍使用平台撰写横断面研究方案的方法和注意事项。

一、明确研究问题

该研究主要是调查 20 岁及以上中国人群慢性阻塞性肺疾病（简称"慢阻肺"）的患病率及相关危险因素。

二、使用平台辅助确定研究设计类型

1. **明确研究问题的类型**　需要根据提出的研究问题，明确"临床问题分类"中的类型。平台"临床问题分类"模块中提供了五种常见临床问题的选项，并配有简要的文字说明相应问题的特点（详见第四篇第二章），有助于研究者快速明确其研究问题的分类。该研究主要调查中国成年人群慢阻肺的患病率及其相关危险因素，属于研究"疾病在人群中的定量分布"（图 4-3-1）。

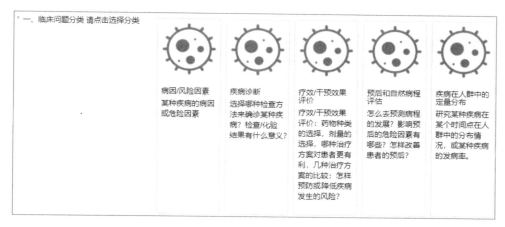

图 4-3-1　选择研究设计类型

2. 确定研究设计类型　"研究设计类型"模块选定"疾病在人群中的定量分布"这一研究问题类型后，平台提供了这类研究问题常用的方案设计类型——横断面调查，并配有文字简要说明此种设计的优缺点。该研究确定采用横断面研究设计，点击"横断面研究"选项（图 4-3-2），进入研究方案的填写界面。

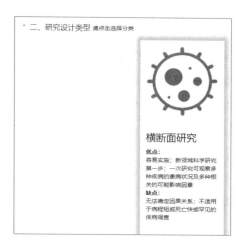

图 4-3-2　选择研究设计类型

三、方案撰写

明确研究内容和相应的研究设计类型后，进入方案撰写界面，可根据平台的提示逐项填写横断面研究设计方案的各项内容。

1. 研究对象　首先，根据平台给出的待填写条目，填写研究对象的定义、来源、纳入标准、排除标准。当不清楚某个条目应如何填写时，可点击条目名称旁的问号标识查看相关填写说明和注意事项（图 4-3-3）。

2. 抽样方法　需要填写具体的抽样方法（图 4-3-3）。

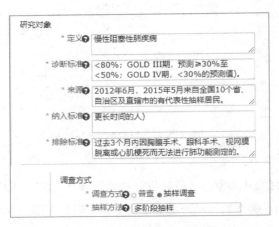

图 4-3-3　研究对象及抽样方法的填写

3. 样本量估算　平台提供了横断面研究样本量估算工具。该研究调查中国成年人慢阻肺的患病率，需要输入预设的患病率 P_0、调查允许误差 d 及 α 等主要参数（图 4-3-4）。预期患病率需要通过既往文献或前期研究数据获得。通过查阅文献发现，不同年龄段特别是 40 岁左右慢阻肺患病率显著不同，40 岁以上慢阻肺患病率显著高于 40 岁以下人群。因此，该研究按年龄分层估算所需的样本量（详见本节"成稿展示"中的"样本量估算"内容）。采用平台计算出样本量后，还需要考虑随机抽样的误差适当扩大样本量。例如：本研究经计算 20～39 岁年龄组样本例数为 7 644 例，40 岁及以上年龄组样本例数为 23 081 例。考虑不应答及多阶段整群抽样的设计效应，样本量再扩大 1.5 倍[1]，则 20～39 岁年龄组调查需 11 466 例，40 岁及以上年龄组调查需 34 622 例。

4. 观察指标　需要填写该研究收集的指标。平台上已经提供了这类研究常见的观察指标，研究者可根据研究的具体需要进行勾选（图 4-3-5）。对于平台中尚未收录的指标，可使用"添加"按钮进行添加，或在方案填写完成后，经下载导出 Word 文件后再补充完善。

5. 数据收集与录入　此部分内容比较固定，研究者可参考平台提供的模板，或在此模板基础上根据实际需要修改（图 4-3-5）。如可描述为"使用自行设计的调查问卷收集数据，采用 Epidata 软件建立数据库，由 2 名经过培训的数据录入员独立进行数据录入，之后进行双录入核查。数据录入不一致时，逐项核对原始记录表进行校对"等。

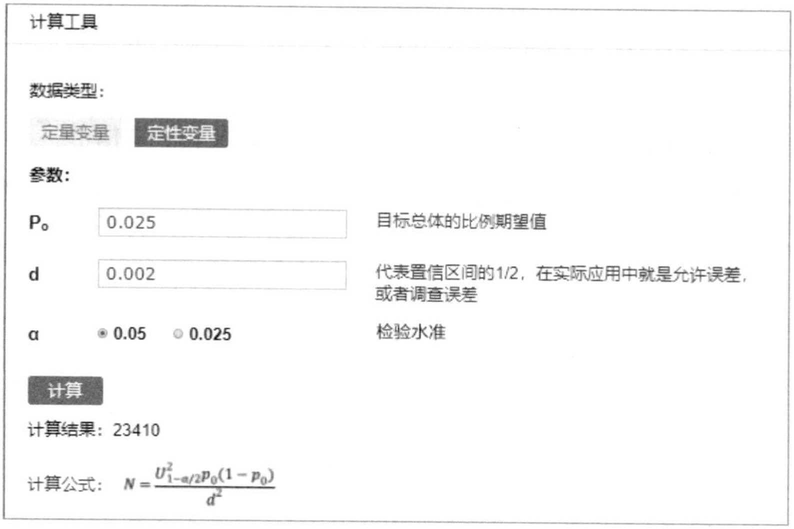

图 4-3-4　平台样本量计算工具

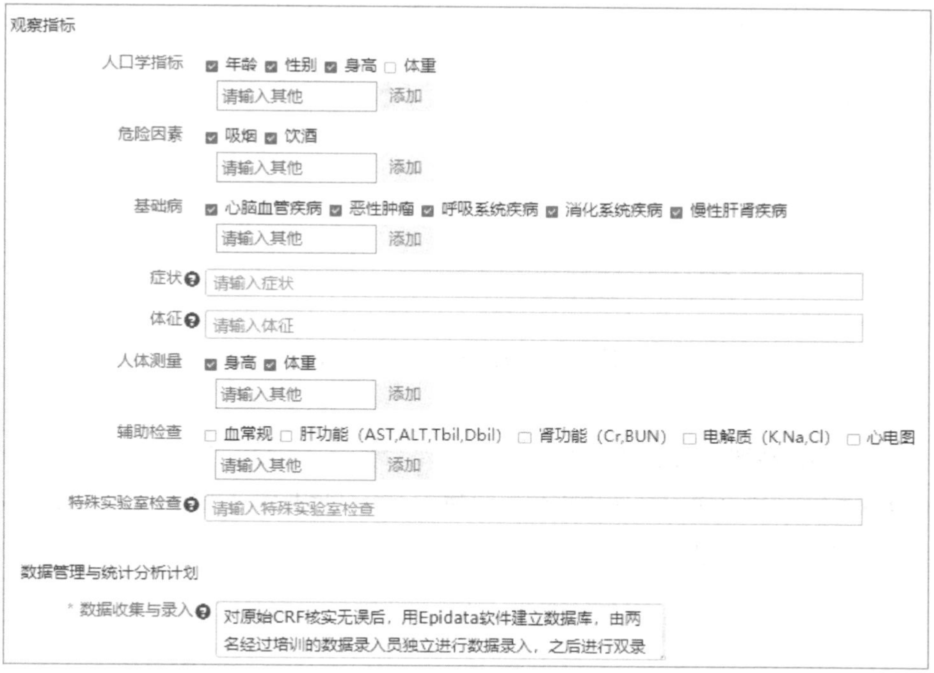

图 4-3-5　观察指标及数据管理与统计分析计划的填写

6. 统计分析 平台提供了横断面研究常见的统计分析方法，研究者可根据具体的研究内容对统计分析软件及检验水准进行勾选。针对描述性分析和统计推断条目，平台提供了常用的统计分析方法撰写模板，供研究者参考。如可描述为"①所有统计分析采用 SPSS 20.0，统计学检验以双侧 $P<0.05$ 为差异有统计学意义；②描述的计量资料采用均数 ± 标准差（正态分布）或中位数与四分位间距（偏态分布）表示，组间差异采用方差分析或非参数检验（偏态分布）；计数资料描述采用例数（%）表示，组间比较采用 χ^2 检验或 Fisher 精确概率检验；③采用多元 Logistic 回归分析，调整年龄、性别等潜在混杂因素的影响，探讨与慢阻肺相关的危险因素"等（图 4-3-6）。

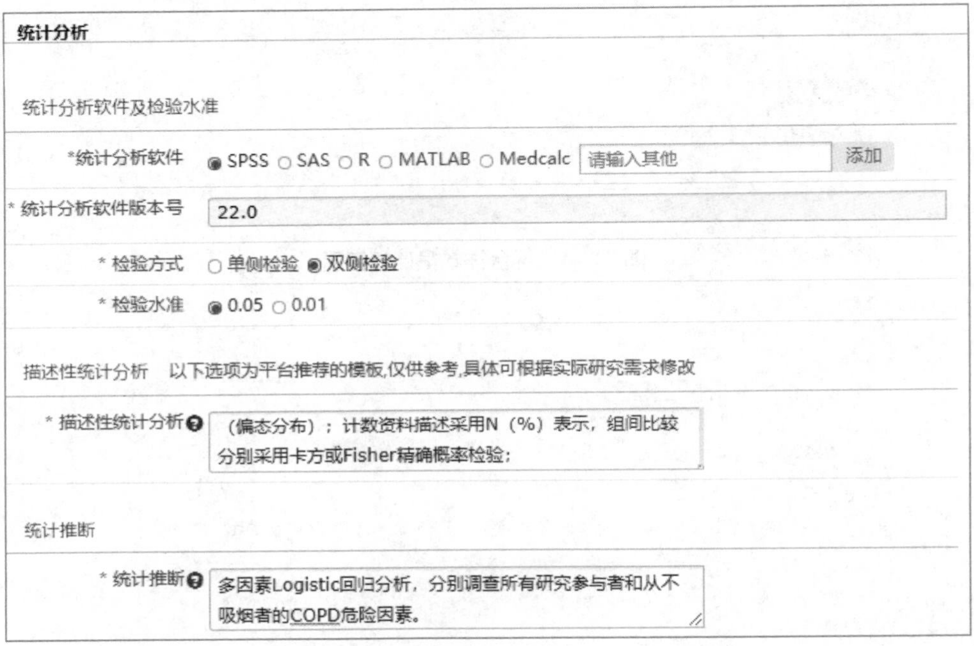

图 4-3-6 统计分析部分的填写

7. 技术路线图 上述内容填写完成后，平台会自动生成一个基本的技术路线图（图 4-3-7），研究者可对该图进行修改与细化，也可将此图导出后进行编辑使其符合本研究实际的技术路线。

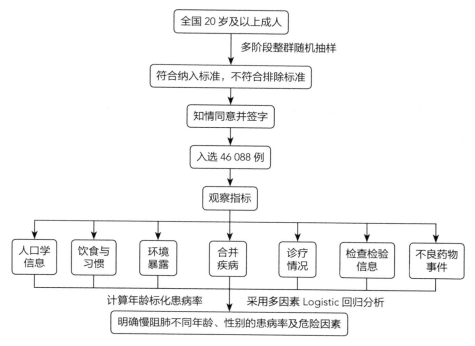

图 4-3-7　技术路线图

8. 伦理学要求　此部分内容需要体现研究者所在医院伦理学的相关要求，平台也提供了参考模板（图 4-3-8）。

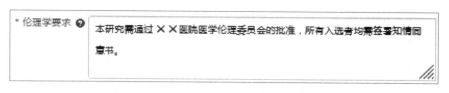

图 4-3-8　伦理学要求的填写

9. 质量控制措施　此部分内容主要用于保证研究的实施符合临床研究的政策法规，并控制研究各环节可能出现的偏倚。平台提供了该设计类型常见的质量控制措施，供研究者参考。研究者可据实际研究所需进行补充或完善（图 4-3-9）。

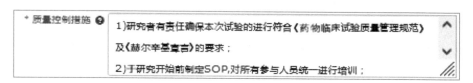

图 4-3-9　质量控制措施的填写

10. 方案导出下载　完成所有模块的填写后，可将研究方案导出下载为可编辑的 Word 版本。研究者可在此基础上对方案进行必要的修改和完善。

四、成稿展示

中国成年人慢性阻塞性肺疾病的患病率及危险因素 [中国肺部健康（CPH）研究]：一项全国性横断面研究。

（一）研究设计

设计类型　横断面研究。

研究目的　探究中国 20 岁及以上人群中慢性阻塞性肺疾病的患病率及其危险因素。

（二）研究对象

1. 定义　慢性阻塞性肺疾病定义：根据 2017 年全球慢性阻塞性肺疾病倡议（global initiative for chronic obstructive lung disease，GOLD）指南，慢性阻塞性肺疾病定义为支气管扩张剂后 FEV_1：FVC 小于 0.70；严重程度分级：对阻塞程度进行分级（GOLD Ⅰ 期，预测值 ≥ 80%；GOLD Ⅱ 期，50% ≤预测值 <80%；GOLD Ⅲ 期，30% ≤预测值 <50%；GOLD Ⅳ期，预测值 <30%）。

2. 纳入标准　详见第一篇第二章第三节。

3. 排除标准　详见第一篇第二章第三节。

（三）抽样方法

详见第一篇第二章第三节的"抽样方法"部分。

（四）样本量估算

基于横断面研究样本量估算，假设 20 ~ 39 岁年龄组的 COPD 患病率为 2.5%，40 岁及以上年龄组的患病率为 8%，设定允许误差 d=0.003 5。则根据横断面研究样本量估算公式分别计算上述两个年龄段所需的样本例数：

$$n = \frac{U_{1-\alpha/2}^2 p_0(1-p_0)}{d^2} \qquad （式 4\text{-}3\text{-}1）$$

经计算 20 ~ 39 岁年龄组样本例数为 7 644 例，40 岁及以上年龄组样本例数为 23 081 例。考虑不应答及多阶段整群抽样的设计效应，样本量再扩大 1.5 倍，则 20 ~ 39 岁年龄组调查需 11 466 例，40 岁及以上年龄组调查需 34 622 例。

这里说明一点，以上内容是采用平台进行横断面研究样本量计算的举例，该示范案例正式发表的样本量计算相关内容如下：CPH研究是为了提供可靠的我国农村和城市六个年龄组（20～29岁，30～39岁，40～49岁，50～59岁，60～69岁和≥70岁）中男性和女性慢阻肺的患病率。根据以往研究的数据，假定20～39岁年龄组慢阻肺患病率平均为2.5%[标准差（SD）1.0]，40岁及以上年龄组为8.0%（SD 1.5）。采用PASS进行样本量计算。此外，考虑到该研究为多阶段整群抽样设计，设计效应设为1.5，最终计算的样本量为20～39岁年龄组需12 516例，40岁及以上年龄组需31 752例。

（五）收集指标

1. 人口学及社会学信息 年龄、性别、民族、职业、婚姻状况等。

2. 既往疾病史 肺结核、儿童期肺炎或支气管炎（在14岁之前因这些情况至少住院一次）、慢性支气管炎（连续2年，每年咳嗽、咳痰至少3个月）、其他呼吸系统疾病史。

3. 生活方式 吸烟（一生中抽100支烟并且目前正在吸烟）、被动吸烟（与吸烟者生活在一起的非吸烟者暴露在吸入的烟雾下）、饮酒等。

4. 环境暴露因素 $PM_{2.5}$暴露（利用区域卫星反演的气溶胶光学深度模型，导出了直径小于2.5μm的大气颗粒物暴露）、生物燃料使用（过去6个月或更长时间内使用木质燃料或动物粪便做饭或取暖）等。

5. 疾病相关检查指标 肺功能检测使用MasterScreen肺功能检测仪（CareFusion, Yorba Linda, CA, USA）。

（六）数据管理

1. 数据录入与收集 由经过培训的调查员使用自行设计的调查问卷收集基线信息。

2. 数据的录入及核查 建立Epidata数据库，由2名经过培训的数据录入员独立进行数据录入，之后进行双录入核查。录入信息不一致时，逐项核对原始记录表进行校对。

（七）统计分析

统计分析软件和检验水准：应用SPSS 22.0对调查数据进行统计分析，统计学

检验以双侧 $P<0.05$ 为差异有统计学意义。

描述性统计分析：描述的计量资料采用均数±标准差（正态分布）或中位数与四分位间距（偏态分布）表示，组间差异采用方差分析或非参数检验（偏态分布）；计数资料描述采用例数（%）表示，组间比较采用 χ^2 检验或 Fisher 精确概率检验。

统计推断：详见第一篇第二章第三节的"统计分析方法"部分。

（八）技术路线图

见图 4-3-7。

（九）伦理学要求

本研究需要通过医院伦理委员会批准，所有入选者均需填写知情同意书。

（十）质量控制措施

①研究者有责任确保本项研究符合《赫尔辛基宣言》的要求；②研究开始前制定标准化操作流程（SOP），对所有研究人员（调查员）统一进行培训；③研究人员应完整、详细、准确填写调查问卷表；④研究中所有观察到的结果和异常发现，均应及时认真记录并核实，保证数据的可靠性；⑤制定肺功能测定的 SOP，对各中心选派的肺功能测试操作人员统一进行培训，培训考核合格后方可进行肺功能测试。检测时统一采用相同型号的肺功能检测仪（CareFusion, Yorba Linda, CA, USA），并且每次检测时要提前对设备进行校准等。

（张　迪　梁立荣）

第四章　病例对照研究方案撰写

第一节　搭建研究方案框架

遵循病例对照研究原理和 PICOTS 模型，将拟开展的病例对照研究方案框架以技术路线图的草图呈现出来，以明确研究方案的 PICOTS 要素（图 1-1-8）。首先明确病例组研究对象的来源、纳入和排除标准（P），其次是明确对照组研究对象的来源、纳入和排除标准（C），病例和对照是否匹配及匹配的因素；之后明确研究要收集的观察指标（O），大致包括哪几类，如人口学信息、社会经济特征、生活方式、疾病史、临床检验与检查信息等，从这些拟收集的观察指标中要明确研究关注的主要暴露因素和可能的混杂因素，评估受试者招募的周期（T），探讨暴露因素与疾病的关联关系时使用的统计分析方法（S），以及研究拟解决的关键问题（研究目的）。框架图的绘制可帮助研究者梳理病例对照研究的 PICOTS 要素，包括样本量估算需要的关键参数。如果对于图中各要素定义或标准不清楚，可针对性地查阅国内外相关文献或咨询专家。

‖ 第二节　撰写方案要素

一、研究设计

1. 设计类型　明确本研究的设计类型（S）为病例对照研究。

2. 研究目的　详见第一篇第三章。

3. 研究假设　详见第一篇第三章。

二、研究对象

（一）病例组

1. 定义　病例组目标人群的定义，如"脑出血首次发病的住院患者"。

2. 来源　①某一家或多家医院在一定时期内诊断的全部病例或随机样本；②某一特定时间和地区，通过普查、疾病统计或医院汇总得到病例，然后选择所有的病例或其中的一个随机样本。注意当利用医院的患者作为研究对象时，尽量选择多家医院。

3. 诊断标准　选择一组经金标准或参考标准明确诊断的有某种疾病的患者组成病例组。临床研究中采用的诊断标准主要有以下来源：①国际统一标准；②国内统一标准；③地方性学术组织制定的诊断标准；④借鉴欧美等发达国家通行的诊断标准。研究者需要根据研究目标结合疾病研究的国内外现状进行合理选择。

4. 纳入标准　纳入标准是按照研究要求事先确定的，用于明确研究对象应具备的条件。一般的病例对照研究设计纳入标准时，应根据研究的需要考虑以下几个方面的内容：①所选取的病例必须是有同一种疾病的患者，患病部位、病理学类型、诊断标准都要有明确的规定，否则病例中可能混入非患者或不同疾病类型的患者，影响研究结果的真实性；②病例外部特征如年龄、性别、种族、职业等，选择时要进行明确限定，目的是控制非研究因素以增加病例组与对照组的可比性；③病例的类型有新发病例、现患病例与死亡病例三种，通常优先选择新发病例。

5. 排除标准　考虑到研究的可行性、研究对象的可控性及伦理学原则，需要制定某些排除标准来排除某些特殊的研究对象，以控制其他非研究因素对结果的影响，提高研究结果的内部真实性，如伴有影响效应指标观测、判断的其他生理或病理状况等。

（二）对照组

1. 对照类型 一般分为成组对照和匹配对照。成组对照：不进行匹配的对照。当对照来源确定后，用抽样的方法从该人群中随机选择足够的人数，没有任何其他限制与规定。配比对照：进行匹配的对照。匹配就是要求对照组在某些因素或特性上与病例组保持相同，目的是进行两组比较时排除匹配因素的干扰。

2. 定义 对照研究人群的定义，如"无脑出血的住院患者"。

3. 来源 ①从当地全人口中选择：当病例组由当地全部或大部分病例组成时，可从当地未患该病的个体中选择对照；②从医院其他患者中选择对照：即在入选病例的医院内选择其他患者作对照；③利用病例的配偶、同胞、亲戚、同事或邻居作对照。注意研究遗传因素为主的疾病时不宜选同胞、亲戚作对照，研究环境因素为主的疾病时，不宜选同事（工作环境）或邻居（居住环境）作对照。

4. 纳入标准 ①保证对照的代表性，即能代表病例的一般人群；②必须使对照与病例具有良好的可比性，即除研究因素外，可能影响发病的其他因素在病例组与对照组间尽量保持均衡；③对照组应经过与病例相同的诊断确定无有所研究的疾病。

5. 排除标准 对照组尽量无与所研究疾病有共同已知病因的疾病。

三、观察指标

病例对照研究的观察指标通常包括：①人口学及社会学信息，如年龄、性别、学历、职业等；②危险因素，如吸烟、饮酒、体力活动等；③基础疾病，如心脑血管疾病、恶性肿瘤、呼吸系统疾病、消化系统疾病、慢性肝肾疾病等；④症状，即所研究疾病特有的临床症状，如肺炎有发热、呼吸道症状等；⑤体征，常见的如体温、呼吸频率、脉搏、肺部体征等；⑥人体测量，如身高、体重、腰围、血压等；⑦辅助检查，如血常规、血糖、血脂（总胆固醇、低密度脂蛋白胆固醇、高密度脂蛋白胆固醇、甘油三酯）、肝功能（谷草转氨酶、谷丙转氨酶、总胆红素、直接胆红素）、肾功能（尿素氮、肌酐）、电解质（K^+、Na^+、Cl^-）、心肌酶（肌酸激酶、肌酸激酶同工酶、心肌肌钙蛋白 I）、心电图、胸部 X 线等其他影像学检查等。

除上述指标外，研究者还可以根据研究需要进行相应的修改或补充。建议研究者在撰写基线收集的指标时，采用分类枚举的方法，即将拟收集的指标先进行合理的分类，再将每一类包括的主要指标或关键指标尽可能罗列出来。

四、样本量估算

要说明样本量估算的依据及方法。具体的估算方法及规范的表述详见第二篇第二章。

五、数据管理与统计分析计划

1. 数据录入与收集　具体说明数据收集和管理计划，注意保证数据质量。

2. 统计分析　说明统计分析计划，通常包括三部分内容：①统计分析软件和检验水准；②描述性统计分析；③统计推断。

六、技术路线图

建议研究者在研究方案最终确定后，在最初绘制的研究框架图（图 1-1-8）的基础上围绕 PICOTS 模型要素进行修改与完善。为便于研究者绘制较为规范的病例对照研究技术路线图，平台提供了相应的模板，研究者可在该模板的基础上结合自己研究方案的特点进行修改。

七、伦理学要求

说明本研究的伦理学考虑及研究对象的知情同意。如"本研究需通过 ×× 医院医学伦理委员会的批准，所有入选者均需签署知情同意书"。

八、质量控制措施

在开展研究时，如果对病例与对照的调查环境与条件不同，或调查技术、调查质量不高等，则可能产生调查偏倚。为控制研究中可能的偏倚，需制定相关的质量控制措施，如在研究开始前选择经验丰富的研究人员、选择设备齐全的研究场地、制定数据收集的标准化操作流程、进行专业的调查技术培训等；在研究实施过程中定期召开工作人员会议、请第三方临床监查员定期进行研究质量的核查等；涉及实验室操作的可预留盲样、开展重复测量等；对于影像学结果的评估，可邀请多位经验丰富的技术人员对原始图像进行盲态的重复评估等。

▌第三节　方案撰写常见问题

一、横断面研究误用为病例对照研究

问题示例：

研究目的：分析某地居民中糖尿病患者的高血压患病率是否高于非糖尿病患者。

研究假设：糖尿病患者中高血压的患病率高于非糖尿病患者。

该研究计划通过收集 2022 年 1 月 1 日—2022 年 12 月 31 日就诊于某三级综合医院的患者的高血压疾病史，以糖尿病患者为病例组，以非糖尿病患者为对照组，分析糖尿病患者中高血压的患病率是否高于对照组。该研究尽管有"病例组"和"对照组"，但调查的"暴露"因素高血压是否发生在糖尿病患病之前是不确定的，可能部分患者患糖尿病之前无高血压，也可能部分患者患糖尿病之后才发现血压增高，也就是说"暴露"因素高血压与疾病结局糖尿病患病时间的时序关系不清楚，因此，该研究设计实际为横断面研究（现况研究），建议修改研究设计类型为横断面研究。

二、队列研究误用为病例对照研究

问题示例：

研究目的：分析 ×× 肿瘤对儿童抑郁症状的影响。

病例组：80 例就诊于 ×× 医院肿瘤科的 ×× 疾病确诊患儿。

对照组：80 例就诊于 ×× 医院预防保健科的健康儿童。

对病例组和对照组儿童进行 1 年随访，观察其抑郁症状评分的变化情况。

上述示例研究目的是分析发生 ×× 肿瘤后，儿童抑郁症状的变化情况，暴露（患病）在前，症状评分变化（结局）在后，属于队列研究，故应参考队列研究设计的框架撰写研究方案。

三、病例选择不当

问题示例：

研究目的：探讨影响高血压发病风险的生活方式。

病例组：200 例就诊于 ×× 医院心内科的高血压病患者。

该研究中病例组入选是高血压病的现患者，其中一些"老"患者可能因为患病已改变其不良生活方式。此时应考虑入选尚未被高血压诊断影响其生活方式的新发高血压病患者作为病例组，以控制现患病例-新发病例偏倚。建议修改为"病例组：200 例就诊于 ×× 医院心内科的新发高血压病患者"。

四、对照选择未排除与研究疾病相关的其他疾病

问题示例：

研究目的：探讨急性冠脉综合征发病相关的危险因素。

病例组：200 例就诊于 ×× 医院心内科和急诊科的急性冠脉综合征患者。

对照组：按照年龄、性别进行 1∶1 匹配，选择同期就诊于 ×× 医院心内科和急诊科的非急性冠脉综合征患者作为对照。

开展病例对照研究，需要注意的是对照组应尽量没有与研究疾病有共同已知病因的疾病。该研究病例组和对照组的研究对象均来源于心内科和急诊科，对照组患者中高血压、血脂异常等急性冠脉综合征"病因"的患病率要高于一般人群，会对研究结果产生影响。建议从医院的其他科室，如消化科、呼吸科等选择对照。

五、过度匹配

问题示例：

研究目的：探讨 ×× 市育龄期女性贫血的影响因素。

病例组：200 例于 ×× 医院确诊贫血的育龄期女性。

对照组：按照年龄、血红蛋白值进行 1∶1 匹配，选择同期于该医院体检中心体检的健康女性作为对照。

匹配的特征或变量必须是已知的混杂因子，或有充分理由怀疑为混杂因子的因素。血红蛋白值是诊断贫血的重要指标，上述示例中将其设定为匹配的因素可能无法找到符合条件的对照（既满足非贫血患者，其血红蛋白值又与贫血患者相当），研究设计上也会因过度匹配降低研究效率。建议修改为"对照组：按照年龄进行 1∶1 匹配，选择同期于该医院体检中心体检的非贫血女性作为对照"。

六、诊断标准未参考权威标准

问题示例：

研究目的：探讨影响高血压发病风险的生活方式。

病例组：200 例血压超过 140/90mmHg 的社区人群。

上述示例中研究的疾病为高血压病，根据最新《中国高血压防治指南（2021年）》，只有一次诊室血压高，不能诊断为高血压。如该研究拟在社区人群中入选病例，建议修改为"病例组：200 例符合《中国高血压防治指南（2021）》高血压病诊断标准的社区人群"，并进一步明确高血压的诊断标准。

七、观察指标不明确

问题示例：

观察指标：人口学特征、生活方式、居住环境信息等。

上述示例中的观察指标不够清晰与全面，应把研究关注的因素和潜在的混杂因素尽可能纳入观察指标，并将其分类表述。建议修改为：

观察指标：①人口学信息，包括年龄、性别、民族、职业、收入、学历等；②饮食与习惯，包括日常饮食习惯、营养素摄入情况、吸烟、饮酒、运动情况等；③合并的基础疾病等。

八、样本量估算依据不充分

问题示例：

样本量计算：本研究为探索性研究，基于文献调研及本课题组前期研究基础，本研究拟纳入病例组和对照组研究对象各 100 例。

该示例虽为探索性研究，但没有明确的研究目的与研究假设，未提及研究的主要结局指标及计算参数，样本量估算的依据不充分。该研究目的是探讨贲门癌发生的主要危险因素，可根据构建多元 Logistic 回归模型的经验公式估算样本量，一般每探究一个危险因素需要 5～10 个阳性结局事件（病例）。建议修改为："样本量计算：依据文献调研及课题组前期研究基础，本研究拟纳入 10 个可能与贲门癌发病有关的危险因素。基于多因素 Logistic 回归分析，每探究一个可能的危险因素需对应 5～10 个阳性结局事件（病例），研究需纳入 100 例贲门癌病例。对照组按照 1∶1 的比例入选，所需样本为 100 例，两组合计 200 例"。

九、统计分析方法选择不当

问题示例：

病例组：于 ×× 医院就诊的新发贲门癌住院患者。

对照组：按照年龄、性别 1 : 1 匹配的同期在该医院就诊的无贲门癌的其他胃部疾病患者。

统计分析：采用多元 Logistic 回归分析，调整年龄、性别等潜在混杂因素的影响，探讨贲门癌的危险因素。

上述示例为匹配设计的病例对照研究，进行数据分析时应采用条件 Logistic 回归，将每对匹配的病例和对照均看作一层，对贲门癌的危险因素进行评估。故应修改为："统计分析：采用多元条件 Logistic 回归分析，调整年龄、性别等潜在混杂因素的影响，探讨贲门癌的危险因素"。

十、方案要素不完整

不少病例对照研究的方案中研究要素阐述不全，缺少一个或多个研究要素，如缺少研究目的、研究假设、样本量估算、结局指标、数据收集与录入方法、技术路线图、伦理学要求、质量控制措施等相关内容。研究者应在方案设计阶段明确这些关键要素，撰写时将其完整规范地表述出来。

‖ 第四节　平台辅助撰写示范

以"×× 省 ×× 地区农村居民贲门癌发病的危险因素研究"为例，介绍使用平台撰写病例对照研究方案的方法及注意事项。

一、明确临床研究问题

本研究主要探讨 ×× 省 ×× 地区农村居民贲门癌发病的危险因素，为贲门癌的防治研究提供科学参考。

二、使用平台辅助选择研究设计类型

（一）明确研究问题的类型

根据拟解决的临床研究问题，明确"临床问题分类"中的类型。平台"临床问题分类"模块中提供了五种常见临床问题分类的选项，并配有简要的文字说明相应问题的特点。该研究主要探讨 ×× 省 ×× 地区农村居民贲门癌发病的危险因素，属于病因 / 风险因素类（图 4-4-1）。

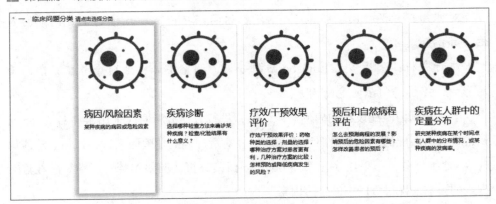

图 4-4-1 平台常见临床问题分类及特点说明

（二）确定研究设计类型

在"研究设计类型"模块选定"病因/风险因素"这一研究问题类型后，平台提供了这类研究问题常用的方案设计类型，包括队列研究、病例对照研究、横断面研究。每一类型配有文字简要说明此种设计的优点和缺点。研究者可结合自身和团队的条件等选择其中一种设计类型，兼顾科学性与可行性。该研究确定采用"病例对照研究"后，点击"病例对照研究"选项（图 4-4-2），进入病例对照研究方案撰写界面。

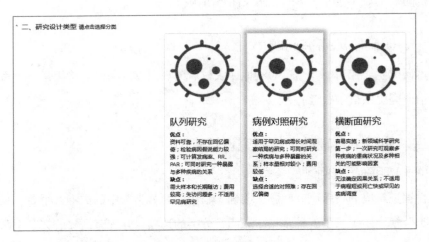

图 4-4-2 选择研究设计类型

三、方案撰写

明确研究设计类型后，进入研究方案主要内容的撰写环节，依照平台的提示逐项完成各部分内容的填写。

1. 研究对象 首先，根据平台给出的待填写条目，分别填写病例组和对照组的定义、来源、诊断标准、纳入和排除标准。当不清楚每个条目该如何填写时，可点击条目名称旁的问号标识查看填写说明和注意事项（图4-4-3）。需要注意研究对象的纳入和排除标准不要重复。如纳入标准中已有"年龄18～75岁"的限制时，排除标准中不用再写"年龄<18岁或>75岁"。

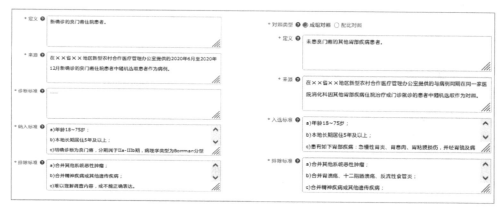

图 4-4-3 研究对象信息的填写

2. 观察指标 完成研究对象部分的填写后，进入观察指标填写模块。平台已经将临床研究中常见观察指标进行了分类呈现，研究者可根据研究的实际需要进行勾选（图4-4-4）。若某些指标平台尚未列出，可使用"添加"按钮进行添加，或在方案各模块全部填写完成后，下载导出后再补充完善。需要注意，平台提供的观察指标列表仅供参考，并非每个病例对照研究都需要收集这些指标。研究者需要综合考虑研究的目的及指标收集的可行性以确定研究的观察指标。如本研究旨在探讨农村居民贲门癌发病的危险因素，贲门癌患者的临床症状、体征并非该病的危险因素，故可不收集研究对象的症状和体征。

3. 样本量估算 平台提供了常见的样本量估算方法，当明确研究假设后（如吸烟可能是贲门癌发病的危险因素），可使用平台内嵌的样本量计算工具，根据经典病例对照研究中单一暴露因素与结局关联的样本量计算公式进行计算（图4-4-5）。此部分需要注意，样本量的估算需要提供一些参数，如对照组的暴露率，预计的相对危险度。这些参数可通过查询相关文献获得。本研究目的为探讨贲门癌发病的多种危险因素，需要通过构建多元Logistic回归模型，也可采用经验公式（详见本书

第二篇第二章）。基于文献调研及前期研究基础，本研究拟纳入 10 个可能与贲门癌发病有关的危险因素。根据拟采取的统计分析方法（多因素 Logistic 回归分析），每探究 1 个因素需对应 5 ~ 10 个阳性结局事件（病例）来估算，研究需纳入 100 例贲门癌病例。对照组按照 1∶1 的比例选取，所需样本为 100 例，两组合计 200 例。

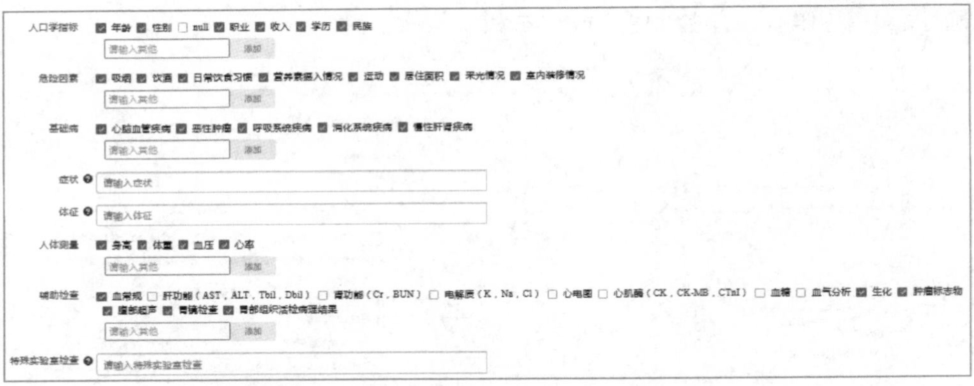

图 4-4-4　观察指标的填写

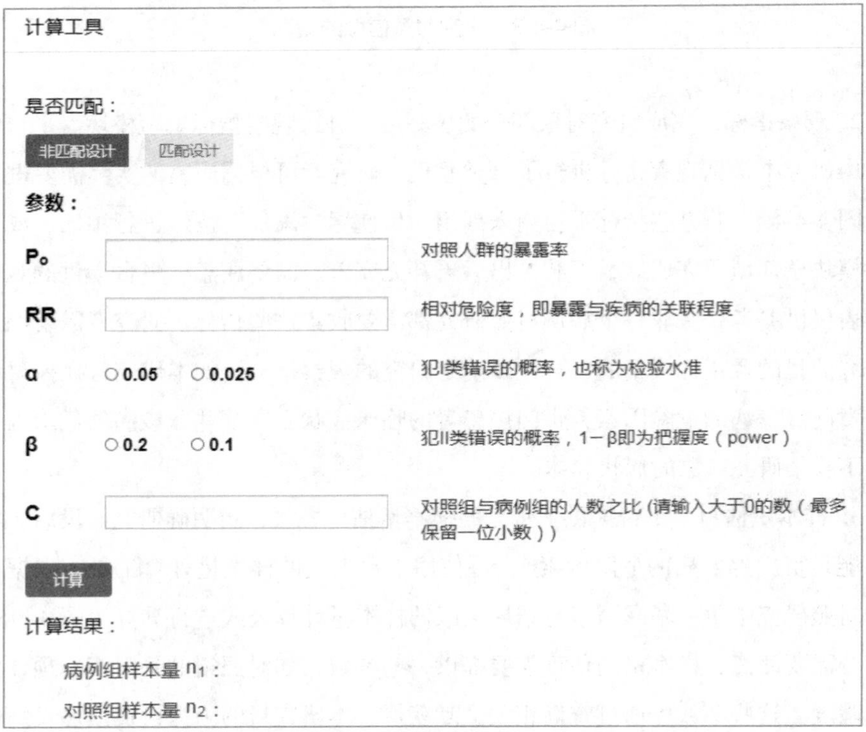

图 4-4-5　病例对照研究样本量计算工具

4. 数据收集与录入　此部分内容比较固定，研究者可参考平台提供的模板填写。

5. 统计分析　平台提供了病例对照研究常用的统计分析方法，研究者可根据具体需要对统计分析软件及检验水准进行勾选。此部分内容撰写模板主要为统计分析的软件及版本号、假设检验（单侧或双侧）、显著性水平、描述性统计分析的方法、统计推断使用的统计分析方法等（图 4-4-6）。

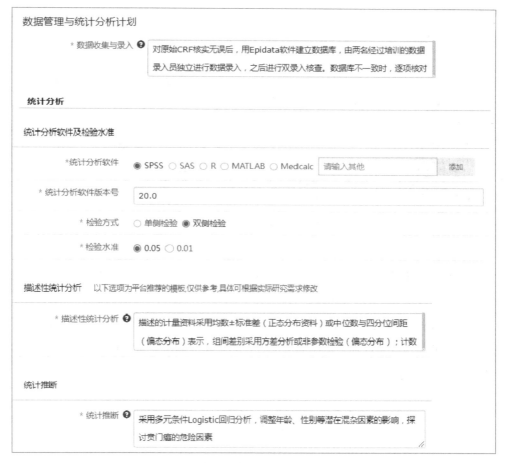

图 4-4-6　数据管理与统计分析计划的填写

6. 技术路线图　平台提供了较为经典的病例对照研究技术路线图模板（图 4-4-7）。研究者可根据研究实际需要，在模板上对病例组和对照组的来源、样本量、研究目标等内容进行相应的修改与完善。也可以将此图导出后再进行编辑使其更加符合本研究方案的实际需要。

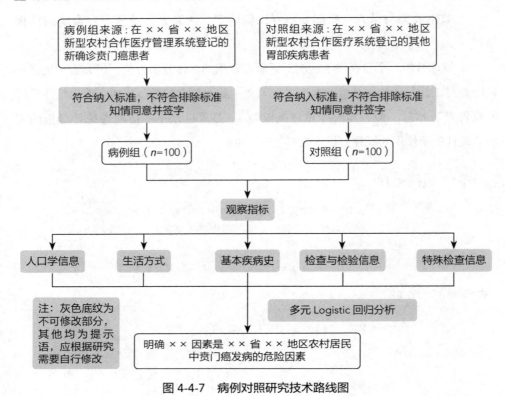

图 4-4-7　病例对照研究技术路线图

7. **伦理学要求**　此部分内容需要体现研究者所在医院的伦理学相关要求，平台也提供了参考模板（图 4-4-8）。

8. **质量控制措施**　此部分内容主要用于保证研究的实施符合临床研究的政策法规，并尽量控制研究过程中可能的偏倚。可参考第一篇第三章中病例对照研究的常见偏倚分析，根据研究实际需要制定针对性的质量控制措施（图 4-4-8）。

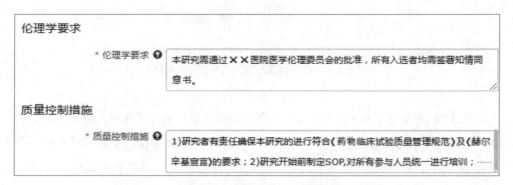

图 4-4-8　伦理学要求与质量控制措施的填写

9. 方案导出下载 完成所有模块的填写后，可将研究方案下载为可编辑的 Word 版本（图 4-4-9）。研究者可进一步对方案进行编辑和完善。

编号	方案名称	课题类型	课题状态	创建账号	联系电话	联系邮箱	指导老师	创建时间	操作
1	××省××地区农村居民中贲门癌发病的危险因素研究	病例对照研究	完成						编辑 编辑来源信息 下载 查看问卷调查

图 4-4-9 研究方案的导出下载

四、成稿展示

××省××地区农村居民中贲门癌发病的危险因素研究

（一）研究目的

探讨××省××地区农村居民贲门癌发病的危险因素。

（二）研究设计

1. 研究类型 病例对照研究。

2. 研究假设 ××因素是××省××地区农村居民贲门癌发病的危险因素。

（三）研究对象

【病例组】

1. 定义 新确诊的贲门癌住院患者。

2. 来源 在××省××地区新型农村合作医疗管理办公室提供的于 2020 年 6 月—2020 年 12 月新确诊的贲门癌住院患者。

3. 诊断标准 按 2018 年美国癌症联合会（American Joint Committee on Cancer，AJCC）颁布的第八版 TNM 分期标准，贲门癌是指食管胃交界线下约 2cm 范围内的腺癌。

4. 纳入标准 ①年龄 18～75 岁；②本地长期居住 5 年及以上；③明确诊断为贲门癌，分期属于Ⅱa～Ⅲb 期，病理学类型为 Borrman 分型的蕈状溃疡、Ⅰ型溃疡、Ⅱ型溃疡，病理组织分型为腺癌；④相关××检查信息完整；⑤签署知情同意书。

5. 排除标准 ①合并其他系统恶性肿瘤；②合并精神疾病或其他遗传疾病；③难以理解调查内容，或不能正确表述。

【对照组】

1. 定义 无贲门癌的其他胃部疾病患者。

2. 来源 在 ×× 省 ×× 地区新型农村合作医疗管理办公室提供的与病例组同期在同一家医院消化科因其他胃部疾病住院治疗或门诊就诊的患者。

3. 判定标准 经胃镜和病理学检查未患贲门癌。

4. 纳入标准 ①年龄 18 ～ 75 岁；②本地长期居住 5 年及以上；③患有如下胃部疾病：急慢性胃炎、胃息肉、胃黏膜损伤，并经胃镜及病理学检查明确诊断；④相关 ×× 检查信息完整；⑤签署知情同意书。

5. 排除标准 ①合并其他系统恶性肿瘤；②合并胃溃疡、十二指肠溃、反流性食管炎；③合并精神疾病或其他遗传疾病；④难以理解调查内容，或不能正确表述。

（四）观察指标

1. 人口学信息 包括年龄、性别、民族、职业、收入、学历等。

2. 饮食与习惯 包括日常饮食习惯、营养素摄入情况、吸烟、饮酒、运动情况等。

3. 居住环境信息 包括居住面积、采光情况、室内装修情况等。

4. 既往疾病史 如胃部疾病等。

5. 一般体格检查 包括身高、体重、血压、心率等。

6. 血液检查 包括血常规、生化、肿瘤标志物等。

7. 影像学检查 包括腹部超声、胃镜检查等。

8. 病理学检查 胃部组织活检病理结果。

（五）样本量计算

根据文献调研及本课题组前期研究基础，本研究拟纳入 10 个可能与贲门癌发病有关的危险因素。基于构建多因素 Logistic 回归模型需要，每探究一个因素需 5 ～ 10 个阳性结局事件（病例），研究需纳入 100 例贲门癌病例。对照组按照 1∶1 比例入选，所需样本为 100 例，两组合计 200 例。

（六）数据管理

1. 数据的收集 使用自行设计的病例报告表收集数据。

2. 数据的录入与核查 使用 Epidata 软件建立数据库，由 2 名经过培训的数据录入员独立进行数据录入，之后进行双录入核查。信息不一致时，逐项核对原始记录进行校对。

3. 数据质量管理 定期抽查病例报告表，了解数据录入的完整性及准确性，分析并处理录入有问题的数据信息。

（七）统计分析

所有统计分析采用 SPSS 20.0，统计学检验以双侧 $P<0.05$ 为差异有统计学意义。描述性计量资料采用均数 ± 标准差（正态分布）或中位数与四分位间距（偏态分布）表示，组间差异采用方差分析（正态分布）或非参数检验（偏态分布）；计数资料描述采用 N（%）表示，组间比较采用 χ^2 检验或 Fisher 精确概率检验。采用多元 Logistic 回归分析，调整年龄、性别等潜在混杂因素的影响，探讨贲门癌的危险因素。

（八）技术路线图

见图 4-4-7。

（九）伦理学要求

本研究需通过 ×× 医院医学伦理委员会的批准，所有入选者均需签署知情同意书。

（十）质量控制措施

①研究者有责任确保本研究符合《药物临床试验质量管理规范》及《赫尔辛基宣言》的要求；②于研究开始前制定 SOP，对所有参与研究的人员统一进行培训；③研究人员应完整、详细、准确地填写病例报告表；④研究中所有观察到的结果和异常发现，均应及时加以认真核实、记录，保证数据的可靠性；⑤研究中所涉及的检查仪器设备均有严格的操作标准，并确保是在正常状态下工作。

（冯　琳　梁立荣）

第五章　队列研究方案撰写

▌ 第一节　搭建研究方案框架

队列研究属于观察性研究，包括前瞻性队列研究、回顾性队列研究及双向性队列研究。撰写队列研究方案时，建议首先基于 PICOTS 模型绘制研究方案的框架图（技术路线图的草图）（图 1-1-7）。绘制时要注意明确队列人群的来源（P）、暴露人群（I）与非暴露人群（C）的特征、基线收集的观察指标，研究的结局指标（O），观察周期与随访计划（T），主要统计分析方法（S）及研究的主要目的。对图中 PICOTS 各要素定义与标准等不清楚时，可针对性地查阅国内外相关文献或咨询专家。

第二节 撰写方案要素

一、研究设计

1. 设计类型 明确本研究的设计类型（S），如前瞻性队列研究、回顾性队列研究、双向性队列研究等。

2. 研究目的 详见第一篇第四章。

3. 研究假设 详见第一篇第四章。

二、研究对象

此部分需对研究对象的定义、来源、纳入和排除标准进行详细描述。

1. 定义 说明研究人群的定义。建议用一句话概述研究人群的主要特征，如患有某种疾病的人群，限于特定年龄段如老年人群、仅关注女性或特定职业人群等。

2. 来源 说明研究对象的来源。所选研究对象必须是在开始时没有出现研究结局，但有可能出现该结局的人群。

3. 纳入标准 通常是事先界定好的研究对象所应具备的条件。设计纳入标准时，应根据研究的需要考虑以下几个方面的内容：①病情轻重、疾病亚型、病程长短等；②年龄、性别、婚姻状况等；③职业、居住地、个人爱好等；④既往疾病、伴随疾病、合并治疗等。

4. 排除标准 考虑到研究的可行性、研究对象的可控性及伦理学原则，需要制定排除标准来排除某些特殊的研究对象，以控制其他非研究因素对结果的影响，提高研究结果的内部真实性。例如：排除伴有影响效应指标观测的其他生理或病理状况者、缺少合作意愿及有可能失访者、患有精神病而不能合作者等。

三、暴露（分组）因素

"暴露"是流行病学专业术语，指研究对象直接接触过某种病原体、某种物质（如重金属）、具备某种待研究的特征（如年龄、性别及遗传因素）或行为（如吸烟、饮酒）。在不同研究中暴露有不同定义，可以是危险因素，也可以是保护因素，根据研究对象有无该暴露因素可将研究队列分为暴露组和非暴露组（对照组）。因此，在撰写研究方案时要考虑如何定义和测量暴露因素，并且测量暴露因素时应采用敏感、精确、简单、可靠的方法，才能确保队列人群分组标准准确可靠。

四、样本量估算

要说明样本量估算的依据及方法。具体的估算方法及规范的表述详见本书第二篇第二章。

五、基线收集的指标

队列研究在基线时收集的指标通常包括：①人口学及社会学信息，如年龄、性别、职业、收入等；②既往疾病史；③生活方式信息，如吸烟、饮酒、膳食、身体活动等；④身体检查指标，如身高、体重、腰围等；⑤疾病相关检查指标。

除上述指标外，研究者还可以根据研究需要进行修改或补充。建议研究者撰写基线收集的指标时采用分类枚举的方法，即将拟收集的指标先进行合理的分类，再将每一类包括的主要指标或关键指标尽可能罗列出来。

六、随访

1. 随访方式　包括面对面随访、电话随访等。需要注意暴露组和对照组应采用相同的方法进行随访。

2. 随访观察时间　指研究设计时需要明确对结局追踪观察的时限，即随访时间有多长，如随访多少天、多少个月或多少年。此外，还应说明随访终止时间（日期）、随访的时间间隔与随访次数等，这些内容需要根据研究结局的发生速度、研究的人力及物力等条件综合考虑后才能明确。

3. 随访观察指标　包括症状、体征、辅助检查等。

七、结局指标

1. 主要结局指标　与研究目的最直接相关的指标，建议仅设立一个。

2. 次要结局指标　与研究目的相关，但不是最主要关注的结局指标，可设立多个。

八、数据管理与统计分析计划

1. 数据录入与收集　具体说明数据收集和管理计划，注意保证数据质量。

2. 统计分析　说明统计分析计划，通常包括三部分内容：①统计分析软件和检验水准；②描述性统计分析；③统计推断。

九、技术路线图

建议研究者在研究方案最终确定后，在最初绘制的研究框架图（图 4-5-1）的基础上围绕 PICOTS 模型要素进行修改与完善。研究者可在平台提供的模板的基础上结合自己研究方案的特点进行修改。

十、伦理学要求

说明本研究的伦理学考虑及研究对象的知情同意情况。如"本研究需通过 ×× 医院医学伦理委员会的批准，所有入选者均需签署知情同意书"。

十一、质量控制措施

如果参与研究的人员没有经过严格的规范化培训，可能会产生测量偏倚。设计方案时需要说明相应措施进行了控制，如在研究开始前，做好标准化操作流程（SOP），对参与临床试验各个环节的人进行规范培训，严格执行 SOP 等；随访过程中，研究对象可能因各种原因失访，应制定相应的措施尽量减少缺失数据发生，如制定科学、可行的随访计划，提高受试者依从性等。

▍第三节　方案撰写常见问题

一、缺乏设计要素

问题示例：

（1）研究背景

（2）研究对象：2022 年 1 月—2022 年 12 月，在 ×× 医院急诊科就诊的患者。

（3）观察指标：

患者基本信息

住院时间及结局、住院费用

实验室检查（血常规、尿常规、心肌酶、肝肾功能）

研究方案部分直接开始介绍研究对象、观察指标等内容，缺乏研究设计类型、研究目的、研究假设等要素，应参照本章第一节的方案框架进行补充。

二、研究假设未体现出主要研究结局

问题示例：

暴露于高浓度空气污染物的肺癌患者预后更差。

该研究假设没有明确主要结局，"预后"过于宽泛，应说明具体的主要结局指标。可以改为"暴露于高浓度空气污染物的肺癌患者10年生存率更低"。

三、未剔除基线已经发生结局事件者

问题示例：

研究目的：探究吸烟与慢阻肺发病风险之间的关联。

纳入标准：年龄≥40岁；签署知情同意书。

排除标准：有严重精神疾病；收集样本不全者。

这项研究的主要结局是慢阻肺发病，而慢阻肺属于进行性发展的慢性病，因此只有基线未患慢阻肺的研究对象可以用来计算发病率。排除标准应增加一条："基线时已经患慢阻肺者"。

四、研究对象分成病例组和对照组

问题示例：

分组：病例组为发生慢阻肺的研究对象；对照组为未发生慢阻肺的研究对象。

队列研究应按暴露状态分组，所有研究对象在基线时均未发病（或未发生结局事件），因此不存在病例组。应修改为："分组：暴露组为有吸烟史的研究对象；非暴露组为从未吸烟的研究对象"。

五、未说明暴露分组标准

问题示例：

暴露组：超重的研究对象

非暴露组：未超重的研究对象

暴露分组即超重的判断标准应明确并进行准确的定义。可以改为："根据研究对象基线BMI进行暴露分组：暴露组为超重组，定义为BMI>24kg/m^2；非暴露组为未超重组，BMI≤24kg/m^2"。

六、观察指标不明确

问题示例：

观察指标：患者病情、住院时间、结局和住院费用。实验室检查（血常规、尿常规、心肌酶、肝肾功能）等。

部分观察指标不明确，如"患者病情"和"结局"。应分类列出可以测量的具体观察指标。可以修改为：

（1）基线指标

1）人口学及社会学信息（年龄、性别、文化程度）。

2）既往疾病史（手术、慢性病史）。

3）生活方式（吸烟、饮酒）。

4）体格检查（身高、体重、BMI）。

5）实验室检验（血常规、生化全项、尿常规）。

（2）住院治疗期间指标

1）生化指标：白蛋白、血红蛋白、总胆固醇、甘油三酯、高密度脂蛋白、低密度脂蛋白。

2）免疫及炎症指标：调节中性 T 淋巴细胞、超敏 C- 反应蛋白（hs-CRP）。

3）胃肠道耐受性情况：腹胀、腹痛、腹泻、恶心、呕吐。

（3）结局指标

1）住院时间。

2）住院费用。

3）转归情况（存活、死亡、出院、转普通病房 / 转重症监护病房）。

七、随访计划不明确

问题示例：

随访计划：对出院患者进行生活质量及 30 天再入院率随访。

队列研究的随访十分关键，研究方案应说明随访计划，包括随访的时间点、随访方式及随访观察指标。可以修改为：

（1）随访方式：电话调查。

（2）随访时间：出院后 30 天。

（3）随访指标：患者生存状态；出院后 30 天内再住院次数及时间；使用 SF-36

量表评价生活质量。

八、混淆随访观察指标和研究结局

问题示例：

研究结局：症状恶化、转入重症监护病房、住院天数、住院死亡、30天内再住院。

研究结局与研究目的和假设对应，分为主要结局和次要结局。在该实例中，仅将观察指标全部列在研究结局中，没有区分主要结局和次要结局。应修改为："主要结局：治疗失败率，定义为出现以下任一情况，包括症状恶化、转入重症监护病房、住院天数 >14 天、住院死亡、30天内再住院。次要结局：症状恶化率、住院死亡率、30天内再住院率"。

九、主要结局指标与研究假设、样本量计算不一致

问题示例：

研究假设：下呼吸道标本 EB 病毒阳性的肺炎患者较阴性患者生存期缩短。

主要研究结局：30天病死率。

样本量计算：用队列研究分析肺炎患者下呼吸道标本 EB 病毒阳性与 30 天病死率之间的联系。根据前期观察发现暴露与结局间的 RR 为 2.0，非暴露组的病死率35%。设 α=0.05（双侧），$1-\beta$=0.8。利用 PASS 计算得出暴露组和非暴露组各31例。考虑10%的失访率，将每组样本量扩大到35例，两组共70例。

在该例中，主要研究结局为30天病死率，样本量也是依据病死率计算的，研究假设应与其一致，改为"下呼吸道标本 EB 病毒阳性的肺炎患者较阴性患者30天病死率高"。

十、统计方法与研究目的不一致

问题示例：探究吸烟与慢阻肺发病风险之间的关联。

统计分析方法：

计量资料正态分布采用均数 ± 标准差表示；偏态分布采用中位数（四分位间距）表示。组间比较采用方差分析或秩和检验；计数资料采用率或百分比（%）表示，组间比较采用 χ^2 检验或 Fisher 精确概率检验。采用多因素 Logistic

回归分析构建慢阻肺发病风险的预测，采用 ROC 曲线评价其预测价值。双侧 $P<0.05$ 为差异有统计学意义。

该研究目的是关联分析，而非预测模型构建，统计方法与研究目的不匹配。可以改为："①描述性分析：比较不同吸烟状态研究对象的基线特征，正态分布的连续变量采用均数 ± 标准差表示，偏态分布的连续变量采用中位数（四分位数间距）表示，组间比较采用方差分析或秩和检验；分类变量采用率或百分比（%）表示，组间比较采用 χ^2 检验或 Fisher 精确概率检验。②关联分析：采用 Cox 比例风险模型分析基线吸烟状态与慢阻肺发病风险的关联，模型调整年龄、性别、地区、BMI。假设检验为双侧检验，显著性水平为 $P<0.05$"。

▎ 第四节　平台辅助撰写示范

以"重症社区获得性肺炎（community-aquired pneumonia，CAP）患者宏基因组测序检出 EB 病毒与短期预后的关联"为例，介绍使用平台完成队列研究方案撰写的方法和注意事项。

一、明确临床研究问题

本研究旨在明确重症 CAP 患者下呼吸道标本宏基因组测序检出的 EB 病毒与短期预后的关系。

二、使用平台辅助选择研究设计类型

1. **明确研究问题的类型**　根据提出的临床研究问题，明确"临床问题分类"中的类型。该研究主要探讨患者的预后结局，研究因素为是否检出 EB 病毒，不是治疗或干预措施，因此属于预后和自然病程评估研究。平台"临床问题分类"模块提供了各类临床问题的选项，每一类型配有简要的说明，有助于使用者快速明确研究问题的分类（图 4-5-1）。

2. **确定研究设计类型**　在"研究设计类型"模块选定"预后和自然病程评估"后，平台提供了这类研究问题常用的研究方法即研究设计类型，包括队列研究、RCT、病例对照研究。每一类型配有文字简要说明此种设计的优点和缺点。研究者从可行性的角度，根据自身和团队的条件及经费等情况选择其中一种设计类型（图 4-5-2），兼顾科学性与可行性。该研究选择采用前瞻性队列研究设计。点击"队列研究"选项，进入队列研究方案填写界面。

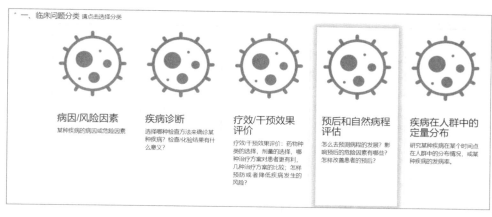

图 4-5-1 临床问题分类的选择

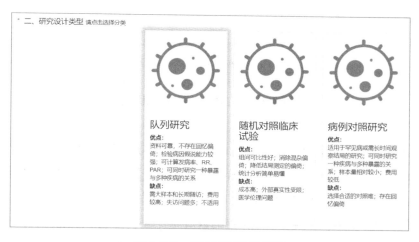

图 4-5-2 选择研究设计类型

三、方案撰写

1. 研究对象 首先，根据平台给出的待填写条目，逐步填写研究对象的定义、来源、纳入和排除标准。当不清楚某个条目应如何填写时，可点击条目名称旁的问号标识查看填写说明和注意事项。需要注意的是，队列研究纳入的研究对象在基线时应未发生结局事件。

2. 暴露（分组）因素 需要填写本研究的暴露因素及测量方法，并依据暴露因素进行分组定义（图 4-5-3）。

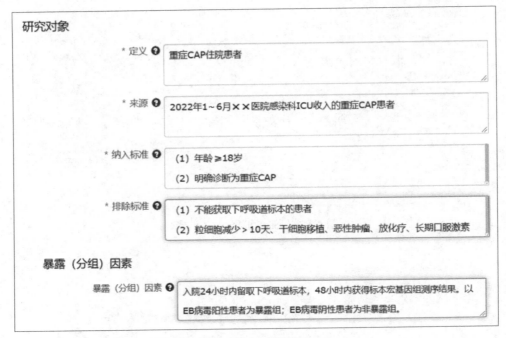

图 4-5-3　研究对象和暴露因素填写

3. 样本量估算　平台为队列研究设计提供了样本量计算工具，可以实现暴露组与对照组样本量相等或不等的情况下样本量的计算。公式是基于两组率比较的假设检验，需要输入对照组预期的发病率、暴露与疾病关联大小的预期相对危险度、α值及β值。其中，发病率和相对危险度的数值需要通过既往文献或前期研究数据获得。计算出结果后，还需要考虑失访率，扩大样本量。例如：本研究计算出暴露组和对照组各需 31 例（图 4-5-4），失访率估计为 10%，那么每组所需样本量要扩大为 31/(1−10%) ≈35 例，则该研究共需 70 例研究对象。

4. 基线资料收集　对于基线观察指标，平台已经根据指标的类型对临床研究常见的观察指标进行了分类呈现，研究者可根据研究的具体需求进行勾选（图 4-5-5）。若某些指标平台尚未列出，可在相应分类中使用"添加"按钮进行补充，或在填写完成其他模块将方案下载导出后进一步补充完善。

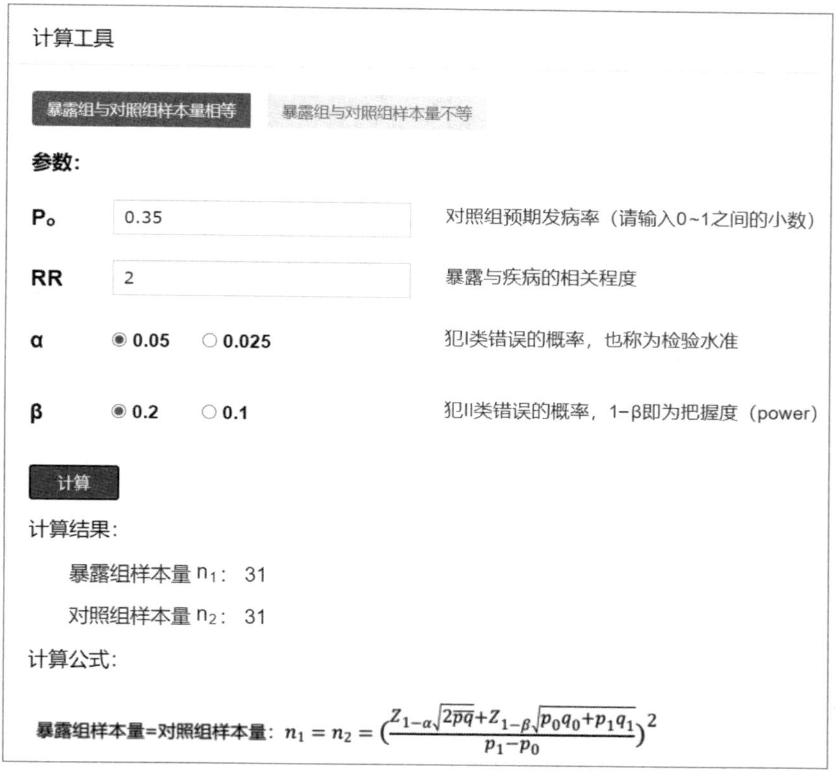

计算工具

| 暴露组与对照组样本量相等 | 暴露组与对照组样本量不等 |

参数：

P_0　　0.35　　　　　　　　　　对照组预期发病率（请输入0~1之间的小数）

RR　　2　　　　　　　　　　　暴露与疾病的相关程度

α　　◉ 0.05　　○ 0.025　　　　犯I类错误的概率，也称为检验水准

β　　◉ 0.2　　○ 0.1　　　　　犯II类错误的概率，1−β即为把握度（power）

计算

计算结果：

　　暴露组样本量 n_1： 31

　　对照组样本量 n_2： 31

计算公式：

暴露组样本量=对照组样本量：$n_1 = n_2 = \left(\dfrac{Z_{1-\alpha}\sqrt{2\overline{pq}}+Z_{1-\beta}\sqrt{p_0 q_0 + p_1 q_1}}{p_1 - p_0}\right)^2$

图 4-5-4　队列研究样本量计算

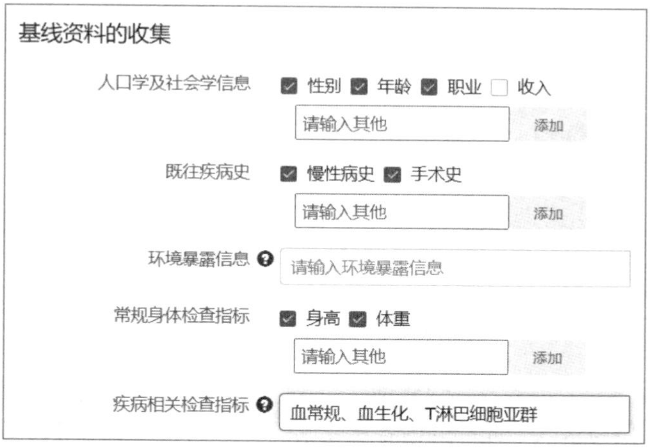

基线资料的收集

人口学及社会学信息　　☑ 性别　☑ 年龄　☑ 职业　☐ 收入

　　　　　　　　　　　　请输入其他　　　　　　　　添加

既往疾病史　　☑ 慢性病史　☑ 手术史

　　　　　　　　请输入其他　　　　　　　　添加

环境暴露信息 ❓　请输入环境暴露信息

常规身体检查指标　　☑ 身高　☑ 体重

　　　　　　　　　　请输入其他　　　　　　　　添加

疾病相关检查指标 ❓　血常规、血生化、T淋巴细胞亚群

图 4-5-5　基线资料的填写

5. 随访　队列研究的方案需要明确随访计划，包括随访方式、时间及指标，平台提供了简要填写说明和注意事项供参考（图 4-5-6）。

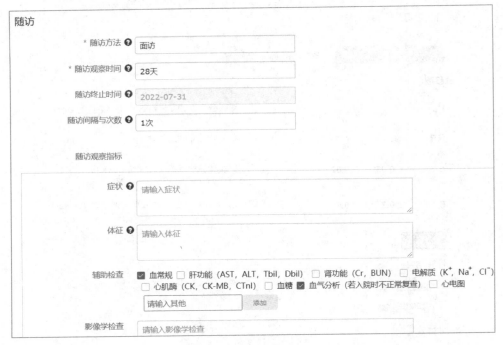

图 4-5-6 随访计划的填写

6. 结局指标 需要设定一个主要结局指标，同时可以设定与研究目的相关的多个次要结局指标（图 4-5-7）。

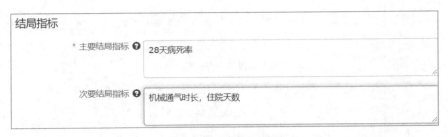

图 4-5-7 结局指标的填写

7. 数据收集与录入 此部分内容比较固定，研究者可根据平台提供的模板进行撰写。

8. 统计分析 平台提供了队列研究常见的统计分析方法，可根据研究需要对统计分析软件及检验水准进行勾选（4-5-8）。

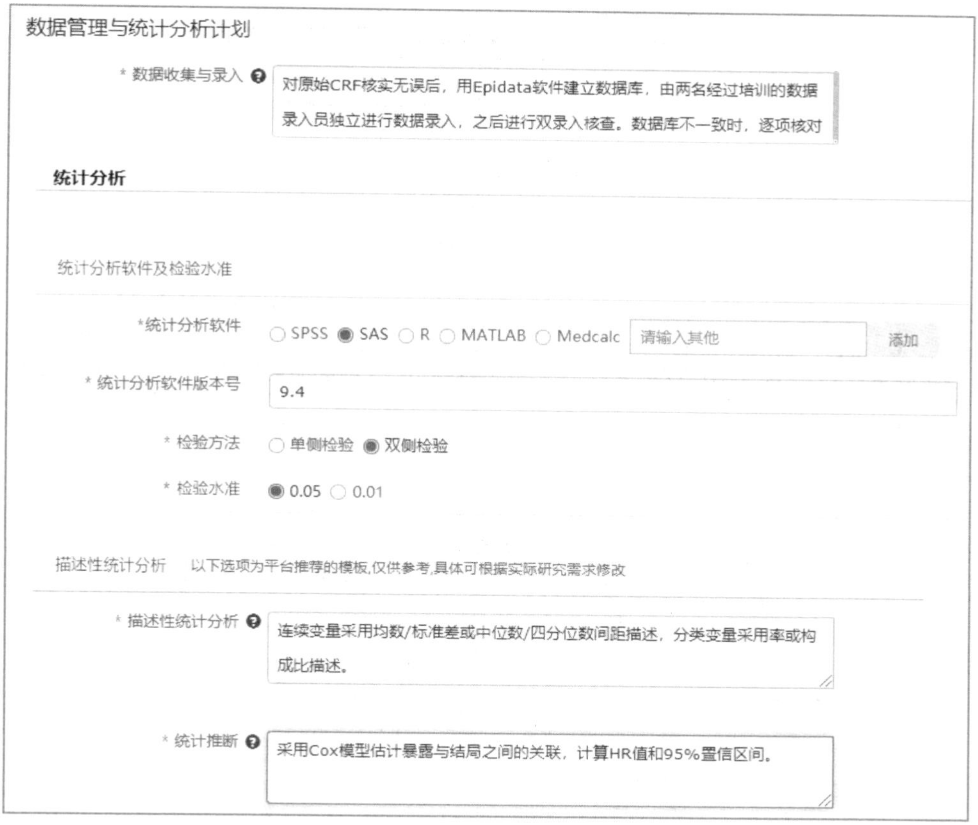

数据管理与统计分析计划

* 数据收集与录入 ❓   对原始CRF核实无误后，用Epidata软件建立数据库，由两名经过培训的数据
录入员独立进行数据录入，之后进行双录入核查。数据库不一致时，逐项核对

统计分析

统计分析软件及检验水准

*统计分析软件   ○ SPSS ● SAS ○ R ○ MATLAB ○ Medcalc   请输入其他   添加

* 统计分析软件版本号   9.4

* 检验方法   ○ 单侧检验 ● 双侧检验

* 检验水准   ● 0.05 ○ 0.01

描述性统计分析   以下选项为平台推荐的模板,仅供参考,具体可根据实际研究需求修改

* 描述性统计分析 ❓   连续变量采用均数/标准差或中位数/四分位数间距描述，分类变量采用率或构
成比描述。

* 统计推断 ❓   采用Cox模型估计暴露与结局之间的关联，计算HR值和95%置信区间。

图 4-5-8   数据管理与统计分析的填写

9. 技术路线图   上述内容填写完成后，平台会自动生成一个基本的技术路线图
（图 4-5-9）。可在此图中进行修改，也可以将此图导出后再进行其他编辑使其更加
符合本研究的实际需要。

10. 伦理学要求   此部分内容需要体现研究者所在医院伦理学的相关要求，平
台也提供了参考模板（图 4-5-10）。

11. 质量控制措施   此部分内容主要用于保证研究的实施符合临床研究的政策
法规，并尽量控制研究过程中可能的偏倚。可参考第一篇第四章中队列研究的常见
偏倚分析，根据具体的研究内容有针对性地制定撰写质量控制措施（图 4-5-10）。

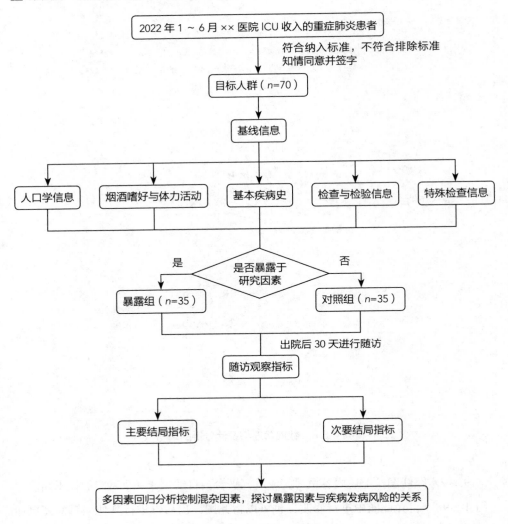

图 4-5-9　队列研究技术路线

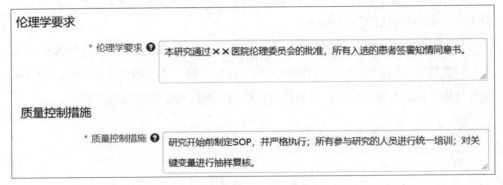

图 4-5-10　伦理学要求和质量控制措施的填写

12. 方案导出下载　完成所有模块的填写后，可将研究方案下载为可编辑的 Word 版本。研究者可进一步对方案进行编辑和完善。

四、成稿展示

重症社区获得性肺炎患者宏基因组测序检出 EB 病毒与短期预后的关联研究。

（一）研究设计

1. 设计类型　前瞻性队列研究。

2. 研究目的　明确重症社区获得性肺炎（CAP）患者下呼吸道标本宏基因组测序检出的 EB 病毒与短期预后的关系。

3. 研究假设　下呼吸道标本宏基因组测序 EB 病毒阳性的重症 CAP 患者较阴性患者 28 天内病死率升高。

（二）研究对象

1. 定义　收入感染科监护室的重症 CAP 患者。根据中国成年人 CAP 诊断治疗指南（2016 年版），CAP 诊断标准如下。

（1）社区发病。

（2）肺炎相关临床表现：①新出现的咳嗽、咳痰或原有呼吸道症状的加重，伴或不伴脓痰、胸痛、呼吸困难及咯血；②发热；③肺实变体征和 / 或闻及湿啰音；④外周血白细胞计数 >10×10⁹/L，或 <4×10⁹/L，伴或不伴细胞核左移。

（3）胸部影像学检查显示新出现的斑片状浸润影、叶或段实变影、磨玻璃影或间质性改变，伴或不伴胸腔积液。

符合以上 3 项中任何 1 项，并除外肺结核、肺部肿瘤、非感染性肺间质性疾病、肺水肿、肺不张、肺栓塞、肺嗜酸性粒细胞浸润症及肺血管炎等后，可建立临床诊断。

重症 CAP 诊断标准如下。

（1）符合 CAP 诊断标准。

（2）符合下列一项主要标准或 ≥ 3 项次要标准。主要标准：①需要气管插管行机械通气治疗；②脓毒症休克经积极液体复苏后仍需要血管活性药物治疗。次要标准：①呼吸频率 ≥ 30 次 /min；②氧合指数 ≤ 250mmHg；③多肺叶浸润；④意识障碍和 / 或定向障碍；⑤血尿素氮 >7.14mmol/L；⑥收缩压 ≤ 90mmHg 需要积极液体复苏。

2. 来源　2022 年 1 月 1 日—2022 年 12 月 31 日收入感染科重症监护病房的重

症 CAP 患者。

3. 纳入标准　①年龄≥18 岁；②获得知情同意书。

4. 排除标准　①不能获取下呼吸道标本者；②粒细胞减少 >10 天、干细胞移植、恶性肿瘤、放化疗、长期口服激素 [平均强的松剂量≥0.3mg/（kg·d），>3 周] 或免疫抑制剂、恶性血液病、遗传性严重免疫抑制患者。

（三）暴露（分组）因素

入院 24 小时内留取下呼吸道标本，48 小时内获得标本宏基因组测序结果。以 EB 病毒阳性患者为暴露组；EB 病毒阴性患者为非暴露组。

（四）样本量估算

采用队列研究设计分析下呼吸道宏基因组测序 EB 病毒检出情况与重症肺炎预后之间的联系。根据前期观察发现暴露组的病死率为 70%，非暴露组的病死率为 35%。设 α=0.05（双侧），$1-\beta$=0.8。暴露组与非暴露组的样本量之比 C=1。根据样本量估算公式计算得出暴露组需 31 例，非暴露组需 31 例。考虑 10% 失访率，则暴露组 35 例，非暴露组 35 例，两组共 70 例。

（五）基线收集的指标

1. 人口学及社会学信息　年龄、性别、职业。

2. 既往疾病史　高血压、糖尿病、冠心病、手术史。

3. 生活方式信息　吸烟、饮酒。

4. 常规身体检查指标　身高、体重。

5. 疾病相关检查指标　血常规、血生化、T 淋巴细胞亚群、动脉血气分析。

（六）随访

1. 随访观察时间　以宏基因组测序结果报告的第 1 天作为随访开始时间，共观察 28 天。

2. 随访方法　派专人随访。若患者 28 天内未出院，则进行院内面对面访视；若患者 28 天内好转出院，则电话随访患者预后转归情况。

3. 随访观察指标　住院时间、呼吸机使用情况、是否死亡及死因。

（七）结局指标

1. 主要结局指标　28 天病死率。

2. 次要结局指标　机械通气时长，住院天数。

（八）数据管理

1. 数据收集　研究者必须保证数据真实、完整、准确；研究记录的所有项目均应填写，不得空项、漏项。实验室检查项目齐全；研究病例完成后 3 天内将研究记录等资料交负责人审核。

2. 数据的录入及核查　采用 Epidata 3.0 软件建立数据库，数据双录入，即 1 名医生负责数据的录入，另外 1 名医生负责二次录入，之后进行录入一致性核查。

（九）统计分析

采用 SPSS 24.0 进行统计分析，统计学检验的显著性水平取双侧检验，$P<0.05$。计量资料正态分布采用均数 ± 标准差表示，偏态分布采用中位数（四分位数间距）表示，组间比较采用方差分析或秩和检验；计数资料采用率或百分比（%）表示，组间比较采用 χ^2 检验或 Fisher 精确概率检验。采用 χ^2 检验比较暴露组与非暴露组的 28 天病死率有无差异；使用 Logistic 回归模型进行多因素分析，调整基线年龄、性别、职业、慢性病史、吸烟和 BMI，估计 EB 病毒与 28 天病死率之间的关联关系。

（十）技术路线图

见图 4-5-9。

（十一）伦理学要求

本研究需要通过医院伦理委员会的批准，所有入选者均需填写知情同意书。

（十二）质量控制措施

1. 在正式开始招募前，组织研究人员进行培训和考试，合格后方能上岗，建立病例报告表并统一填写要求。

2. 指定 2 名病房主管医师负责感染科的病例筛选工作。

3. 制定下呼吸道标本采集、处理及宏基因组检测的标准化操作流程，严格控制采样和检测的时间间隔。

4. 制定随访数据收集的标准流程，确保死亡结局数据的完整性和准确性。

5. 安排专人进行数据库管理，负责数据库的录入与核查。

6. 在数据分析阶段，保留分析语句备查；由独立的分析人员对主要结果进行复核。

（李嘉琛　梁立荣）

第六章　随机对照试验方案撰写

第一节　搭建研究方案框架

随机对照试验（RCT）属于前瞻性干预性研究，撰写研究方案时，建议首先基于 PICOTS 模型绘制研究方案的框架图（技术路线图草图）（图 1-1-6）。绘制时要注意明确研究人群的来源（P）、纳入和排除标准、随机化方法，明确干预组（I）与对照组（C）接受的干预措施，分类展示基线收集的观察指标，明确研究的疗效及安全性评价指标（O）、治疗和观察周期与随访计划（T）、主要统计分析计划（S）及研究主要目的等。对于图中 PICOTS 各要素定义与标准等不清楚时，可针对性地查阅国内外相关文献或咨询专家。

第二节　撰写方案要素

一、研究设计

1. **设计类型**　明确本研究的设计类型（S）为 RCT。

2. **研究目的**　详见第一篇第五章。

3. **研究假设**　详见第一篇第五章。

二、研究对象

此部分需对研究对象的定义、来源、纳入和排除标准进行详细描述。

1. **定义**　说明研究人群的特征。

2. **来源**　说明研究对象的来源。研究者应根据研究目的、试验要求的样本量、病情轻重、诊断与治疗的技术水平等因素拟定研究对象的来源，主要来源可分为：①社区医院还是三级综合医院；②门诊病例还是住院病例；③一家医院还是多家医院。

在进行多中心临床试验时，要考虑不同参与单位的临床医生是否能很好地把握研究对象的诊断标准，选取可如期完成研究对象的筛选，且具备干预措施实施和患者随访条件的单位作为研究的分中心。

3. **诊断标准**　明确研究对象的诊断标准。研究对象一定是经过诊断，确定患有目标疾病的人群。病例诊断需要按照统一的、公认的标准。如果某一学科领域尚没有国际性或全国性的诊断标准，需由项目组在开始招募研究对象之前自行制定基于专家共识的诊断标准。

4. 纳入标准　指在明确诊断标准的基础上，按照研究设计、研究假设及研究干预因素达到的目的，制定符合临床试验要求的纳入标准。注意选择的研究对象取决于研究者对干预作用机制所掌握的知识，首先要明确研究对象对治疗措施是否有反应、治疗措施产生的效果是否足够"大"，可以保证在一定的研究时间、一定的样本量下，确实能观察到不同干预措施之间的疗效差异。一般来说，制定的纳入标准应简明扼要，较为宽泛，以确保研究对象的代表性、在一定时间内可获得足够的样本量及研究结果的可外推性。除非有特殊的考虑，才会对疾病诊断分型、严重程度或分期等进行限定。

5. 排除标准　指为了提高研究结果的可靠性。只有纳入标准还不能很好地控制临床上各种非研究因素对试验干预措施治疗效果的影响，因此，应根据研究目的及干预措施的特点，制定相应的排除标准，使研究对象处在同一基线上，以便能真实反映研究因素的效应。

制定排除标准一般需要考虑以下几个方面内容：①已接受有关治疗，可能影响效应指标观察者；②伴有影响效应指标观察、判断的其他生理或病理状况；③是否存在竞争风险，即研究对象可能患有其他严重疾病，导致其在达到干预效果的终点前，因为其他疾病而发生死亡或退出试验；④是否需要同时服用治疗其他疾病的药物，影响试验结果判断；⑤某些特殊人群，入选可能有悖伦理，并增加风险；⑥临床试验中需要进行某些特殊检查或处理，可能会额外增加患病风险的患者；⑦不愿签订知情同意书、依从性差或可能退出者。

6. 招募研究对象　明确研究对象的招募方法，一般包括：①利用医院的病例，直接由医生邀请患者参加；②在医院内张贴广告，利用报纸、微信公众号等媒体投放广告招募受试者；③通过打电话、发送电子邮件或网络登记等方式。

三、随机化分组

1. 随机化分组方法　说明随机分组的方法，一般包括简单随机化、区组随机化、分层随机化、分层区组随机化、动态随机化等，详见第一篇第五章。

2. 随机隐藏　说明随机隐藏的方法，随机分配方案隐匿是指随机分配时为防止随机序列被事先知道，避免选择性偏倚而采取的方法，它在临床试验最后一名受试者完成分组后即结束。随机分配方案的隐匿在任何 RCT 中都能进行，常用的方法有信封隐匿方法和中心随机化等。

3. 盲法　说明盲法的设定，即参与研究的人员不了解试验对象的分组内容。注意盲法需要在整个干预和随访过程中保持盲的状态，直到试验干预和结局测量完成后才结束；盲法并非在所有的临床试验中都能进行，如某些外科手术由于治疗手段特殊，难以实施盲法。

4. 对照组　对对照组进行定义。临床试验中对照组的设置通常有五类，包括安慰剂对照、空白对照、阳性药物对照、剂量反应对照和外部对照。

5. 试验组　对试验组进行定义。

四、处理方法

1. 对照组干预措施　说明对照组的治疗方案或干预措施。

2. 试验组干预措施　说明试验组的治疗方案或干预措施，要与对照组的治疗方案或干预措施进行区分。

3. 基础治疗方案　说明试验组与对照组受试者均接受的相同的基础治疗方案。

4. 疗程和减少、停止、增加用药的条件　说明试验组与对照组干预措施的疗程及服用药物剂量减少、停止或增加用药的条件。

五、观察指标

1. 基线观察指标　RCT 的基线观察指标通常包括：①人口学及社会学信息，如年龄、性别、文化程度、职业等；②危险因素，如吸烟、饮酒等；③基础病，如心脑血管疾病、恶性肿瘤、呼吸系统疾病、消化系统疾病、慢性肝肾疾病等；④症状，如发热、呼吸道症状、上呼吸道卡他症状等；⑤体征，如体温、血压、呼吸频率、脉搏及肺部体征等；⑥人体测量，如身高、体重、腰围等；⑦辅助检查，如血常规、血糖、肝功能（谷草转氨酶、谷丙转氨酶、总胆红素、直接胆红素）、肾功能（尿素氮、肌酐）、电解质（K^+，Na^+，Cl^-）、心肌酶（肌酸激酶、肌酸激酶同工酶、心肌肌钙蛋白 I）、血气分析、心电图等。

除上述指标外，研究者还可以根据研究需要进行相应的修改或补充。

2. 治疗期间观察指标　通常包括：①症状，如发热、呼吸道症状、上呼吸道卡他症状等；②体征，如体温、血压、呼吸频率、脉搏及肺部体征等；③辅助检查，如血常规、肝功能（谷草转氨酶、谷丙转氨酶、总胆红素、直接胆红素）、肾功能（尿素氮、肌酐）、电解质（K^+，Na^+，Cl^-）、心电图、心肌酶（肌酸激酶、肌酸激酶同工酶、心肌肌钙蛋白 I）、血糖、血气分析等。

除上述指标外，研究者还可以根据研究需要进行相应的修改或补充。

六、随访

1. 随访方法　包括面对面访视、电话随访等。需要注意，试验组和对照组应采用相同的方法进行随访。

2. 随访观察时间　随访时间有多长，即研究设计时需要明确对结局追踪观察的时限，多少天、多少个月或多少年。还应进一步说明随访终止时间和随访间隔与次数，具体情况视研究结局的变化速度和研究的人力、物力等条件而定。

3. 随访观察指标　包括症状、体征、辅助检查等。

七、临床结局

1. 主要疗效评价指标　与研究目的最直接相关，应在研究方案中明确定义，通常需根据专业知识确定，应是专业领域具有共识的或认可程度较高的指标，一般源于某一标准或指南，或源于专业领域公开发表的权威论著或专家共识等。主要疗效评价指标不宜太多，一般只有一个，必要时可采用包含两种及两种以上结局指标的复合终点指标作为主要疗效评价指标。此外，需要阐述主要疗效评价指标的评估、记录的方法和时间选择。

2. 次要疗效评价指标　与研究目的相关，但不是最主要关注的结局指标，可设立多个，可以反映干预措施引起的疾病变化规律。次要疗效评价指标的选择由研究自身的特点决定，并在研究方案中阐述评估、记录的方法和时间选择。

3. 安全性和耐受性评价指标　在研究方案中同样要明确定义安全性评价指标和耐受性评价指标，并说明评估、记录和分析安全性评价指标的方法和时间，包括实验室检查、生命体征的观测、体格检查、影像学检查和其他特殊检查等。

八、观察终点

即该试验观察多长时间结束，观察期内发生哪些临床事件可提前终止该试验，如受试者发生死亡或治愈出院等。

九、样本量估算

在临床试验方案中，需要对样本量估计进行清晰和完整的阐述，应至少包含以下内容：研究假设，假设检验的类型（优效性假设检验、非劣效性假设检验等），主要评价指标及其数据类型（连续变量或分类变量），设定的参数及其参考依据（附参考文献），包括优效性或非劣效性界值，检验水准 α 及其单双侧检验，检验效能（$1-\beta$），试验组和对照组样本量分配比例、样本量计算公式，若采用统计软件估算样本量，要注明所用软件名称及其版本，样本量调整及其依据（主要为失访率和区组随机的区组长度）等。若多中心研究还需说明各中心的样本量分配情况（一般以列表形式展示），如为竞争入组需特别说明。具体的估算方法及规范的表述详见第二篇第二章。

十、数据管理与统计分析计划

1. 数据录入与收集　具体说明数据收集和管理计划，注意保证数据质量。包括数据录入方法、使用的软件及核查方法等。

2. 统计分析　说明统计分析计划，通常包括三部分内容：①统计分析软件和检验水准；②描述性统计分析；③统计推断。与观察性研究不同，临床试验研究进行疗效评价的统计分析时需要强调采用 ITT，描述组间比较主要结局指标和次要结局指标的统计分析方法，并描述额外分析如亚组分析和敏感性分析的方法。

十一、技术路线图

建议研究者在研究方案最终确定后，在最初绘制的研究框架图（图 1-1-6）的基础上围绕 PICOTS 模型进行修改与完善。为便于研究者绘制较为规范的 RCT 技术路线图，避免画成研究流程图，平台提供了 RCT 技术路线图的模板，研究者可在该模板的基础上结合研究方案的特点进行修改。

十二、伦理学要求

说明本研究的伦理学考虑及研究对象的知情同意。如"本研究需通过 ×× 医院医学伦理委员会的批准，所有入选者均需签署知情同意书"。

十三、质量控制措施

此部分内容主要用于保证研究的实施符合临床研究的政策法规，并控制研究过程的关键环节，如随机化、干预实施、结局指标收集等过程中可能产生的偏倚。具体措施包括在临床试验启动前，选择经验丰富的研究人员、选择设备齐全的研究场地、制定好标准化操作流程（SOP），对参与临床试验各个环节的人员进行规范培训、制定科学可行的随访计划以提高受试者依从性等；在实施过程中做好随机隐匿、定期召开工作人员会议、督促研究者严格执行 SOP、及时分析总结受试者脱落的情况和原因、请第三方临床监查员定期进行研究质量的核查等，以便及时发现问题及时解决；涉及实验室操作的可使用中心实验室进行检测、预留盲样、重复测量等；涉及影像学结果评估的可邀请多位经验丰富的技术人员对原始图像进行盲态的重复评估等。

‖ 第三节　方案撰写常见问题

一、研究假设与研究目的混淆

问题示例：

研究目的：评价利伐沙班用于老年肺栓塞患者延展期抗凝治疗的疗效与安全性。

研究假设：探索与华法林相比，利伐沙班是否适用于老年肺栓塞患者的延展期抗凝。

上述示例中研究假设写成了研究目的，若该研究为非劣效性假设检验设计，则其研究假设应改为"利伐沙班在老年肺栓塞患者的延展期抗凝效果可能不差于华法林"。一般来说，研究目的就是阐述要研究的原因，想要解决的问题；研究假设是将研究问题以陈述句的形式表述出来，并将研究问题转化为适于统计学检验的形式，从而使研究目的更加明确，研究范围更加清晰，研究内容更为具体。因此，撰写研究方案时要注意区分研究目的与研究假设。

二、随机化方法描述错误

问题示例：

完成基线信息收集后，根据患者接受的治疗情况将其分为阿司匹林组（对照组）或氯吡格雷组（干预组）。

上述示例中没有描述患者的随机化分组方法，可补充修改为"完成基线信息收集后，将患者按 1∶1 比例随机化分配至阿司匹林组（对照组）或氯吡格雷组（干预组）"。若患者的分组非随机化而是根据患者的意愿和 / 或医生经验确定，则该研究设计属于非随机对照的临床试验，需要修改研究设计类型。

三、未说明随机隐匿方法

问题示例：

使用简单随机化将所有受试者以 1∶1 的比例随机分配到试验组或对照组，研究者根据随机化结果对患者进行相应的干预。

上述示例中没有描述随机隐匿的方法，如使用信封法进行随机隐匿，可补充修改为"将随机分组方案保存在不透光的信封内，研究者按受试者入组顺序依次拆开信封，按照信封内的分配方案确定该受试者分组情况并对其实施相应的干预"。

四、盲法设计不符合临床实际

问题示例：

经随机化分组后，干预组患者接受 A 手术治疗，对照组患者接受 B 手术治疗。本研究实施双盲，即研究者和受试者均不知道分组结果。

上述示例中干预措施为手术，两组患者的手术方式不同，理论上研究者作为干预（手术）的实施者会清楚患者接受何种手术方式，否则无法实施相应的手术，故该研究实际上无法实施双盲，应改为"由于干预组和对照组的干预措施即手术方式存在明显差异，无法对研究者设盲，故本研究仅对受试者设盲"。

五、干预措施表述不完整

问题示例：

经随机化分组后，对照组接受常规临床治疗，干预组患者在常规临床治疗的基础上加用 A 药，随访两组患者过度应激反应的短期发生率。

上述示例中干预组和对照组的干预措施表述过于简单，不清楚两组受试者接受干预措施的差异，特别是不清楚干预组受试者接受 A 药的剂量、给药方式及疗程等，故无法评估该研究干预措施的设置是否科学合理。该研究拟通过 RCT 评价 A 药对减轻重症监护病房脓毒症患者的应激反应的效果，其干预措施应包括：①两组受试者均接受基础治疗措施；②干预组受试者接受特殊干预措施；③对照组受试者接受常规治疗措施。在撰写研究方案时需要将这三点分别表述清楚。应修改为"基础治疗：包括常规积极治疗原发病、抗感染、营养支持及维持电解质平衡等综合治疗。试验组：使用 0.9% 生理盐水 +A 药配制成的 50ml 微量注射泵（无色透明），以 1μg/（kg·min）速度持续泵入 6 小时。对照组：使用 0.9% 生理盐水 +

安慰剂配制的 50ml 微量注射泵（无色透明），以 1μg/（kg·min）速度持续泵入 6 小时"。

六、样本量计算信息不足

问题示例：

根据既往研究结果，经计算干预组和对照组各需要纳入研究对象 60 例，共 120 例。

上述示例中样本量计算方法描述过于简单，无法判断其科学性。临床试验研究方案中样本量计算部分，需要阐明样本量计算的依据，包括假设检验类型、Ⅰ类错误概率（α）（单侧或双侧）、Ⅱ类错误概率（β）及组间比较主要结局指标的设定及参考依据等。该研究主要目的是评价试验药物 A（干预组）的疗效是否优于临床常规治疗 B（对照组），采用优效性假设检验，随机化方法为区组随机，主要疗效评价指标为尿控率。因此，该研究样本量计算表述应修改为"若要明确干预组的治疗有效率是否优于对照组，采用优效性假设检验，设定单侧 $\alpha=0.025$，$\beta=0.2$，参考国内外同类研究文献和前期研究结果，对照组治疗后的尿控率设为 50%，干预组治疗后的尿控率设为 85%，优效性界值 δ 设为 10%，应用 PASS 14.0 计算，每组需要样本量 48 例，考虑 15% 的失访率及随区组长度（4），则扩大样本量为每组 60 例，两组合计需要样本量 120 例"。这里需要注意的是，对于 RCT，优效性或非劣效性界值的设定尤为重要，需基于临床与统计学两方面来考虑，详见本书第二篇第二章。

七、样本量计算方法与研究设计类型不符

问题示例：

本研究为 RCT，拟评价营养联合运动干预与常规随访相比是否可以提高老年 2 型糖尿病患者的四肢肌量。根据查阅文献，干预治疗前的四肢骨骼肌质量指数为（5.80 ± 0.57）kg/m²，预计干预治疗可下降 0.23kg/m²，设双侧 $\alpha=0.05$，把握度为 80%。根据样本量计算公式计算可得 $n=94$ 例，考虑到 1∶1 随机化分组，即干预组和对照组各需研究对象 94 例；考虑 15% 失访情况，最终干预组和对照组研究对象各为 110 例，总计至少纳入 220 例研究对象。

上述示例中已明确说明研究主要目的是评价营养联合运动干预（试验组）的疗效是否优于常规随访（对照组），为优效性假设检验。对于结局指标为连续变量的优效性假设检验，计算样本量需要明确：①Ⅰ类错误概率（α）（单侧）；②Ⅱ类错误概

率（β）；③优效性界值（δ）；④试验组效应的均值；⑤对照组效应的均值；⑥两组合并标准差。因此该研究样本量计算表述应修改为"采用优效性假设检验，设定单侧 α=0.025，β=0.2；若要明确试验组的治疗有效率是否优于对照组，参考国外同类研究文献，研究期间对照组骨骼肌质量指数的变化量均值设定为 -1.85kg/m^2，标准差为 6.90kg/m^2；试验组骨骼肌质量指数的变化量均值为 1.88kg/m^2，标准差为 6.53kg/m^2；设定 δ 为 1.0kg/m^2；试验组与对照组样本量比例为 1：1，应用 PASS 14.0 计算，每组需要样本量 96 例，考虑 15% 的失访率，则扩大样本量为每组 113 例，两组合计需要样本量 226 例"。

八、主要疗效评价指标定义不明确

问题示例：

示例 1　主要疗效评价指标：患者的住院死亡率、转入重症监护病房率、住院时长。

示例 2　主要疗效评价指标：肝移植术后早期移植物功能不良发生情况。

上述示例 1 中有 3 项主要疗效评价指标，虽然均可反映疗效，但 RCT 通常选取一个最能直接回答研究问题的指标作为主要疗效评价指标。因此，该例需要根据研究目的进行删减，保留 1 个主要疗效评价指标，其他 2 个可作为次要疗效评价指标。

上述示例 2 中的主要疗效评价指标为"不良反应"，需要阐述"肝移植术后早期移植物功能不良发生情况"的具体定义，建议修改为"主要疗效评价指标：肝移植术后 7 天移植物功能不良发生情况，包括术后 7 天内谷丙转氨酶（ALT）或谷草转氨酶（AST）>2 000U/L、术后第 7 天总胆红素 ≥ 171μmol/L、术后第 7 天国际标准化比值（INR）≥ 1.6；以上 3 项中出现任何一项即可判定发生了早期移植物功能不良"。

九、忽视安全性评价指标

问题示例：

主要疗效评价指标为患者急性加重再住院率，定义为……次要疗效评价指标为院内机械通气率和住院天数。

上述示例拟通过 RCT 评价使用全身糖皮质激素对慢阻肺急性加重住院患者的治疗效果，干预措施为全身糖皮质激素治疗，临床上在考虑是否给予患者某药物治疗时，会同时考虑该药的治疗效果和安全性。故临床试验在评价某种干预措施疗效的同时还要关注该干预措施的安全性。建议在研究方案中补充"安全性评价指标：研究期间糖皮质激素的不良反应发生率，不良反应具体包括……"。

十、随访计划过于简单

问题示例：

随访计划：患者在院时所有数据由主管医生负责收集，按照研究计划定期评估患者的神经系统特征检查结果，患者出院后将委派专人负责后续随访，随访方式主要以电话为主，患者入院时需录入本人及近亲属的联系信息，以确保后续随访有效性。

上述示例中的随访计划描述过于简单，缺少随访时间点、随访方式、随访指标等重要信息。建议补充完善为"本研究将在患者开始干预治疗后 24 小时、48 小时、28 天、90 天进行随访，随访内容如下：①治疗后 24 小时、48 小时院内随访，包括症状与体征、血清标志物、脑损伤标志物、神经电生理、脑灌注检查、脑代谢检查（具体指标同基线）、生存状态、脑功能表现分级评分等；②治疗后 28 天门诊随访，包括症状与体征、血清标志物、神经电生理、脑灌注检查（具体指标同基线）、生存状态、脑功能表现分级评分等；③治疗后 90 天电话随访，包括生存状态、脑功能表现分级评分；④患者出院时随访其是否进入重症监护病房和住院天数"。

▎ 第四节　平台辅助撰写示范

以"中药 ×× 治疗前列腺癌根治术后早期尿失禁的多中心 RCT 研究"为例，介绍使用平台撰写 RCT 方案的方法及注意事项。

一、明确临床研究问题

本研究主要明确中药 ×× 治疗前列腺癌术后早期尿失禁的疗效和安全性。

二、使用平台辅助选择研究设计类型

1. 明确研究问题的类型　根据提出的临床研究问题，明确"临床问题分类"中的类型。平台"临床问题分类"模块中提供了各类临床问题的选项，每一类型配有简要的说明，有助于研究者快速明确研究问题的分类。该案例旨在明确中药 ××

治疗前列腺癌术后早期尿失禁的临床疗效和安全性，因此，临床研究问题分类属于"疗效/干预效果评价"（图 4-6-1）。

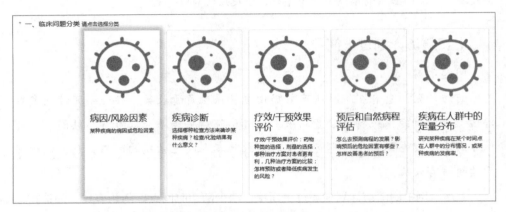

图 4-6-1　选择研究问题分类

2. 确定研究设计类型　在"研究设计类型"模块选定"疗效/干预效果评价"后，平台提供了这类研究问题常用的研究方法即研究设计类型，包括 RCT、队列研究、病例对照研究。每一类型配有文字简要说明此种设计的优点和缺点。研究者从可行性的角度，根据自身和团队的条件及经费等情况选择其中一种设计类型，即兼顾科学性与可行性。该研究推荐采用"随机对照临床试验"，点击"随机对照临床试验"选项（图 4-6-2），进入方案填写界面。

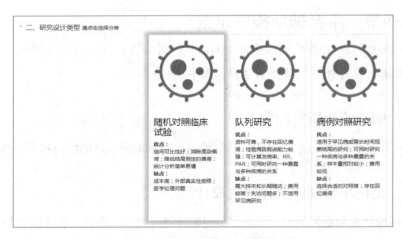

图 4-6-2　选择研究设计类型

三、方案撰写

1. 研究对象　首先，根据平台给出的待填写条目，填写研究对象的定义、来源、诊断标准、纳入和排除标准，以及招募研究对象的方法。当不清楚某个条目应如何填写时，可点击条目名称旁的问号标识查看填写说明和注意事项（图 4-6-3）。此部分需要注意研究对象的纳入和排除标准在不影响研究科学性的前提下不宜过于严格，以免无法招募到足够数量符合要求的受试者，同时会影响研究结果的外推性。

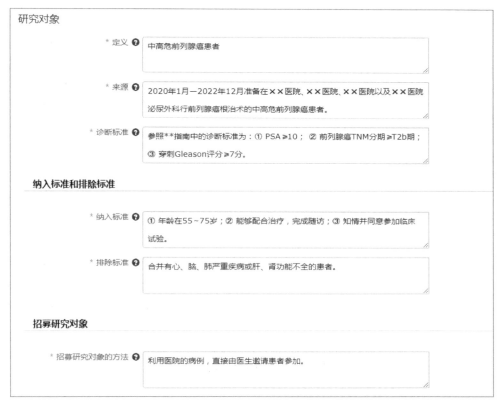

图 4-6-3　研究对象信息的填写

2. 随机化分组　随机化分组和随机隐藏是 RCT 的关键环节。平台中提供了常见的随机化分组方法和随机隐藏方法，研究者可根据具体内容和实施条件进行选择（图 4-6-4）。本研究中由于两种措施（一种服用中药 ××，另一种不服用中药 ××）存在明显差异，因此无法对研究者和受试者设盲，故为开放试验，但对数据统计分析人员设盲。需要注意，尽管对研究者和受试者设盲可以有效地控制偏倚，但盲法的设计需要考虑实施的可行性。如本研究中一组患者接受中药××治疗，另一组不接受中药××治疗（空白对照），即使勉强使用外观一致的胶囊分别装等重量的研究药物（中药××）和安慰剂，用于试验设盲，受试者可能因为中药特殊的气味而知道研究分组，导致盲法失败。

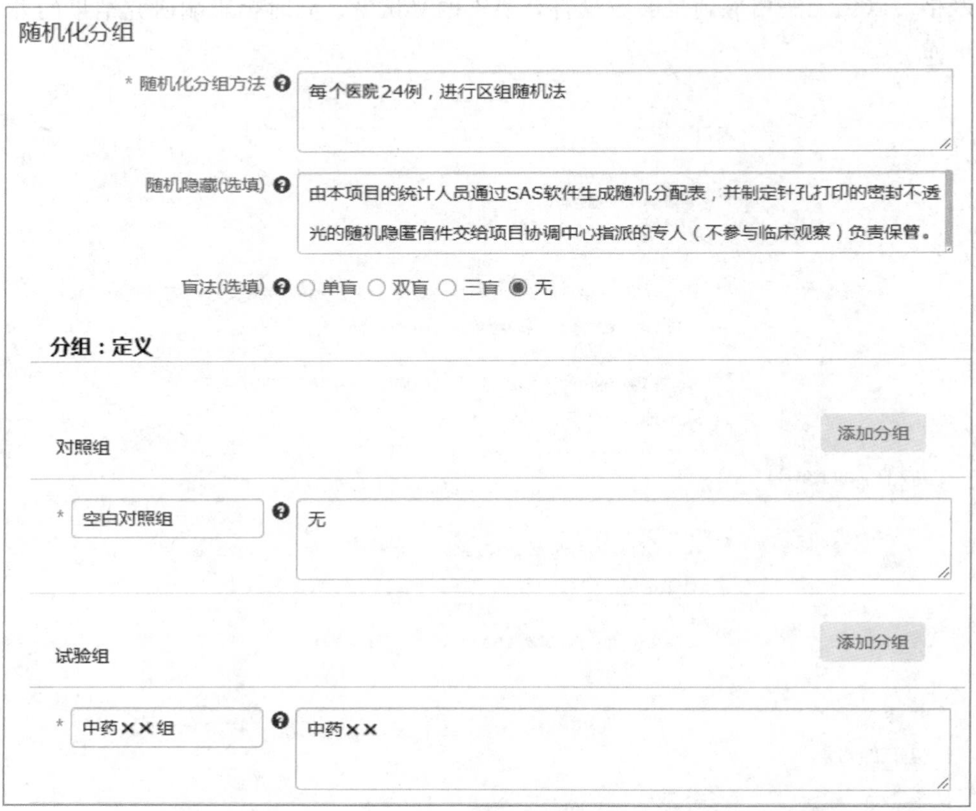

图 4-6-4　随机化分组的填写

3. 处理方法　此部分需要根据具体研究内容进行填写，应将各组治疗方案尽量细化，清晰地体现试验组和对照组治疗方案的差别。还有"其他"选填内容，包括基础治疗方案，疗程和减药、停药、增药条件等，研究者可根据需要酌情填写（图4-6-5）。

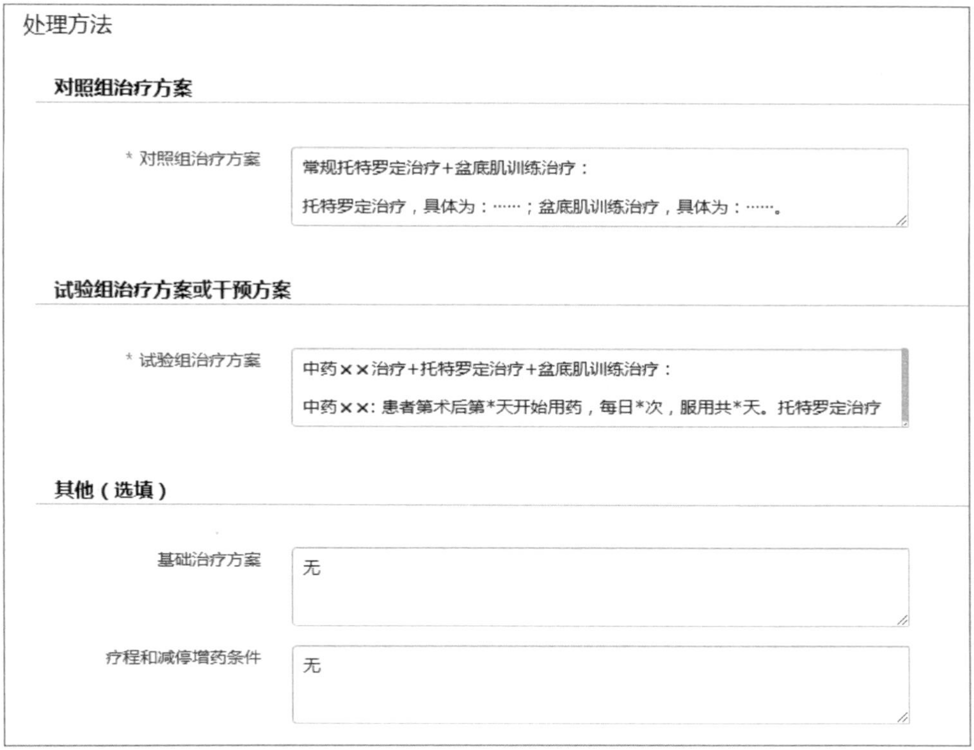

处理方法

对照组治疗方案

* 对照组治疗方案

> 常规托特罗定治疗+盆底肌训练治疗：
>
> 托特罗定治疗，具体为：……；盆底肌训练治疗，具体为：……。

试验组治疗方案或干预方案

* 试验组治疗方案

> 中药××治疗+托特罗定治疗+盆底肌训练治疗：
>
> 中药××：患者第术后第*天开始用药，每日*次，服用共*天。托特罗定治疗

其他（选填）

基础治疗方案

> 无

疗程和减停增药条件

> 无

图 4-6-5 试验分组干预措施的填写

4. 观察指标 平台上已经根据指标收集的时间和类型对临床研究中常见的观察指标进行分类呈现，研究者可根据需要进行勾选。若某些指标平台尚未列出，可在相应分类中使用"添加"按钮进行添加，或在填写完其他模块将方案下载导出后进一步添加完善。与队列研究类似，RCT 观察指标也分三个时间节点：基线、治疗期间和出院后的随访。由于随访观察指标较为特殊，需要阐明随访时间与随访方式等，故平台将基线和治疗期间观察指标的填写放在"观察指标"模块，随访观察指标的填写放在"随访"模块。填写基线和治疗期间观察指标时，需注意这些指标应与研究问题相关，同时应涵盖数据分析时需要用到的指标。其中，基线观察指标用来描述试验组和对照组人群的特征，反映组间基线特征均衡情况；治疗期间的观察指标用来动态观察试验干预期间受试者的病情变化，反映干预措施的效果及其安全性等（图 4-6-6）。

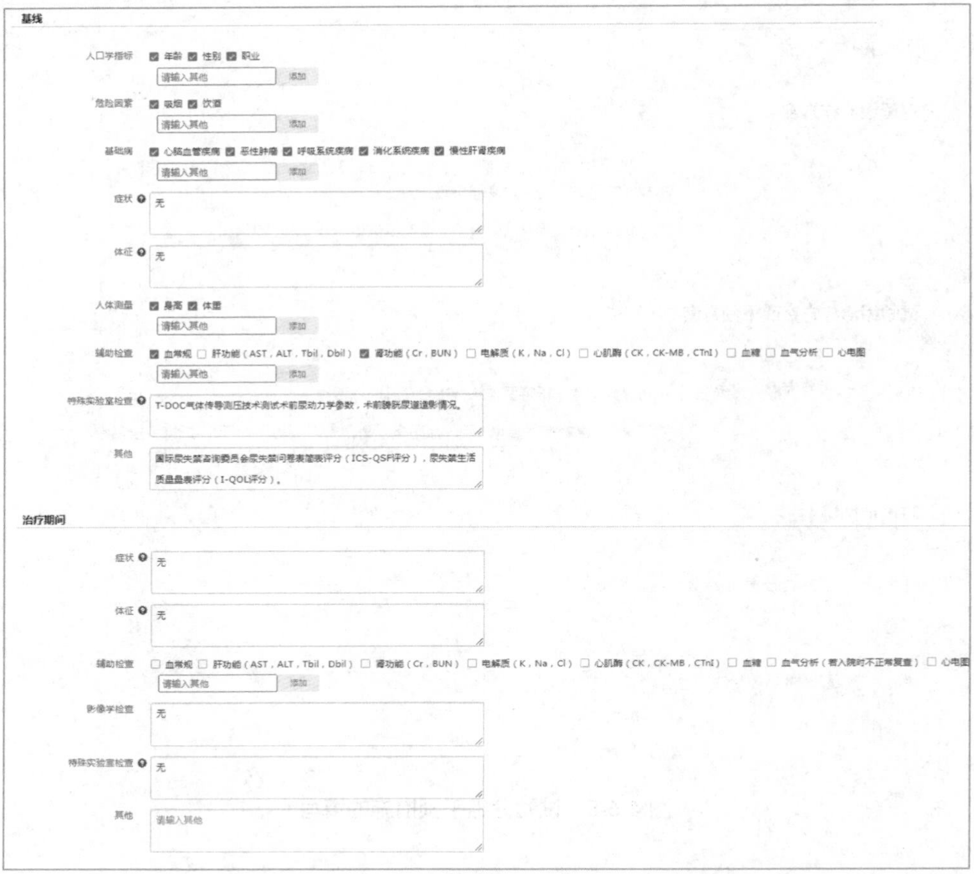

图 4-6-6 基线及治疗期间观察指标的填写

5. 随访 RCT 为前瞻性研究，受试者接受研究干预后，需要按照预先设定的随访计划对受试者进行随访。平台中已给出随访计划的填写框架，包括随访的方式、时间点、随访观察指标等，研究者可根据具体内容进行填写（图 4-6-7）。

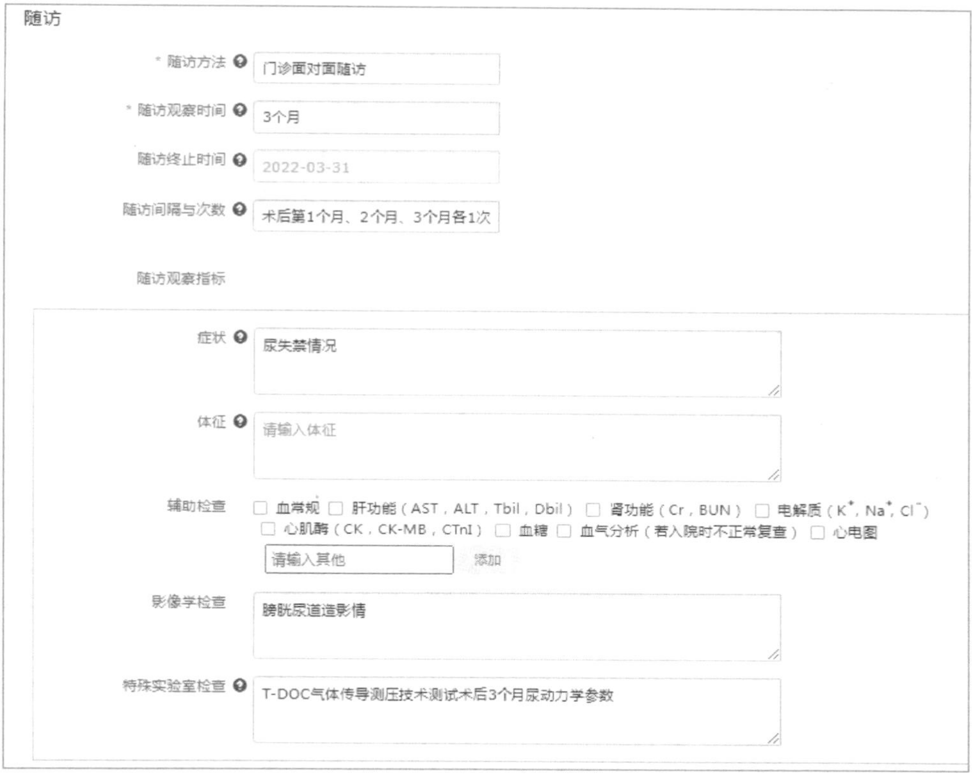

图 4-6-7　随访计划的填写

6. 临床结局　RCT 临床结局主要关注干预措施的效果、安全性及受试对象对其的耐受性。平台"临床结局"模块提供了疗效评价指标、安全性和耐受性评价指标的填写内容。对于疗效评价指标，包括主要疗效评价指标和次要疗效评价指标（图 4-6-8）。其中，主要疗效评价指标为可直接回答研究问题的 1 个最主要的指标，需要有清晰的定义。如研究中的尿控率需要明确定义计算方法，即国际尿失禁咨询委员会尿失禁问卷表简表评分大于 60 分的患者比例。次要疗效评价指标没有明确的数量限制，可以 3～5 个或更多。涉及药物、器械的 RCT 需要对研究药物或器械的安全性和耐受性进行评价，本研究中选取的指标为试验药物使用后的不良反应发生率。需要注意主要疗效评价指标直接影响研究结论，应尽量选取具有临床意义的客观指标。如本研究选取尿控率来评价研究对象接受试验干预措施后排尿控制情况，较国际尿失禁咨询委员会尿失禁问卷表简表评分具体的数值更具有临床意义。

7. 观察终点　根据研究具体情况填写即可，如本研究界定患者出院后 3 个月为研究截止时间，且观察期内发生死亡时则提前终止试验（图 4-6-8）。

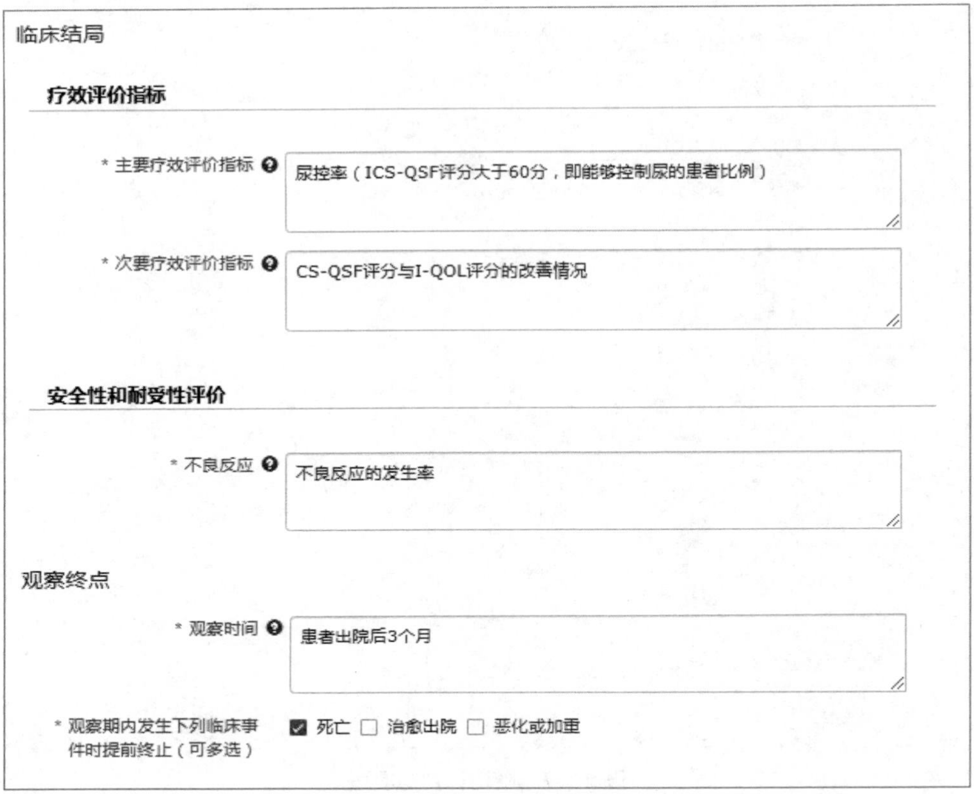

图 4-6-8 临床结局及观察终点的填写

8. 样本量估算 研究者可通过平台内嵌的样本量计算工具，根据假设检验的类型（包括差异性、优效性、等效性、非劣性）、主要评价指标的数据类型（定性资料或定量资料），输入样本量计算需要的关键参数（α，β，试验组和对照组的效应值等），进行样本量估算。本例为优效性试验，数据类型为定性资料（尿控率），其他参数的设置参考既往研究文献报道的数据和前期预试验的结果，应用平台样本量计算模块，输出的结果显示试验组和对照组各需要纳入 38 例患者（图 4-6-9）。在此基础上，还需要考虑研究对象的失访率（一般设为 10% ~ 15%）和随机化方法（如区组随机的区组长度）对样本量进行调整，如本例考虑 15% 的失访率及区组随机的区组长度（4），扩大样本例数为每组 48 例，两组合计需要样本量 96 例；研究共 4 个医院，每个医院 24 例患者。需要注意的是，上述填写过程中试验组和对照组的效应值即主要疗效评价指标——尿控率的设定需要有参考依据，通常为国内外同类研究报告的相关数据或前期开展的小样本的预试验研究结果，必要时可对主要疗效评价指标的参数多设定几组数值，分别计算，在确保设定的参数具有临床意义的前提下，根据可行性确定研究所需的样本量。

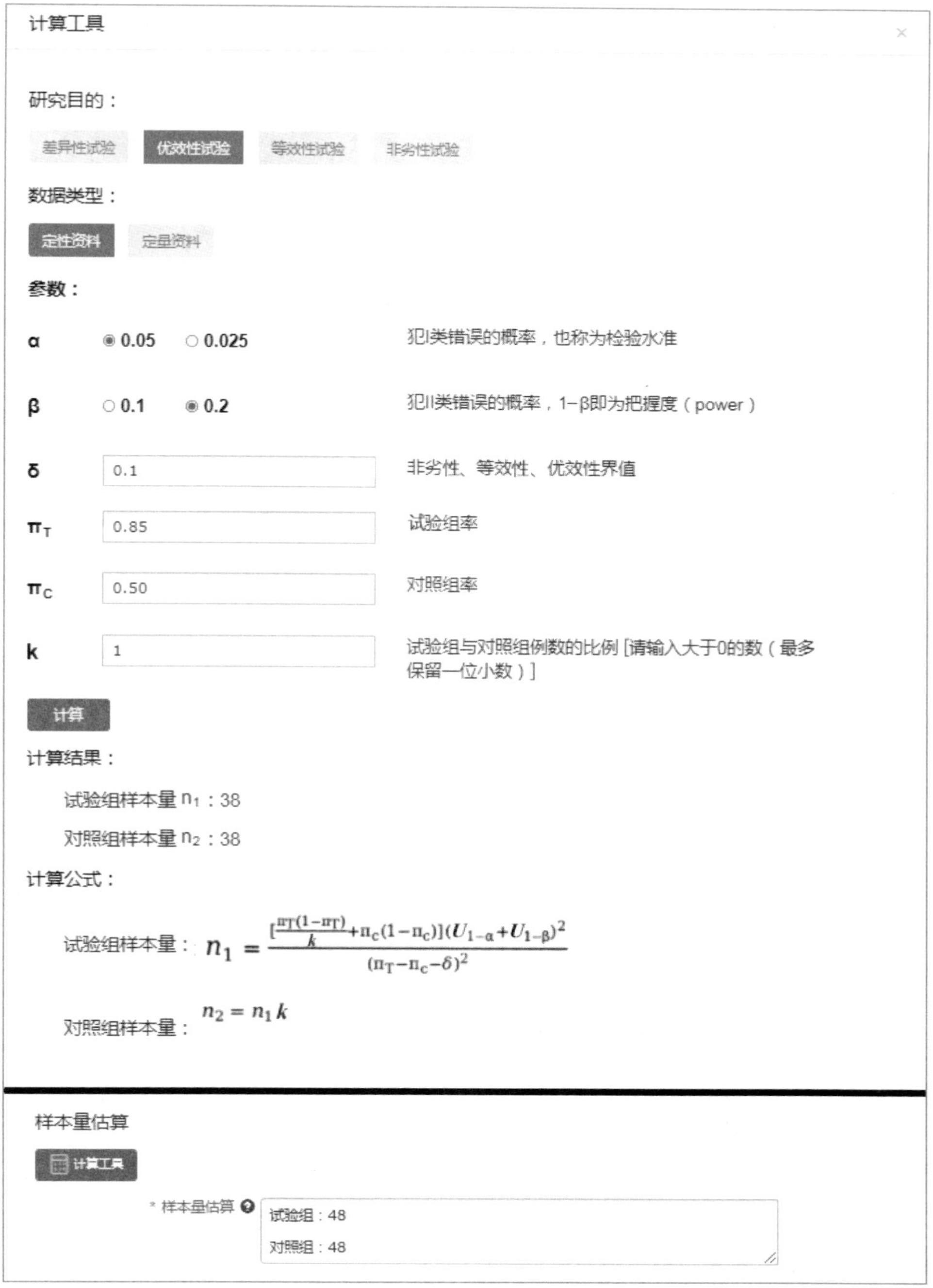

计算工具 ×

研究目的：

差异性试验　**优效性试验**　等效性试验　非劣性试验

数据类型：

定性资料　定量资料

参数：

α　　◉ 0.05　○ 0.025　　　　犯I类错误的概率，也称为检验水准

β　　○ 0.1　◉ 0.2　　　　　犯II类错误的概率，1−β即为把握度（power）

δ　　0.1　　　　　　　　　非劣性、等效性、优效性界值

π_T　0.85　　　　　　　　　试验组率

π_C　0.50　　　　　　　　　对照组率

k　　1　　　　　　　　　　试验组与对照组例数的比例 [请输入大于0的数（最多保留一位小数）]

计算

计算结果：

　　试验组样本量 n_1：38

　　对照组样本量 n_2：38

计算公式：

试验组样本量：
$$n_1 = \frac{[\frac{\pi_T(1-\pi_T)}{k}+\pi_C(1-\pi_C)](U_{1-\alpha}+U_{1-\beta})^2}{(\pi_T-\pi_C-\delta)^2}$$

对照组样本量：　$n_2 = n_1 k$

样本量估算

计算工具

* 样本量估算 ❓　试验组：48

　　　　　　　　对照组：48

图 4-6-9　RCT 样本量计算工具

9. 数据收集与录入　此部分内容比较固定，研究者可根据平台提供的模板填写。

10. 统计分析　平台提供了 RCT 常见的统计分析方法，包括临床研究常见的统计分析软件及检验水准，可根据具体的研究内容对统计分析软件及检验水准进行勾选（图 4-6-10）。

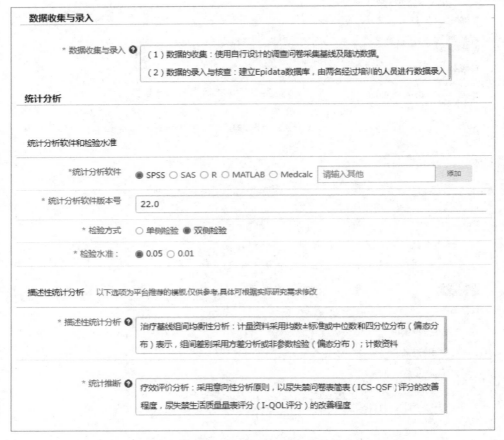

图 4-6-10　数据管理与统计分析计划的填写

11. 技术路线图　完成上述内容的填写后，平台会自动生成一个基本的技术路线图。研究者可在此图中对研究人群来源、目标人群及样本量、各组治疗方案、疗效指标和安全性指标、研究目的进行修改，也可以将此图导出后再进行编辑使其更加符合 PICOTS 要素内容（图 4-6-11）。

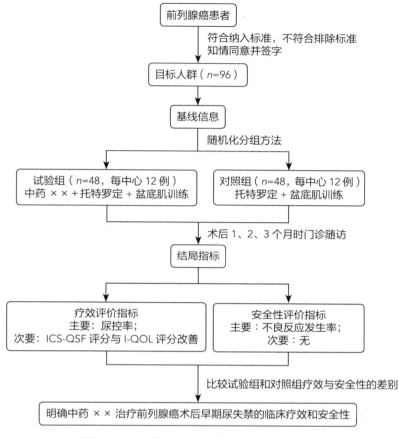

图 4-6-11 随机对照试验（RCT）技术路线图

12. 伦理学要求 此部分内容比较固定，研究者可根据平台提供的模板进行撰写（图 4-6-12）。如"本研究需通过 ×× 医院医学伦理委员会的批准，所有入选者均需签署知情同意书"。

13. 质量控制措施 主要用于保证研究的实施符合临床研究的政策法规，并尽量控制研究过程中关键环节，如随机化、干预实施、结局指标收集等过程中可能的偏倚。如在临床试验启动前，做好标准化操作流程（SOP），对参与临床试验各个环节的人进行规范培训，严格执行 SOP 等；在实施过程中，做好随机隐匿，严格按照 SOP 的要求收集观察指标，还要考虑到受试者可能因各种原因在试验结束前发生脱落，应制定相应的措施尽量减少缺失数据发生，如制定科学、可行的随访计划，提高受试者依从性等（图 4-6-12）。可参考第一篇第五章，针对性地制定并撰写相应的质量控制措施。

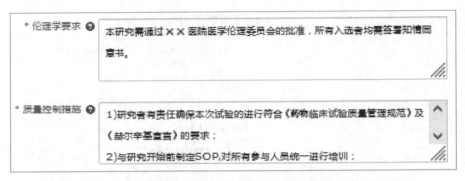

图 4-6-12　伦理学要求与质量控制措施的填写

14. 方案导出下载　完成所有模块的填写后，可将研究方案下载为可编辑的 Word 版本（图 4-6-13）。研究者可进一步对方案进行编辑和修改完善。

编号	方案名称	课题类型	课题状态	创建账号	联系电话	联系邮箱	指导老师	创建时间	操作
2	中药××治疗前列腺癌根治术后早期尿失禁的多中心随机对照临床研究	随机对照临床试验	完成						编辑 编辑课题信息 下载 查看问卷调查

图 4-6-13　平台研究方案的导出下载

四、成稿展示

中药 ×× 治疗前列腺癌根治术后早期尿失禁的多中心 RCT 研究。

（一）研究目的

明确中药 ×× 治疗前列腺癌术后早期尿失禁的临床疗效与安全性。

（二）研究设计

1. 研究类型　多中心 RCT。

2. 研究假设　应用中药 ××+ 托特罗定 + 盆底肌训练治疗方案治疗前列腺癌术后早期尿失禁的疗效优于托特罗定 + 盆底肌治疗方案。

（三）研究对象

1. 定义及诊断标准　中高危前列腺癌患者，参照 ×× 指南的诊断标准：①前列腺癌的特异性标志物 ≥ 10ng/ml；②前列腺癌 TNM 分期 ≥ T_2b 期；③穿刺 Gleason 评分 ≥ 7 分。

2. 来源　2020 年 1 月—2022 年 12 月准备在 ×× 医院、×× 医院、×× 医院或 ×× 医院泌尿外科行前列腺癌根治术的中高危前列腺癌患者。

3. 纳入标准　①年龄在 55 ~ 75 岁；②知情并同意参加临床试验；③能够配合治疗，完成随访者。

4. 排除标准　合并有心、脑、肺严重疾病或肝、肾功能不全的患者。

（四）随机化分组及隐匿方法

1. 随机化方法　每个医院 30 例，进行中央区组随机。

2. 随机隐匿　由统计人员通过 SAS 生成随机分配表，制定针孔打印的密封不透光随机隐匿信件，并将其交给课题协调中心指派的专人（不参与临床观察）负责保管。

3. 盲法　由于两种措施（一种服用中药 ××，另一种不服用中药 ××）存在明显差异，因此无法对研究者和受试者设盲，故为开放试验，但对数据统计分析人员设盲。

4. 试验分组

（1）对照组：常规应用托特罗定治疗 + 盆底肌训练组。

（2）试验组：中药 ××+ 托特罗定治疗 + 盆底肌训练组。

（五）治疗方案

1. 中药 ×× 治疗方案　略。

2. 托特罗定治疗方案　略。

3. 盆底肌训练治疗方案　略。

（六）观察指标和随访计划

1. 基线信息　①人口学及社会学信息：年龄、性别、职业等；②既往疾病史：既往慢性病史等；③危险因素：吸烟、饮酒等；④常规身体检查指标：身高、体重、BMI 等；⑤疾病相关检查指标：血常规、尿常规等。

2. 治疗前观察指标　国际尿失禁咨询委员会尿失禁问卷表简表评分（ICS-QSF 评分），尿失禁生活质量量表（Urinary Incontinence Quality of Life Scale，I-QOL）评分。T-DOC 气体传导测压技术测试术前尿动力学参数，术前膀胱尿道造影情况。

3. 随访计划

（1）随访安排：术后 1 个月、2 个月、3 个月门诊访视。

（2）随访指标：ICS-QSF 评分；I-QOL 评分；T-DOC 气体传导测压技术测试术后 3 个月尿动力学参数；膀胱尿道造影情况等。

4. 结局指标

（1）疗效评价指标：①主要疗效评价指标是尿控率（ICS-QSF 评分大于 60 分，

即能够控制排尿的患者比例）；②次要疗效评价指标包括术后 ICS-QSF 评分的变化，术后 I-QOL 评分的变化。

（2）安全性评价指标：不良反应的发生率，中药 × × 主要成分黄芪的不良反应，包括过敏性瘙痒、风团、肢体震颤，以及药物试验中常规不良反应，包括急性肝、肾功能损伤及恶心、呕吐等消化系统症状的发生情况。

（七）样本量计算

采用优效性假设检验，设定单侧 $\alpha=0.025$，$\beta=0.2$，若要明确试验组的治疗有效率是否优于对照组，参考国外同类研究文献和前期研究结果，对照组治疗的尿控率设定为 50%，试验组的尿控率设定为 85%，优效性界值 δ 为 10%，应用 PASS 14.0 区组计算，每组需要样本量 48 例，考虑 15% 的失访率、随机区组长度（4）和中心数（4），则扩大样本例数为每组 60 例，两组合计需要样本量 120 例，每个中心 30 例患者。

（八）数据收集和管理

1. 数据的收集　使用自行设计的调查问卷采集基线及随访数据。

2. 数据的录入与核查　建立 Epidata 数据库，由 2 名经过培训的数据录入员独立进行数据录入，之后进行双录入核查。数据库不一致时，逐项核对原始记录表进行校对。由试验参与者在征得同意后由电子病案系统查阅患者相关信息，并向患者提供 ICS-QSF 评分表及 I-QOL 评分表，另外记录患者术前和术后 T-DOC 气体传导测压尿动力检查结果及术后尿垫使用情况，整个过程对患者信息及情况进行保密。

3. 数据的质量管理　定期抽查部分病例报告表，了解数据录入的质量，分析并处理数据录入中存在的问题。

（九）统计分析方法

基线组间均衡性分析：计量资料采用均数 ± 标准或中位数与四分位间距（偏态分布）表示，组间差异采用方差分析或非参数检验（偏态分布）；计数资料描述采用例数（百分比）表示，组间比较采用 χ^2 检验或 Fisher 精确概率检验。

疗效评价分析：采用 ITT，以 ICS-QSF 评分和 I-QOL 评分的改善程度为治疗效果评价指标，组间比较采用 Kaplan-Meier 法计算复发率和生存率，Log-rank 检验比较生存曲线。

安全性评价分析：组间不良反应或不良事件发生率的比较采用 χ^2 检验或 Fisher 精确概率检验。

所有统计分析采用 SPSS 22.0，统计学检验的显著性水平取双侧 $P<0.05$。

（十）伦理学要求

本研究需通过 ×× 医院医学伦理委员会的批准，所有入选患者均需签署知情同意书。

（十一）质量控制措施

召集参加试验的研究者开展启动前培训，对方案进行布置和讨论，统一认识，达成共识，落实纳入和排除标准、不良事件处理、病例报告表和严重不良事件表格的填写等，明确职责及操作流程。课题开始后定期派专人前往各研究医院进行现场质量监查，查找问题并及时修正。

委托第三方监查公司依据研究方案全程进行监查，承担单位派遣专人作为内部质量控制人员对病例报告表进行内部监查。监查员负责监查试验方案与临床试验管理规范的依从性、入选患者的进展情况、病例有无脱落情况、病例记录是否完整、病例报告表是否准确、核实试验数据，并确保试验药物的保存、分发和药物计数的准确性。

对入组患者应做好解释工作，签署知情同意书。定期随访，保证患者的依从性，在院患者由研究者每天监查用药情况，门诊患者采用预约及电话联系的方式督促患者用药等。

（十二）技术路线图

见图 4-6-11。

（冯　琳　梁立荣）

第七章　诊断试验方案撰写

第一节　搭建研究方案框架

诊断试验研究可以采用四大经典研究设计类型，包括病例对照研究、横断面研究、队列研究和 RCT。本章以最常用的横断面研究和病例对照研究为例，介绍诊断试验研究方案的撰写要点。

撰写诊断试验研究方案时，同样建议基于 PICOTS 模型绘制研究方案的框架图（技术路线草图），横断面研究方框架图见图 1-1-10，病例对照研究框架图见图 1-1-11。绘制框架图时要逐一明确研究人群的特点及来源（P）、待评价的诊断方法

（I）与金标准诊断方法（C）、分类展示收集的主要观察指标、研究的主要结局指标（O）、统计分析方法（S），并评估该设计方案能否很好地回答研究的主要问题（研究目的）。如果研究设计采用队列研究和RCT，还需要注明观察周期与随访计划（T）。绘制研究方案框架图的过程是梳理研究方案PICOTS模型各要素的过程，对图中PICOTS模型各要素定义与标准等不清楚时，可针对性地查阅国内外相关文献或咨询专家。

第二节　撰写方案要素

一、研究设计

1. 设计类型　明确本研究的设计类型（S），诊断试验研究可采用四种研究设计类型，包括病例对照研究设计、横断面研究设计、队列研究设计和RCT设计，其中以前两种最常用。

2. 研究目的　详见第一篇第六章。

3. 研究假设　详见第一篇第六章。

二、研究对象

此部分需对研究对象的定义、来源、纳入和排除标准进行详细描述。

1. 定义　说明研究人群的定义。注意选择研究对象时，要考虑研究人群的代表性。研究对象中患病组应包括轻、中、重型患者，理想情况是处于疾病发展各阶段的患者比例分布与临床相一致。未患病组的理想样本应包括真正未患病人群、亚临床状态人群、疾病早期阶段人群及临床需鉴别诊断的患者。

2. 来源　说明研究对象的来源，明确选择研究对象的范围。

3. 纳入标准　纳入标准是按照研究要求，事先界定好研究对象所应具备的条件。一般根据研究的需要从以下几个方面进行规定：①年龄、性别、婚姻状况等；②职业、居住地、个人嗜好等；③病情轻重、疾病亚型、病程长短等；④既往疾病、伴随疾病、合并治疗等。

4. 排除标准　考虑到研究的可行性、研究对象的可控性及伦理学原则，需要制定某些排除标准来排除某些特殊的研究对象，以控制其他非研究因素对结果的影响，提高研究结果的内部真实性。

需要注意的是，如果采用病例对照研究设计，由于病例组和对照组研究对象的特点不同，需要在研究方案中分别阐述病例组和对照组研究对象的来源、纳入和排除标准。

三、诊断方法

此部分需准确、详细描述作为参照的金标准方法和待评价的诊断方法的定义及相关说明。

1. 金标准方法　将金标准视为比较因素，金标准通常指当前医学界公认的最可靠的疾病诊断方法，或一种被广泛接受或认可的具有高灵敏度和特异度的诊断方法 [3]。确立金标准的目的是将研究人群准确地分为患病和未患病两组，应基于可行性与临床经验的综合判断选择诊断试验的金标准。填写时要准确详细描述金标准的检测方法。

2. 待评价的诊断方法　将待评价的诊断方法视为干预因素，填写时要准确细致地表述该检测方法，如果使用仪器，需要注明使用仪器的名称、型号及重要指标的收集或测量方法，必要时可配图说明。

四、独立与盲法原则

对金标准检查结果和待评价的诊断结果进行判定时，必须遵循独立、盲法的原则 [3]。因此，撰写研究方案时要阐明该研究确保独立与盲法判断检测结果拟采取的措施。如果所有研究对象都要同步进行诊断试验和金标准检查，则不能根据诊断试验结果有选择地进行金标准测定，体现了评估试验结果的独立性原则；要求待评价诊断方法和金标准方法的检测人员检测、判断或解释结果时均不知其他方法的检测结果，体现了盲法的原则，避免检测人员判断或解释结果时受其他检测结果的影响。

五、观察指标

①人口学及社会学信息：如年龄、性别、职业、收入等；②既往疾病史；③生活方式信息：如吸烟、饮酒、膳食、体力活动等；④身体检查指标：如身高、体重、腰围等；⑤疾病相关检查指标；⑥金标准试验检测结果；⑦待评价诊断试验检测结果。

六、样本量估算

需要说明样本量估算的依据及方法。计算时同样需要设定某些关键参数，如灵敏度、特异度、患病率等。这些参数一般从既往同类研究文献中获得，也可通过小样本的预试验获得。具体的估算方法及规范的表述详见第二篇第二章。

七、数据管理与统计分析计划

1. 数据录入与收集　具体说明数据收集和管理计划，注意保证数据质量。

2. 统计分析　通常包括三部分：①统计分析软件和检验水准；②描述性统计分析；③统计推断。与横断面研究、病例对照研究、队列研究和 RCT 不同，诊断试验对研究结局指标的分析方法主要为计算灵敏度、特异度、阳性似然比、阴性似然比、阳性预测值和阴性预测值，以及 Kappa 一致性检验等，用于评价新方法的诊断价值。对于计量资料的指标还可绘制 ROC 曲线，并计算曲线下面积（AUC）来反映新诊断方法的准确性。

八、技术路线图

建议研究者在研究方案最终确定后，在最初绘制的研究框架图的基础上围绕 PICOTS 模型要素进行修改完善。

九、伦理学要求

说明本研究的伦理学考虑及研究对象的知情同意过程。如"本研究需通过 ×× 医院医学伦理委员会的批准，所有入选者均需签署知情同意书"。

十、质量控制措施

主要用于保证研究方案的实施符合临床研究的政策法规，并尽量控制研究过程中可能的偏倚。建议如下。

1. 避免选择性偏倚　研究对象的选择遵从随机化原则，连续纳入经随机化选择的研究对象。

2. 确保信息收集真实、可靠　参加研究人员必须经过统一培训，统一记录方式与判断标准。研究者应按病例报告表填写要求，如实、详细、认真填写病例报告表中各项内容，以确保受试者病例报告表内容完整、真实、可靠。

3. 确保诊断结果准确　诊断使用的检测仪器应使用同一厂家、同一型号，并定期进行仪器校准。仪器操作统一规范，仪器操作者最好为同一技术人员。对于需要人工判断诊断结果的检查，如病理、影像学诊断等，需由 2 名及以上具有一定专业技术水平的工作人员进行判断。

4. 遵从"同期""独立"和"盲法"原则 所有研究对象要在同一时间既进行待评价诊断试验检测，又进行金标准检测，且待评价诊断试验和金标准检查的操作均由不同的工作人员进行，结果的判断或解释相互不受影响，这样可避免出现疾病进展偏倚、评价偏倚和参考试验偏倚等。

Ⅱ 第三节 方案撰写常见问题

一、研究设计类型未标注清楚

问题示例：

设计类型：诊断试验

上述示例中研究设计类型写为"诊断试验"，由于诊断试验研究的设计类型可采用四种经典研究设计类型中的任何一种，因此最好在研究方案中明确说明采用的是何种设计类型。故该研究设计类型应改为"本研究为诊断试验，采用病例对照研究设计 / 横断面研究设计 / 队列研究设计 /RCT 设计"。

二、研究目的与研究内容混淆

问题示例：

研究目的：利用多次激发扩散技术对颈椎病患者病变和正常脊髓节段内信号进行定量，结合传统主观和客观评估方法，制定颈椎病患者脊髓损伤程度的量化评估标准，并根据 MS-DWI 的定量结果设计手术方案。

上述示例中将研究目的写成了主要研究内容，应改为"评价应用多次激发扩散技术对颈椎病患者脊髓损伤程度量化评估的诊断价值"。

三、横断面研究设计的诊断试验中研究对象选择不当

问题示例：

一项诊断试验研究，采用横断面研究设计评估某种新诊断方法对小肠恶性肿瘤的诊断价值，纳入的研究对象为"明确临床诊断为小肠炎性疾病、小肠良性肿瘤和小肠恶性肿瘤的患者"。

对于横断面研究设计的诊断试验研究应连续纳入或随机抽取临床疑似小肠恶性肿瘤的患者，而不能是已经明确诊断小肠恶性肿瘤或其他小肠疾病的患者，这是采

用横断面研究设计进行诊断试验研究时研究对象的选取与病例对照研究设计的诊断试验的一个显著区别。

四、采用病例对照研究设计的诊断试验研究对象选择不当

问题示例：

一项诊断试验研究，采用病例对照研究设计评估某种新诊断方法对肾病综合征的诊断价值，纳入的研究对象病例组为"病理检查明确诊断肾病综合征的患者"，对照组为"健康的医院员工"。

对于病例对照研究设计的诊断试验研究，研究对象的病例组较好确定，通常为金标准诊断明确的病例，而对照组研究对象的选取非常关键，要求与病例组具有较好的可比性，并且能够接受金标准诊断。本研究选择的"健康的医院员工"作为对照组并不合适，一方面所谓的"健康"并不能排除亚临床肾病综合征患者，另一方面对他们进行金标准诊断检查——肾脏穿刺病理检查不符合医学伦理，因此建议可以选择"因其他肾脏疾病在肾内科住院的患者"。

五、缺少诊断的金标准

问题示例：

一项研究探讨某种影像学检查诊断小肠恶性肿瘤的价值，但仅描述了该影像学检查的方法和其诊断小肠恶性肿瘤的标准，并未描述诊断小肠恶性肿瘤的金标准。

该示例是诊断试验研究方案中经常出现的问题，即研究者仅关注待评价诊断方法，忽略了对金标准诊断方法的阐述，如采用"病理检查"或使用权威诊疗指南提出的诊断标准或其他业内共识标准。建议在"研究对象"之后的"诊断方法"部分，先阐述金标准诊断方法，再阐述该影像学检查方法，并分别介绍这两种诊断方法的具体操作、主要的检测指标及其诊断标准等。

六、金标准诊断方法和待评价诊断方法的检测未遵循独立原则

问题示例：

一项研究探讨某种影像学检查对于诊断某恶性肿瘤的价值，由于该疾病的诊断金标准是病理学检查，属于侵入性检查，所以研究方案中仅对待评价诊断试验阳性者进一步用金标准进行确诊，而阴性者则不再做进一步检查，认定为

无病。

　　上述示例违背了诊断试验的独立原则，即所有研究对象既要接受待评价诊断方法检测，又要接受金标准诊断方法检测，不能根据待评价诊断方法的检测结果有选择地进行金标准检测，并且这两种诊断方法要同期进行，间隔时间不宜过长。因此，研究方案中需说明"对入选的所有研究对象同期进行金标准检查和待评价的诊断方法检查"。

七、金标准诊断方法和待评价诊断方法的检测方案未体现盲法原则

问题示例：

　　一项研究探讨某种影像学检查对诊断脊髓损伤的价值，金标准诊断方法为另一种影像学检查。两种诊断方法均在同一家医院影像科进行。

　　该示例的主要问题是，两种诊断方法均在同一家医院影像科进行，在研究实施中很可能会由同一检测人员完成上述两种方法的检查和/或结果判定，这就违背了诊断试验研究的盲法原则，会产生严重的信息偏倚，影响研究结果的可靠性。因此，研究方案中应详细描述盲法的操作过程，如"两种方法的检查分别由影像科不同的医生完成，即将检查人员分为两组，并且两组检查人员在进行检查和结果判定时均不知晓另一种方法的诊断结果"。

八、样本量计算缺少依据

问题示例：

　　根据既往研究结果，经计算需 150 例研究对象。

　　上述示例中样本量估算方法描述过于简单，无法评估其是否科学合理。该研究主要目的是评价某种影像学检查诊断小肠恶性肿瘤的价值，采用横断面研究设计。在计算样本量之前应该参考相关文献和/或前期研究结果，预设待评价诊断方法的灵敏度，计算所需阳性病例数，再根据临床实际确诊率计算所需的样本量，因此，建议修改为"基于诊断试验研究设计（横断面研究）计算样本量，设定新诊断方法的灵敏度为 95%，双侧 $\alpha=0.05$，$\beta=0.2$，允许误差为 5%，采用 PASS 计算样本量，则需要阳性病例数 72 例。根据文献及前期工作结果，预计疑似小肠恶性肿瘤的患者中最终确诊率约为 40%，故本研究需纳入 180 例（72/0.4）怀疑小肠恶性肿瘤的患者"。详细的计算方法见第二篇第二章。

九、评价指标不全

问题示例：

一项研究方案中评价指标包括灵敏度和特异度。

诊断试验的评价指标通常包括三个方面即真实性评价指标、可靠性评价指标和实用性评价指标，建议修改为：

（1）真实性评价指标：灵敏度、特异度、阳性似然比、阴性似然比及 ROC 曲线下面积等。

（2）可靠性评价指标：Kappa 值等。

（3）实用性评价指标：阳性预测值、阴性预测值等。

十、技术路线图不规范

研究旨在评价一项新诊断方法对早期流产中葡萄胎的诊断价值，该示例将技术路线图画成了研究流程图（图 4-7-1），没有体现研究设计类型，应改为图 4-7-2，可知该研究为横断面研究设计，并且 PICOTS 要素均清晰呈现。

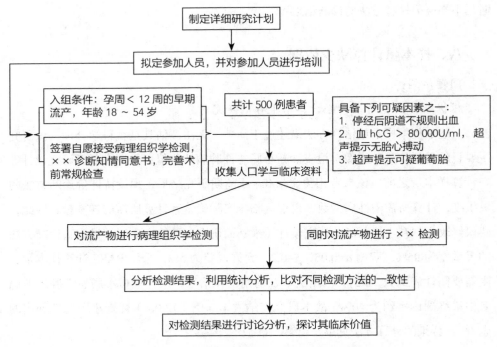

图 4-7-1　不规范的诊断试验技术路线图示例

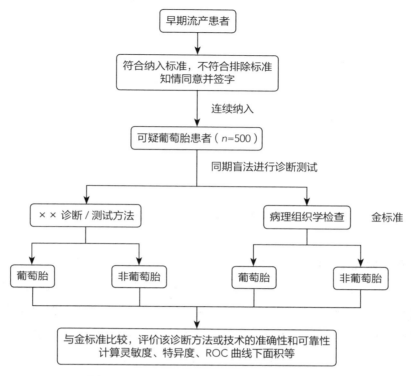

图 4-7-2　修改后的诊断试验技术路线图示例

▌第四节　平台辅助撰写示范

以"××检查对小肠恶性肿瘤的诊断价值研究"为例，介绍使用平台撰写诊断试验研究方案的方法及注意事项。

一、明确临床研究问题

明确××检查对小肠恶性肿瘤的诊断价值，提出对小肠恶性肿瘤具有较高诊断准确性且无创的新型诊断方法。

二、选择研究设计类型

1. 明确研究问题的类型　根据提出的临床研究问题，明确"临床问题分类"中的类型。平台"临床问题分类"模块中提供了各类临床问题的选项，每一类型配有简要的说明，有助于研究者快速明确拟研究问题的分类。诊断试验研究主要用于疾病诊断，选择"疾病诊断"类（图 4-7-3）。

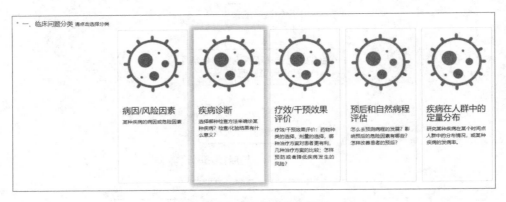

图 4-7-3　选择临床研究问题

2. 确定研究设计类型　在"研究设计类型"模块选定"疾病诊断"这一研究问题类型后，平台提供了这类研究问题常用的研究设计类型。因诊断试验研究中横断面研究和病例对照研究最为常用，故平台主要提供了这两类研究方案的撰写模块。研究者可结合研究内容和自身条件等选择其中一种设计类型。本研究确定采用"横断面研究"，点击"横断面研究"选项（图 4-7-4），进入设计方案填写界面。

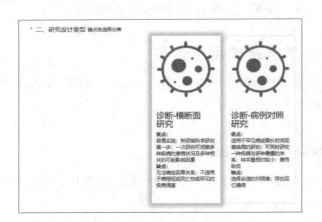

图 4-7-4　选择研究设计类型

三、方案撰写

本部分为研究方案的主要内容，平台根据研究设计类型和 PICOTS 模型开发了相应的研究要素撰写模块。研究者可根据平台的提示填写相应信息，当不清楚某个条目应如何填写时，可点击条目名称旁的问号标识查看填写说明和注意事项。

1. 研究对象　根据平台给出的待填写条目，填写研究对象的定义、来源、纳入和排除标准（图 4-7-5）。

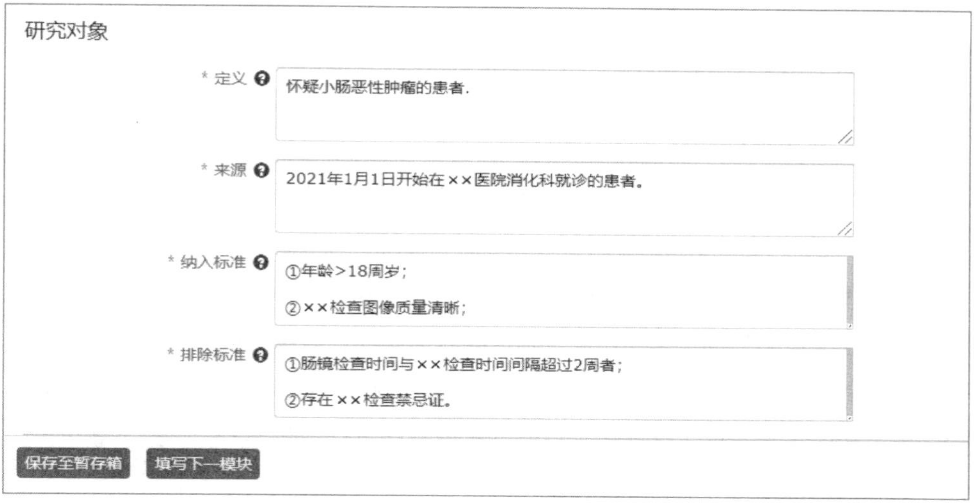

图 4-7-5　研究对象的填写

2. 诊断方法　需准确而详细地描述金标准方法和待评价诊断方法的定义及相关说明，包括具体的操作方法等（图 4-7-6）。

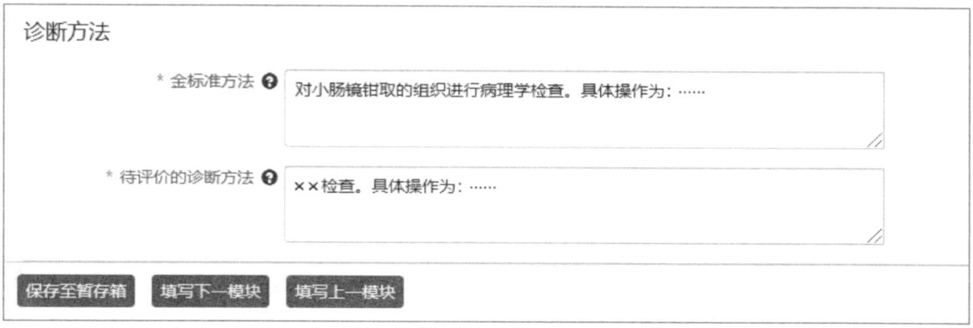

图 4-7-6　诊断方法的填写

3. 独立和盲法原则　本研究涉及两项检查，包括病理诊断和 × × 检查，应遵循独立、盲法的原则，即分别由不同的诊断医生进行诊断，并且两组诊断医生互不知晓另一种诊断方法的诊断结果。平台提供了模板，供研究者填写时参考（图 4-7-7）。

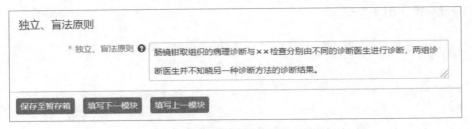

图 4-7-7　诊断试验独立与盲法原则的填写

4. 观察指标　本研究为评价 ×× 检查对小肠恶性肿瘤的诊断价值，主要收集研究对象的人口学指标、基础疾病、临床症状与体征、人体测量、辅助检查和特殊检查。由于危险因素并非本研究关注的内容，故没有勾选此项。肠镜、病理和 ×× 检查没有相应分类选项，可以填写在特殊实验室检查栏（图 4-7-8），或下载导出研究方案后再进行补充。

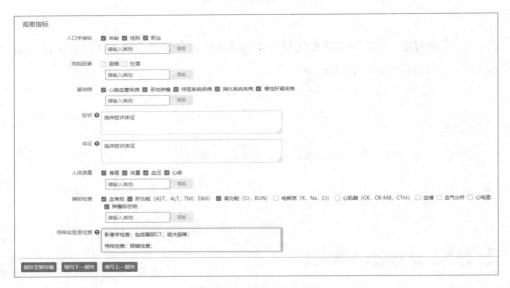

图 4-7-8　观察指标的填写

5. 样本量估算　该研究采用诊断试验研究设计（横断面研究），应用平台的样本量估算工具进行样本量估算时需要在该模块内输入必要的参数（图 4-7-9），如输入设定的 ×× 诊断方法的灵敏度为 95%，双侧 $\alpha=0.05$，$\beta=0.2$，允许误差为 5%，经计算得出需要阳性病例数 72 例。根据文献并结合前期工作内容，预计疑似小肠恶性肿瘤的患者中最终确诊率约为 40%，故本研究需纳入 180 例（72/0.4）怀疑小肠恶性肿瘤的患者。使用样本量估算工具计算出结果后，还需填写一段文字表述样本量估算的依据及结果（图 4-7-10），平台也提供了参考模板。

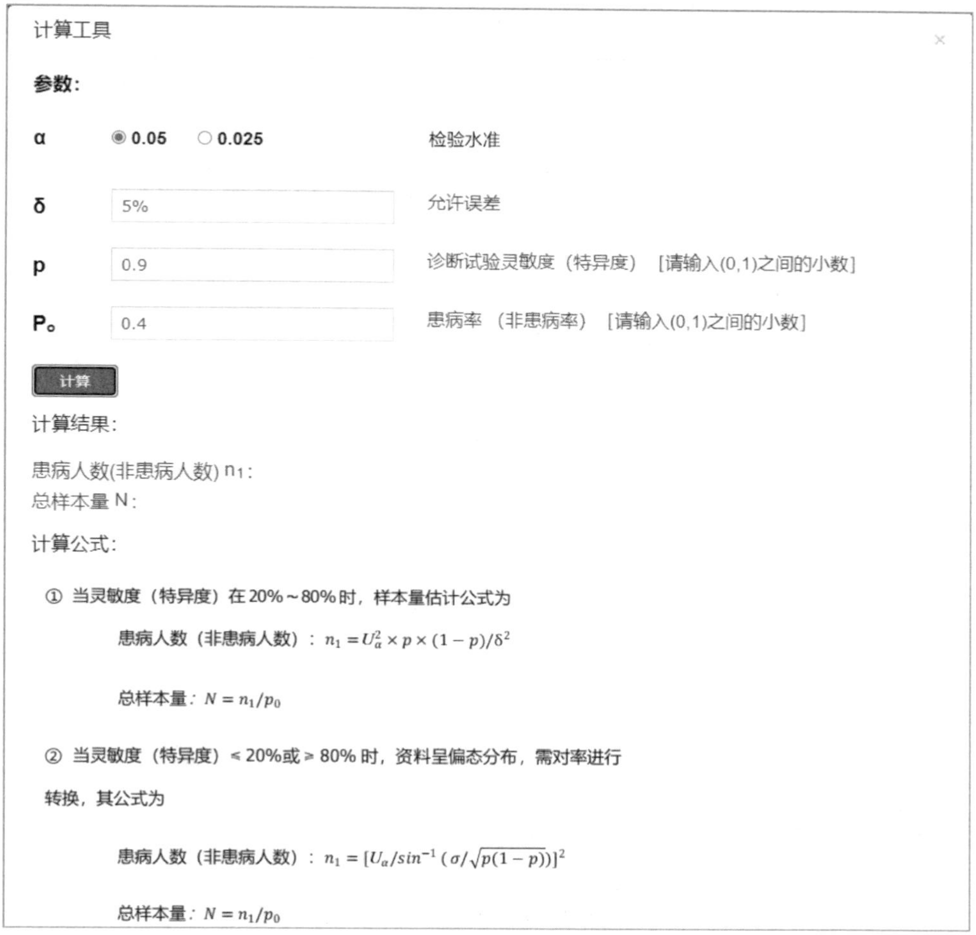

计算工具 ×

参数：

α ● 0.05 ○ 0.025 检验水准

δ 5% 允许误差

p 0.9 诊断试验灵敏度（特异度）[请输入(0,1)之间的小数]

P_0 0.4 患病率（非患病率）[请输入(0,1)之间的小数]

计算

计算结果：

患病人数(非患病人数) n_1：
总样本量 N：

计算公式：

① 当灵敏度（特异度）在 20%～80% 时，样本量估计公式为

患病人数（非患病人数）：$n_1 = U_\alpha^2 \times p \times (1-p)/\delta^2$

总样本量：$N = n_1/p_0$

② 当灵敏度（特异度）≤20% 或 ≥80% 时，资料呈偏态分布，需对率进行

转换，其公式为

患病人数（非患病人数）：$n_1 = [U_\alpha/sin^{-1}(\sigma/\sqrt{p(1-p)})]^2$

总样本量：$N = n_1/p_0$

图 4-7-9 诊断试验的样本量计算工具

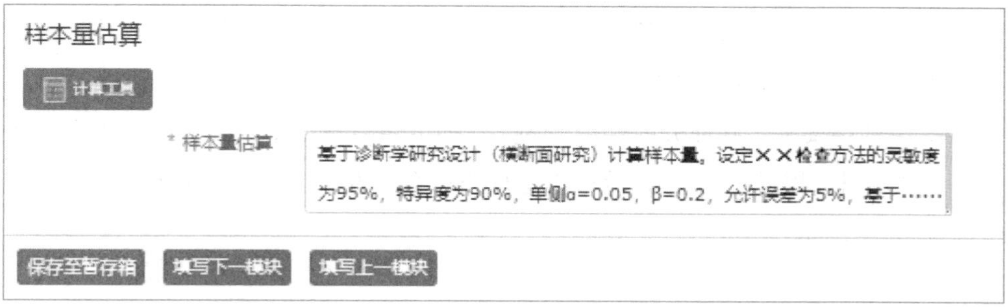

样本量估算

计算工具

* 样本量估算 基于诊断学研究设计（横断面研究）计算样本量，设定××检查方法的灵敏度为95%，特异度为90%，单侧α=0.05，β=0.2，允许误差为5%，基于……

保存至暂存箱 填写下一模块 填写上一模块

图 4-7-10 样本量估算的填写

6. 数据收集与录入 此部分内容比较固定，可根据平台提供的模板进行撰写（图 4-7-11）。

7. 统计分析计划 平台提供了诊断试验研究常见的统计分析方法，研究者可对统计分析软件及检验水准进行勾选（图 4-7-11）。

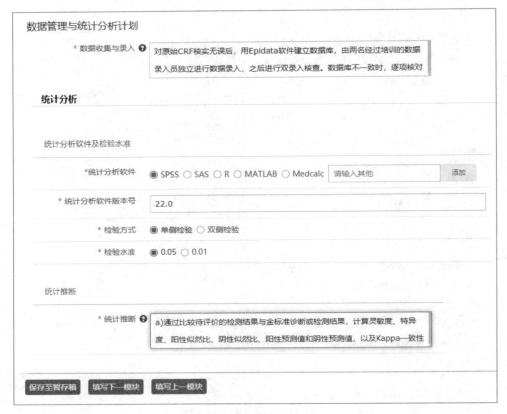

图 4-7-11 数据管理与统计分析计划的填写

8. 技术路线图 完成上述内容的填写后，平台会自动生成一个基本的技术路线图。本研究在此图上修改了研究对象的来源、样本量、待评价诊断方法名称、金标准诊断名称及研究目标（图 4-7-12）。

9. 伦理学要求 此部分内容比较固定，研究者可参考平台提供的模板进行撰写。如"本研究需通过 ×× 医院医学伦理委员会的批准，所有入选者均需签署知情同意书"（图 4-7-13）。

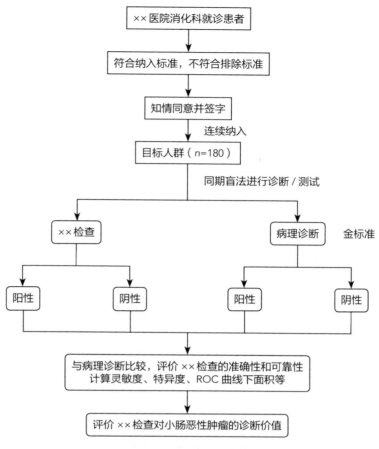

图 4-7-12　诊断试验技术路线图示例

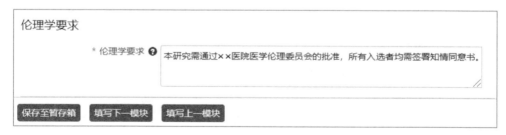

图 4-7-13　伦理学要求的填写

10. 质量控制措施　参考诊断试验常见的偏倚，根据研究具体内容有针对性地制定相应的质量控制措施，保证研究的实施符合临床研究的政策法规，并控制研究过程中可能出现的偏倚。针对本研究，此部分的描述建议如下（图 4-7-14）。

（1）研究对象的选择遵从随机化原则，连续纳入随机化选择的研究对象。

（2）参加研究人员必须经过统一培训，统一记录方式与判断标准。研究者应按病例报告表填写要求，如实且详细地填写病例报告表中的各项内容，以确保每例受试者病例报告表填写的内容完整、真实、可靠。

（3）磁共振检查均在 ×× 医院采用同一台 3.0T 磁共振机进行图像采集。病理组织的处理及切片均由同一名技术人员进行。诊断试验与金标准的判断分别由 2 名副高级以上医师独立、同步进行，且遵从盲法的原则。

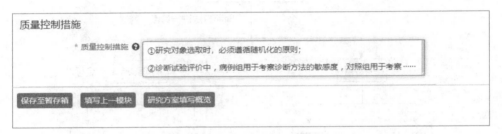

图 4-7-14　质量控制措施的填写

11. 方案导出下载　完成所有模块的填写后，可将研究方案下载为可编辑的 Word 版本，研究者可进一步对方案进行编辑和完善（图 4-7-15）。

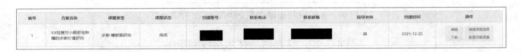

图 4-7-15　平台中方案导出下载模块

四、成稿展示

×× 检查对小肠恶性肿瘤的诊断价值研究。

（一）研究设计

1. 设计类型　诊断试验 - 横断面研究设计。

2. 研究目的　探讨 ×× 检查对小肠恶性肿瘤的诊断价值。

（二）研究对象

1. 定义　疑似小肠恶性肿瘤的患者。

2. 来源　2021 年 1 月 1 日开始在 ×× 医院消化科就诊的患者。

3. 纳入标准　①年龄 >18 周岁；②×× 检查图像质量清晰；③进行小肠镜探查，并有明确的病理诊断结果；④签署知情同意书。

4. 排除标准 ①肠镜检查时间与××检查时间间隔超过2周；②存在××检查禁忌证。

（三）诊断方法

1. 金标准方法 对小肠镜钳取的组织进行病理学检查。具体操作为……。检测指标为……（指进行金标准方法检测后，用于判定诊断结果的指标，本研究为病理检查细胞形态报告、免疫组化等染色结果等）。

2. 待评价的诊断方法 ××检查。具体操作为……。检测指标为……（指进行待评价诊断方法检测后，用于判定诊断结果的指标，本研究为病灶部位磁共振图像形态描述、不同扫描序列的测定值等）。

（四）独立与盲法原则

肠镜钳取组织的病理诊断与××检查分别由不同的人员进行，并且不知晓另一种方法的诊断结果。

（五）观察指标

1. 人口学指标 包括年龄、性别、职业。

2. 基础病 包括心脑血管疾病、恶性肿瘤、呼吸系统疾病、消化系统疾病、慢性肝肾疾病。

3. 临床表现 包括临床症状与体征。

4. 人体测量 包括身高、体重、血压、心率。

5. 辅助检查 包括血常规、肝功能（总胆固醇、低密度脂蛋白胆固醇、高密度脂蛋白胆固醇、甘油三酯）、肾功能（肌酐、尿素氮）、肿瘤标志物。

6. 影像学检查 包括腹部CT、磁共振成像等。

7. 肠镜检查。

8. 病理检查。

9. ××检查。

（六）样本量计算

基于诊断试验研究设计（横断面研究）计算样本量。设定××检查方法的灵敏度为95%，双侧$\alpha=0.05$，$\beta=0.2$，允许误差为5%，采用平台计算样本量，则需要阳性病例数72例。根据文献及前期工作基础，预计疑似小肠恶性肿瘤的患者中最终确诊率约为40%，故本研究需纳入180例（72/0.4）怀疑小肠恶性肿瘤的患者。

（七）数据管理

对原始病例报告表核实无误后，采用Epidata软件建立数据库，由2名经过培训的数据录入员独立录入数据，之后进行双录入核查。录入信息不一致时，逐项核对原始记录进行校对，完成后锁定数据库。

（八）统计分析

采用 SPSS 22.0 进行统计分析，所有统计学检验的显著性水平取双侧 $P<0.05$。与金标准诊断结果比较，计算待评价诊断方法的灵敏度、特异度、阳性似然比、阴性似然比、阳性预测值和阴性预测值，以及 Kappa 值等，以评价该方法的临床诊断价值。对于计量资料的指标还可绘制 ROC 曲线，并计算 AUC 来反映诊断试验的准确性。

（九）技术路线图

见图 4-7-12。

（十）伦理学要求

本研究需通过 ×× 医院医学伦理委员会的批准，所有入选者均需签署知情同意书。

（十一）质量控制措施

1. 研究对象的选择遵从随机化原则，连续纳入经随机化选择的研究对象。

2. 参加研究人员必须经过统一培训，统一记录方式与判断标准。研究者应按病例报告表填写要求，如实、详细、认真填写病例报告表中各项内容，以确保受试者病例报告表内容完整、真实、可靠。

3. 磁共振检查均在 ×× 医院同一台 3.0T 磁共振机进行图像采集。病理组织的处理及切片均由同一名技术人员完成。两种方法诊断结果的判断分别由 2 名副高级以上医师独立、同步进行，且遵从盲法的原则。

（褚水莲　梁立荣）

参考文献

[1] National Center for Health Statistics. Plan and operation of the Third National Health and Nutrition Examination Survey, 1988–94.Vital Health Stat，1994，（32）：1–407.

[2] WANG C, XU J, YANG L, et al. Prevalence and risk factors of chronic obstructive pulmonary disease in China (the China Pulmonary Health [CPH] study): a national cross-sectional study. Lancet，2018，391(10131):1706-1717.

[3] 彭晓霞，方向华. 循证医学与临床研究. 北京：人民卫生出版社，2019.

第五篇
常用临床研究的报告规范

第一章　横断面研究

　　为了更好地统一和规范包括横断面研究在内的观察性研究报告，提高报告质量，由流行病学家、方法学家、统计学家、研究者和编辑组成的一个国际性合作组，通过广泛收集资料、多次研讨和反复修订，共同起草制定了观察性研究报告质量（The Strengthening the Reporting of Observational Studies in Epidemiology，STROBE）声明[1]。第 1 版 STROBE 声明发布于 2004 年 11 月，目前已更新到第 4 版。STROBE 声明已经被越来越多的生物医学期刊所认可。国际医学期刊编辑委员会（International Committee of Medical Journal Editors，ICMJE）已经将 STROBE 声明列入生物医学期刊投稿统一要求中。包括《英国医学杂志》（*BMJ*）[2]、《柳叶刀》（*Lancet*）[3] 在内的上百种期刊将 STROBE 声明列入作者须知，推荐作者参考并指导其论文撰写。

　　STROBE 声明中的横断面研究报告规范[4]包括 22 个条目，本章将对这些条目进行解释和说明，并以 2018 年在 *Lancet* 发表的"中国慢性阻塞性肺疾病的患病率及其危险因素的研究（中国肺健康研究）——一项全国性的横断面研究 [原标题：Prevalence and risk factors of chronic obstructive pulmonary disease in China（the China Pulmonary Health [CPH] study）:a national cross-sectional study]"为例[5]，重点对其方法学的相关条目进行拆解，便于研究者更好地设计与撰写横断面研究方案（表 5-1-1）。

表 5-1-1　观察性研究报告规范（STROBE 声明）：横断面研究（中文翻译）及文献拆解

类别	条目	报告建议	对应内容
题目和摘要	1	在题目或摘要中使用常用术语体现研究设计	中国慢性阻塞性肺疾病(以下简称慢阻肺)的患病率及危险因素(中国肺部健康研究):一项全国性横断面研究
		在摘要中对所做工作和获得的结果做一个简明总结	略,详见原文

类别	条目	报告建议	对应内容
前言			
背景 / 原理	2	解释研究背景和原理	略,详见原文
目标	3	阐明研究目标,包括任何预先确定的假设	旨在估计中国 20 岁及以上人群中慢阻肺的患病率和绝对疾病负担,并探讨慢阻肺患病的危险因素及人群对该病的知晓情况
方法			
研究设计	4	在论文中较早陈述研究设计的要素	横断面研究设计
研究实施	5	描述数据收集的机构、地点和范围,包括征集研究对象、暴露和数据收集等	采用多阶段分层整群抽样方法,纳入具有全国代表性的 20 岁及以上成年人样本,研究对象来自中国 10 个省(自治区、直辖市)
研究对象	6	描述研究对象的纳入和排除标准,研究对象的来源和选择方法	中国 20 岁及以上的成年人;纳入标准:常住居民(在当前居住地居住 1 年及以上)。排除标准:无法进行肺功能检查者,如过去 3 个月内行胸部、腹部手术或眼科手术,发生视网膜脱离或心肌梗死者;过去 1 个月因任何心脏疾病住院;心率 >120 次 /min;进行抗结核治疗的结核病;妊娠或哺乳
研究变量	7	明确定义结局、暴露、预测因子、潜在混杂因素和效应修正因子、尽可能给出诊断标准	结局:慢阻肺患病率。慢阻肺的诊断标准依据为 GOLD 2017,定义为使用支气管扩张剂后行肺功能检测 FEV_1/$FVC<0.70$ 暴露因子:人口学信息、疾病史、家族呼吸系统疾病及相关危险因素史、吸烟史(吸烟定义为一生中吸烟至少 100 支并且现在也吸烟;被动吸烟定义为暴露于共同生活的吸烟者吸烟时的烟雾)、生物燃料使用(在过去 6 个月或更长时间内使用木质燃料或动物粪便做饭或取暖)、儿童期肺炎或支气管炎病史(14 岁前至少有一次因这些情况入院治疗)、儿童期慢性咳嗽病史(14 岁前经常咳嗽,每年累计 >3 个月)、有时咳嗽(每年 1 ~ 3 个月)或偶尔咳嗽(每年 <1 个月)、慢性支气管炎病史(咳嗽和咳痰至少连续 2 年,并且每年持续 3 个月)、细颗粒物暴露(基于区域卫星反演气溶胶光学厚度模型估算)

类别	条目	报告建议	对应内容
数据来源/测量	8	变量,描述数据来源和详细的评价(测量)方法(如果有多组,还应描述各组之间判定方法的可比性)	本研究肺功能的检测非常关键,故文中重点介绍了相关的检测方法及质量控制措施:对所有研究对象进行肺功能检测者均是经过培训并且通过考核取得证书的人员。使用 MasterScreen 肺功能仪(CareFusion, Yorba Linda, CA, USA)测定肺功能,并且每天用 3L 注射器进行仪器的校准。每例研究对象进行多达 8 次的呼气动作,直到 FEV_1 和 FVC 各测量值间的变异稳定在 150ml 以内。使用支气管扩张剂 20 分钟后,再次以同样方法测量肺功能。整个操作过程中,研究对象取坐位,戴上鼻夹,并使用一次性口罩。将测试数据存储在肺功能仪中,每天将其下载到中央系统。专门成立一个专家组负责质量控制,其质量控制依据 ATS 和 ERS 标准
偏倚	9	描述控制潜在偏倚的措施	无
样本量大小	10	描述样本量确定的方法	CPH 研究是为了提供可靠的中国农村和城市六个年龄组(20 ~ 29 岁,30 ~ 39 岁,40 ~ 49 岁,50 ~ 59 岁,60 ~ 69 岁和 ≥ 70 岁)男性和女性慢阻肺的患病率。根据以往的研究数据,假定 20 ~ 39 岁年龄组慢阻肺患病率平均为 2.5%(标准差为 1.0),40 岁及以上年龄组为 8.0%(标准差为 1.5)。采用 PASS 进行样本量计算。此外,考虑到该研究为多阶段整群抽样设计,设计效应设为 1.5,最终计算的样本量为 20 ~ 39 岁年龄组需 12 516 人,40 岁及以上年龄组需 31 752 人
定量变量	11	解释分析中如何处理定量变量(如果可能,描述如何选择分组及分组原因)	计算 FEV_1 占预测值百分比,依据 GOLD 进行气流受限严重程度分级,分别为 FEV_1 占预测值百分比 ≥ 80%、50% ~ 80%、30% ~ 50%、<30%
统计学方法	12	1. 描述所有统计方法,包括控制混杂的方法	对中国 2010 年人口普查的构成加权,计算年龄标准化的慢阻肺患病率,并依据 2015 年中国人口数据估算慢阻肺患者的绝对人数;使用多因素 Logistic 回归模型分析慢阻肺患病的危险因素

续表

类别	条目	报告建议	对应内容
统计学方法	12	2. 描述所有分析亚组和交互作用的方法	分别计算不同年龄组、性别、城乡、吸烟状态人群的慢阻肺患病率。分析 $PM_{2.5}$ 与吸烟之间的交互效应
		3. 描述缺失值处理方法	对重要变量完整的研究对象进行分析,没有对缺失值进行填补
		4. 若适用,描述根据抽样策略确定的统计方法	使用适合复杂调查设计的方法计算患病率的标准误(SE)
		5. 描述敏感性分析方法	使用正常值下限标准(LLN)定义慢阻肺,进行敏感性分析
结果			
研究对象	13	报告各阶段研究对象数量,如可能合格的人数、参加合格性检查的人数、被证实合格的人数、纳入研究的人数和纳入分析的人数	
		描述各阶段未能参与者的原因	
		推荐使用流程图	
描述性资料	14	描述研究对象的特征(如人口学、临床和社会学特征)及关于暴露和潜在混杂因素的信息	略,详见原文
		报告关注的各变量存在缺失数据的人数	
结局资料	15	报告结局事件的人数或相关综合指标	
主要结果	16	给出未调整的和调整的混杂因素的估计值、精确度(如 95% 置信区间);阐明进行调整的混杂因素,以及选择这些混杂因素的原因	
		对连续变量进行分组时,报告分组界值	
		对有意义的危险因素,可以将相对危险度转化为绝对危险度	

类别	条目	报告建议	对应内容
其他分析	17	报告进行的其他分析,如亚组分析、交互作用分析和灵敏度分析	略,详见原文
讨论			
主要结果	18	概括与研究目的有关的主要结果	略,详见原文
局限性	19	结合潜在偏倚和不精确的来源,讨论研究的局限性;讨论潜在偏倚的方向和大小	因为许多男性外出打工,所以调查的研究对象主要为女性,存在女性过度抽样,但对患病率进行加权计算时,已经校正了过度抽样和无应答的影响 没有收集被动吸烟持续时间的信息,因此不能探讨被动吸烟与慢阻肺的关系 横断面研究不能排除潜在的回忆偏倚,如收集到的被动吸烟和既往慢阻肺诊断史信息会受回忆偏倚的影响 不能获得我国 $PM_{2.5}$ 监测的长期数据,但是已有研究显示我国 2004—2013 年 $PM_{2.5}$ 浓度长期保持在较为稳定的水平 仅凭 FEV_1/FVC 的固定比例诊断气道阻塞,会导致对 20 ~ 45 岁的成年人群诊断不足,而对老年人群则会诊断过度 研究人群中没有排除哮喘患者,会高估年轻人群的慢阻肺患病率 与其他大规模的调查类似,在研究中慢阻肺的诊断仅基于肺功能测试,所以很多被检测出可能有气流受限的研究对象无慢阻肺的临床表现
解释	20	结合研究目的、局限性、多重分析、相似研究的结果和其他相关证据,谨慎给出一个总体的结果解释	略,详见原文
可推广性	21	讨论研究结果的可推广性(外推有效性)	选取了全国代表性样本,代表性较好
其他信息(资助)	22	给出当前研究的资助来源和资助者在研究中的作用(若适用,给出当前研究所基于的原始研究的资助情况)	略,详见原文

（张　迪　梁立荣）

参考文献

[1] VON E E. Strengthening the reporting of observational studies in epidemiology. [2022-12-07]. https://www.strobe-statement.org/.

[2] VON E E, ALTMAN D G, EGGER M, et al. Strengthening the Reporting of Observational Studies in Epidemiology (STROBE) statement: guidelines for reporting observational studies. BMJ, 2007, 335(7624):806-808.

[3] VON E E, ALTMAN D G, EGGER M, et al. The Strengthening the Reporting of Observational Studies in Epidemiology (STROBE) statement: guidelines for reporting observational studies. Lancet, 2007, 370(9596):1453-1457.

[4] 卓琳, 王胜锋, 詹思延. 横断面调查的论文报告规范. 中国卫生监督杂志, 2017, 24(3):210-216.

[5] WANG C, XU J Y, YANG L, et al. Prevalence and risk factors of chronic obstructive pulmonary disease in China (the China Pulmonary Health [CPH] study): a national cross-sectional study. Lancet, 2018, 391(10131):1706-1717.

第二章　病例对照研究

病例对照研究属于观察性研究，相应的报告规范为病例对照研究的 STROBE 声明[1]。该声明共 22 个条目，分为论文的题目、摘要、引言、方法、结果和讨论等部分。为帮助读者更好地理解和应用，本章对声明中的 22 个条目进行逐一介绍和说明。并以 2021 年发表在《美国妇产科杂志》上的一项题为"新型冠状病毒感染与妊娠前 3 个月自然流产的关系：225 例孕妇的病例对照研究（原标题：Coronavirus disease 2019 and first-trimester spontaneous abortion: a case-control study of 225 pregnant patients）"为例[2]，对声明中的方法学相关条目进行拆解，便于读者更好地设计及撰写病例对照研究方案（表 5-2-1）。

表 5-2-1　观察性研究报告规范（STROBE 声明）：病例对照研究（中文翻译）及文献拆解

类别	条目	报告建议	示例中的报告内容
题目和摘要	1	在题目或摘要中使用常用术语体现研究设计	研究题目为:新型冠状病毒感染与妊娠前 3 个月自然流产的关系:225 例孕妇的病例对照研究
		在摘要中对所做工作和获得的结果做一个简明的总结	略,详见原文

类别	条目	报告建议	示例中的报告内容
前言			
背景/原理	2	解释研究背景和原理	略,详见原文
目标	3	阐明研究目标,包括任何预先确定的假设	通过比较发生早期自然流产的妇女和胎龄为 12 周的孕妇 SARS-CoV-2 感染的累积发生率,探讨新型冠状病毒感染对妊娠早期流产的影响,并评估妊娠前 3 个月的新型冠状病毒感染的病程
方法			
研究设计	4	在论文中较早陈述研究设计的要素	文中材料与方法部分第一段介绍了病例组和对照组研究对象的来源与特点
研究实施	5	描述数据收集的机构、地点和范围,包括征集研究对象、暴露和数据收集等	2020 年 2 月 22 日—2020 年 5 月 21 日就诊于研究医院的妊娠早期自然流产女性(病例组)和 2020 年 4 月 16 日—2020 年 5 月 21 日就诊于同一医院的妊娠 12 周的女性
研究对象	6	分别给出病例和对照的纳入和排除标准、来源和选择方法;病例和对照的来源及确认病例和选择对照的方法,给出精确的病例诊断标准和对照选择原理	病例组(妊娠早期自然流产组):2020 年 2 月 22 日—2020 年 5 月 21 日因妊娠前 13 周发生自然流产来该院急诊就诊或接受流产后管理服务的女性 对照组(未发生妊娠早期自然流产组):2020 年 4 月 16 日—2020 年 5 月 21 日来该院接受胎儿颈后透明层厚度(NT)检查的妊娠 12 周的女性 因当地报告的第 1 例新型冠状病毒感染的病例日期为 2020 年 2 月 22 日,所以为了排除妊娠前感染新型冠状病毒的可能,两组仅纳入末次月经在该日期之前的女性,故选择研究对象时对就诊时间进行了限制
		对于配对设计,应说明配对标准和每个病例配对的对照数	不适用
研究变量	7	明确定义结局、暴露、预测因子、潜在混杂因素和效应修正因子,尽可能给出诊断标准	结局:流产。 主要暴露因素:目前或既往新型冠状病毒感染。判断标准:新型冠状病毒抗体 IgG、IgM 或病毒核酸检测任意一项阳性,进行病毒中和抗体检测,若阳性则诊断为新型冠状病毒感染

续表

类别	条目	报告建议	示例中的报告内容
研究变量	7		各检测方法及结果判断标准:鼻咽拭子留取样本,RT-PCR 方法检测病毒核酸为阳性;血清样本进行病毒抗体检测,采用 CE 认证的快速自动荧光侧流免疫分析法(AFIAS COVID-19, Boditech, Gang-won-do, Republic Korea)定性和半定量检测病毒非中和抗体 IgG 和 IgM 的 S 蛋白和 N 蛋白;半定量检测结果根据诊断界值(COI),COI>1.1 表示阳性结果。CE 认证的化学发光免疫分析技术用于半定量测定抗 S1 和抗 S2 特异性中和抗体(Liaison SARS-CoV-2 S1/ S2 IgG, DiaSorin, Saluggia, Italy);抗体浓度以 AU/ml 为单位, ≥ 15AU/ml 为阳性结果 其他指标(潜在混杂因素等):通过访谈收集研究对象的人口学信息、新型冠状病毒感染相关症状和导致自然流产可能的相关因素等
数据来源/测量	8	对每个研究的变量,描述其来源和详细的评价(测量)方法(如果有多组,还应描述各组之间判定方法的可比性)	感染 SARS-CoV-2 的检测方法:鼻咽拭子留取样本,采用 RT-PCR 方法检测病毒核酸;收集血清样本进行病毒抗体检测,采用 CE 认证的快速自动荧光侧流免疫分析法(AFIAS COVID-19, Boditech, Gang-won-do, Republic Korea)定性和半定量检测病毒非中和抗体 IgG 和 IgM 的 S 蛋白和 N 蛋白;半定量检测结果根据诊断界值(COI),COI>1.1 表示阳性结果。CE 认证的化学发光免疫分析技术用于半定量测定抗 S1 和抗 S2 特异性中和抗体(Liaison SARS-CoV-2 S1/ S2 IgG, DiaSorin, Saluggia, Italy);抗体浓度以 AU/ml 为单位, ≥ 15AU/ml 为阳性结果 通过访谈收集人口学资料、新型冠状病毒感染相关症状和自然流产可能的危险因素数据

类别	条目	报告建议	示例中的报告内容
偏倚	9	描述控制潜在偏倚的措施	分析方法部分说明女性基本特征为混杂因素,采用多因素回归分析进行控制;讨论的局限性部分说明通过研究方案的高依从率,限制选择偏倚
样本量大小	10	描述样本量确定的方法	研究未估算样本量,因为在招募时研究对象疾病流行情况尚不清楚,并且由于对末次月经时间的要求(在 2020 年 2 月 22 日前),研究对象招募需在 5 月 21 日截止
定量变量	11	解释如何处理定量变量(如果可能,描述选择分组的方法及分组原因)	定量变量的结果以均数 ± 标准差表示,未说明所做的特殊处理
统计学方法	12	描述所有统计方法,包括控制混杂的方法	计量资料:正态分布采用 t 检验,非正态分布采用 Wilcoxon-Mann-Whitney 检验;定性资料的比较采用 χ^2 检验或 Fisher 精确概率检验。患者的基本特征为混杂因素,采用多因素回归分析,评估新型冠状病毒感染与自然流产的关系
		描述所有分析亚组和交互作用的方法	文中未说明
		描述缺失值处理方法	文中未说明
		若适用,描述病例和对照是如何匹配的	不适用(本研究选取研究对象时已经根据末次月经时间、就诊研究医院的时间等因素进行病例和对照的匹配,分析时不需再进行匹配)
		描述灵敏度分析方法	文中未说明
结果			
研究对象	13	报告各阶段研究对象数量,如可能合格的例数、参加合格性检查的例数,被证实合格的例数、纳入研究的例数和纳入分析的例数	略,详见原文
		描述各阶段未能参与者的原因	
		推荐使用流程图	

类别	条目	报告建议	示例中的报告内容
描述性资料	14	描述研究对象的特征(如人口学、临床和社会学特征)及关于暴露和潜在混杂因素的信息	略,详见原文
		报告关注的各变量存在缺失数据的人数	
结局资料	15	报告各种暴露类别的例数或暴露综合指标	
主要结果	16	给出未调整的和调整的混杂因素的估计值、精确度(如95%CI);阐明进行调整的混杂因素,以及选择这些混杂因素的原因	
		对连续变量进行分组时,报告分组界值	
		对有意义的危险因素,可以将相对危险度转化为绝对危险度	
其他分析	17	报告进行的其他分析,如亚组分析、交互作用分析和灵敏度分析	

讨论

类别	条目	报告建议	示例中的报告内容
主要结果	18	概括与研究目的有关的主要结果	略,详见原文
局限性	19	结合潜在偏倚和不精确的来源,讨论研究的局限性;讨论潜在偏倚的方向和大小	1. 主要的局限性是无法追溯发生自然流产的女性感染新型冠状病毒的准确时间。根据新型冠状病毒抗体检测结果的特点,病例组有 1 例患者可能需要被排除(由于该例在流产后 66 天时才检测到 IgM 抗体,因此不排除该例可能是流产后新近感染的新型冠状病毒)。但鉴于本研究已经设定了相应的纳入标准并且研究开始于大流行时(疾病),已经较好地控制了由此带来的信息偏倚

类别	条目	报告建议	示例中的报告内容
局限性	19		2. 妊娠极早期流产的女性未被纳入。但该类群体数量较少,并且该阶段的流产更可能是由于胚胎染色体缺陷而非感染病毒所致。因此认为由此导致的选择偏倚对结果的影响较小
解释	20	结合研究目的、局限性、多重分析、相似研究的结果和其他相关证据,谨慎地给出一个总体的结果解释	略,详见原文
可推广性	21	讨论研究结果的可推广性(外推有效性)	1. 虽然病例组中新型冠状病毒感染阳性患者数量较少,但除 BMI 外,该组与新型冠状病毒感染阴性的早期流产的患者基线特征无差异,表明该研究结论可以推广到更大的样本 2. 研究中约 1/10 的孕妇检测到新型冠状病毒抗体,考虑到研究对象来自新型冠状病毒感染高发地区的单一研究中心,因此将研究结果外推到更大范围的地区受限
其他信息(资助)	22	给出当前研究的资助来源和资助者在研究中的作用,若适用,给出当前研究所基于的原始研究的资助情况	略,详见原文

(冯 琳 梁立荣)

参考文献

[1] STROBE Statement—Checklist of items that should be included in reports of case-control studies [EB/OL]. [2022-12-08]. https://www.equator-network.org/wp-content/uploads/2015/10/STROBE_checklist_v4_case-control.pdf.

[2] COSMA S, CAROSSO A R, CUSATO J, et al. Coronavirus disease 2019 and first-trimester spontaneous abortion: a case-control study of 225 pregnant patients. Am J Obstet Gynecol, 2021, 224(4):391.

第三章　队列研究

队列研究属于观察性研究，其相应的报告规范为观察性研究的 STROBE 声明。本章介绍队列研究的 STROBE 声明[1]。该声明共 22 个条目，分为论文的题目、摘要、引言、方法、结果和讨论等部分。为帮助读者更好地理解和应用这些条目，本章对声明中的 22 个条目逐一进行介绍和说明。并以 2006 年发表在 *JAMA* 上一项前瞻性队列研究"中国成年人体重指数（BMI）与死亡之间的关系（原标题：Body Weight and Mortality Among Men and Women in China）"为例[2]，对声明中的方法学相关条目进行拆解，便于读者更好地设计与撰写队列研究方案（表 5-3-1）。

表 5-3-1　观察性研究报告规范（STROBE 声明）：队列研究（中文翻译）及文献拆解

类别	条目	报告建议	示例中的报告内容
题目和摘要	1	在题目或摘要中使用常用术语体现研究设计	本研究基于 169 871 名 40 岁及以上中国男性和女性的具有全国代表性的样本，是一项前瞻性队列研究
		在摘要中对所做工作和获得的结果做一个简明的总结	略，详见原文
前言			
背景 / 原理	2	解释研究背景和原理	略，详见原文
目标	3	阐明研究目标，包括任何预先确定的假设	本研究利用中国成年人的代表性样本，检验 BMI 和全死因死亡及死因别死亡的关联关系，探究是否应对亚洲人群设定更低的超重和肥胖切点
方法			
研究设计	4	在论文中较早陈述研究设计的要素	前言最后一段阐明研究目的之前陈述研究的设计——一项大规模前瞻性队列研究；方法部分第一段说明了研究对象的特点（如 15 岁及以上）、抽样方法（多阶段整群随机抽样）、基线调查（1991 年的中国高血压调查）及随访调查（1999 年开展的中国高血压调查的流行病学随访研究）

类别	条目	报告建议	示例中的报告内容
研究实施	5	描述研究的机构、地点和相关的时间,包括研究对象招募时间、暴露、随访和数据收集等的时间	陈述条目 4 的同时描述了条目 5 所需的相关内容,如基线调查是 1991 年开展的中国高血压调查,采用了多阶段整群随机抽样方法,从中国 30 个省(自治区、直辖市)抽取了 15 岁及以上人群的代表性样本,并于 1999 年在 17 个省(自治区、直辖市)进行了随访调查
研究对象	6	描述研究对象纳入和排除标准、研究对象选择的来源和选择方法,以及随访方法	在基线时 40 岁及以上男性有 83 533 名,女性 86 338 名,符合随访调查的标准。在这些人群中,最终随访调查了 158 666 名(93.4%),排除体重或身高缺失者后,研究分析纳入了 154 736 名研究对象。于 1999—2000 年进行随访,随访的方式包括面对面随访及调取病历和死亡证明书
		对于配对设计,应说明配对标准及暴露和非暴露的人数	不适用
研究变量	7	明确定义结局、暴露因素、预测因子、潜在混杂因素和效应修正因子,尽可能给出诊断标准	暴露因素为 BMI,由测量的体重和身高计算获得。其他预测因子包括社会人口学特征、病史和生活方式危险因素。高文化程度定义为高中学历及以上;吸烟者定义为每天吸烟至少 1 支,持续 1 年及以上;饮酒定义为过去 1 年至少饮酒 12 次;高血压定义为 3 次测量的平均收缩压 $\geq$ 140mmHg,收缩压 $\geq$ 90mmHg,和/或使用降压药。结局为全因死亡和死因别死亡,死因采用《国际疾病分类(第 9 版)》(ICD-9)编码
数据来源 / 测量	8	对每个研究的变量,描述其来源和详细的评价(测量)方法(如果有多组,还应描述各组之间判定方法的可比性)	社会人口学特征、病史和生活方式危险因素由经过培训的医生用标准化问卷调查获得;研究对象安静休息 5 分钟后接受 3 次血压测量;体重和身高按标准化操作进行测量,测量时研究对象穿轻便的室内衣服,不穿鞋 死亡均通过死亡证明书来核实,从住院病历提取病史、检查、检验、尸检报告和出院诊断信息,同时收集入院记

续表

类别	条目	报告建议	示例中的报告内容
数据来源/测量	8		录、出院小结、心电图、病理报告等临床资料。由各地区的终点评估委员会根据临床资料初步核实死因;由本研究的总终点评估委员会最终判定死因 为基于人群的队列研究,全部研究对象均采用相同的数据测量方法
偏倚	9	描述控制潜在偏倚的措施	采用盲法评估终点事件,评估终点事件的委员均不知道研究对象的危险因素信息,以控制潜在偏倚
样本量大小	10	描述样本量确定的方法	未提及样本量估算方法,由于是基于已有的中国高血压调查及随访数据,且总样本量达到 15 万名以上,其统计效能完全可以满足 BMI 与死亡的关联分析所需
定量变量	11	解释分析中如何处理定量变量(如果可能,描述选择分组的方法及分组原因)	研究对象根据 BMI 分为 10 组($<18.5kg/m^2$, $18.5 \sim 19.9kg/m^2$, $20.0 \sim 20.9kg/m^2$, $21.0 \sim 21.9kg/m^2$, $22.0 \sim 22.9kg/m^2$, $23.0 \sim 23.9kg/m^2$, $24.0 \sim 24.9kg/m^2$, $25.0 \sim 26.9kg/m^2$, $27.0 \sim 29.9kg/m^2$, $\geq 30.0kg/m^2$)。这样分组是为了在不预设暴露-反应关系的情况下,可更加精细地分析 BMI 与结局之间的关联
统计学方法	12	描述所有统计方法,包括控制混杂的方法	从基线调查开始到死亡或随访日期为止,计算每名研究对象的随访人年数。利用 5 岁一组的年龄别死亡率,以中国 2000 年人口普查数据为标准人口,计算年龄标化死亡率。使用 Cox 比例风险模型调整混杂因素,包括基线年龄、性别、吸烟、饮酒、体力活动、文化程度、地域(北方或南方)及城市化水平(城市或农村)等。考虑高血压是 BMI 与死亡关联的中介变量,因此在主要结局的多因素 Cox 回归模型分析中,没有将高血压病作为混杂因素进行调整。以 BMI 为 $24.0 \sim 24.9kg/m^2$ 为对照组,计算其他各组的相对危险度。将各 BMI 分

类别	条目	报告建议	示例中的报告内容
统计学方法	12		组的 BMI 中位数作为连续变量纳入 Cox 模型,以检验线性或"U"形(二次项)趋势
		描述所有分析亚组和交互作用的方法	亚组分析包括:年龄(<65 岁和 ≥ 65 岁),基线是否有心血管疾病、卒中、癌症、终末期肾病、慢阻肺,是否吸烟和重度饮酒(饮酒 ≥ 3 次 /d)
		描述缺失值处理方法	BMI 数据缺失的研究对象被排除
		若适用,描述解决失访问题的方法	利用 Cox 模型分析存在失访的生存数据
		描述敏感性分析方法	高血压可能是 BMI 和死亡因果通路的中间因素,在敏感性分析中调整了基线高血压,其结果基本同未调整的分析结果;此外,还按 WHO的 BMI 分 组 标 准(<18.5kg/m², 18.5 ～ 24.9kg/m², 25.0 ～ 29.9kg/m², ≥ 30.0kg/m²)进行了敏感性分析

结果

类别	条目	报告建议	示例中的报告内容
研究对象	13	报告各阶段研究对象数量,如可能合格的人数、参加合格性检查的人数,被证实合格的人数、纳入研究的人数和纳入分析的人数	略,详见原文
		描述各阶段未能参与者的原因	
		推荐使用流程图	
描述性资料	14	描述研究对象的特征(如人口学、临床和社会学特征)及关于暴露和潜在混杂因素的信息	
		报告关注的各变量存在缺失数据的人数	
		报告随访时间	
结局资料	15	报告随时间变化的结局事件数或综合指标	

续表

类别	条目	报告建议	示例中的报告内容
主要结果	16	给出未调整的和调整的混杂因素的估计值、精确度(如95%CI);阐明进行调整的混杂因素,以及选择这些混杂因素的原因	略,详见原文
		对连续变量进行分组时,报告分组界值	
		对有意义的危险因素,将相对危险度转化为绝对危险度	
其他分析	17	报告进行的其他分析,如亚组分析、交互作用分析和敏感性分析	
讨论			
主要结果	18	概括与研究目的有关的主要结果	略,详见原文
局限性	19	结合潜在偏倚和精度,讨论研究的局限性;讨论潜在偏倚的方向和大小	主要局限是本研究没有测量体重随时间的变化,无法评估体重变化与死亡的关联
解释	20	结合研究目的、局限性、多重分析、相似研究的结果和其他相关证据,谨慎给出总体的结果解释	略,详见原文
可推广性	21	讨论研究结果的可推广性(外部有效性)	本研究的一个优势是使用中国成年人群的代表性样本
其他信息			
资助	22	给出当前研究的资助来源和资助者在研究中的作用(若适用,给出当前研究所基于的原始研究的资助情况)	略,详见原文

（李嘉琛　梁立荣　童朝晖）

参考文献

[1] STROBE Statement—Checklist of items that should be included in reports of cohort studies [EB/OL]. [2023-01-18]. https://www.strobe-statement.org/download/strobe-checklist-cohort-studies-pdf.

[2] GU D, HE J, DUAN X, et al. Body weight and mortality among men and women in China. JAMA, 2006, 295(7)：776-783.

第四章　随机对照试验

随机对照试验（RCT）相应的报告规范为临床试验报告标准（consolidated standards of reporting trials，CONSORT）声明[1-2]。该声明共有 25 个条目，分为论文的题目、摘要、引言、方法、结果和讨论等，已被翻译为包括中文在内的多种语言版本，研究者可从 CONSORT 协作网免费下载[3]。为帮助读者更好地理解和应用，本章对声明中的 25 个条目进行逐一介绍和说明，并以 2010 年 12 月 23 日发表在《新英格兰医学杂志》（*New England Journal of Medicine*）上的一项多中心 RCT——急性深静脉栓塞研究（Acute DVT Study）中的"口服固定剂量的利伐沙班抗凝方案相比标准抗凝方案（依诺肝素合用维生素 K 拮抗剂）治疗症状性深静脉血栓的有效性与安全性（原标题：Oral rivaroxaban for symptomatic venous thromboembolism）"为例[4]，参照 CONSORT 的方法学相关条目进行拆解（表 5-4-1）。

表 5-4-1　临床试验报告标准（CONSORT）（中文翻译）及文献拆解

章节和主题	条目	报告建议	示例中的报告内容
题目和摘要	1	题目体现随机化试验研究	口服利伐沙班治疗症状性静脉栓塞（有效性与安全性评估）
		用结构化摘要概括试验设计、方法、结果和结论	略，详见原文
引言			
科学背景和原理	2	科学背景和原理的解释	略，详见原文
		具体的研究目的或研究假设	明确利伐沙班在急性深静脉栓塞患者中的抗凝治疗效果是否不差于标准的抗凝治疗，相应的研究假设为"利伐沙班在急性深静脉栓塞患者中的抗凝治疗效果不劣于标准的抗凝治疗"
方法			
试验设计	3	描述试验设计(如平行试验、析因设计),包括分配比率	平行试验,分配比率为 1∶1
		给出试验开始后研究方案的重大改变(如纳入标准的改变)及原因	未涉及

章节和主题	条目	报告建议	示例中的报告内容
受试者	4	受试者的纳入标准	纳入标准:①到达知情同意年龄;②急性、症状性近端深静脉栓塞(有客观的依据证实);③不合并症状性肺栓塞 排除标准:①随机化入组前已经接受了超过 48 小时的低分子量肝素、磺达肝素、普通肝素治疗,或超过一个单位剂量的维生素 K 拮抗剂治疗;②已经接受了血栓切除术、腔静脉滤器或纤溶剂治疗当前的血栓发作;③有依诺肝素、华法林或醋硝香豆素说明书中列出的任何禁忌证
		资料收集的场所和地点	全球共 324 个研究医院
干预	5	描述各组干预的详细内容,使其具备可重复性,以及何时、如何实施这些干预	试验组(利伐沙班口服治疗):随机分组前 3 周每日口服两次 15mg 利伐沙班,随后每日口服 1 次 20mg 利伐沙班,持续 3 个月、6 个月或 12 个月。 对照组(标准治疗组,阳性药物对照):随机分组后 48 小时内皮下注射依诺肝素(1.0mg/kg,每日两次),同时给予华法林或醋硝香豆素。患者已接受至少 5 天的依诺肝素治疗,且国际标准化比值(INR)≥ 2.0 连续 2 天时停用依诺肝素。调整维生素 K 拮抗剂的剂量以维持 INR 在 2.0 ~ 3.0。每个月至少测定一次 INR。计算每名患者从停用肝素到治疗结束(包括中断)INR 在治疗范围内的时间
结果	6	明确定义主要和次要结局指标及何时、如何评估这些指标	主要结局指标:随访期间症状性静脉血栓栓塞再发率。该指标是一个复合指标,定义为深静脉栓塞、非致死性或致死性肺栓塞,其中每个事件的诊断标准在附件中被详细描述。死亡被归类为肺栓塞、出血或其他明确原因。如果有客观记录,或如果死亡不能归因于已记录的原因,并且不能完全排除肺栓塞,则将肺栓塞视为死亡原因

章节和主题	条目	报告建议	示例中的报告内容
结果	6		主要安全性指标:临床相关出血发生率。该指标也是一个复合指标,定义为临床相关的严重出血事件或非严重出血事件 次要结局指标:①全因死亡;②血管事件(包括急性冠脉综合征、缺血性卒中、短暂性脑缺血发作、系统性栓塞);③净临床获益(定义为主要疗效结局与大出血发生率之和)
		试验开始后结局指标的任何变化及原因	未涉及
样本量	7	明确样本量的确定方法	该研究为结局事件(症状性静脉血栓栓塞再发)导向的非劣效性研究设计。由于主要结局的统计分析方法为生存分析,在计算样本量时需根据生存分析的数据特点进行参数设定。该研究中假设两组的疗效相同(HR=1),非劣效性界值定义为试验组与对照组相比的1年内症状性静脉血栓栓塞再发风险HR 95%CI的上限为2.0,α为0.05(双侧),统计效能为90%(即β=0.1),经计算共需要88个结局事件发生。再根据症状性静脉血栓栓塞1年内的再发率为3%,计算出共需纳入约3 000名患者
		可能的话解释中期分析情况和终止试验的规则	由于本研究是结局事件(症状性静脉血栓栓塞再发)导向的,当预期可获得88个事件时,督导委员会将停止新的受试者入组

随机化

顺序产生	8	描述随机分配序列产生的方法	未说明
		描述随机化的种类及任何限制情况(如区组随机及区组长度)	该研究为多中心研究,使用计算机语音应答的中央随机化系统,按照国家进行分层随机
分配隐藏机制	9	描述实施随机分配的方法(如连续编号的容器)及在随机化分配干预措施前隐藏分配序列的具体方法	使用计算机语音应答的中央随机化系统

章节和主题	条目	报告建议	示例中的报告内容
实施	10	谁产生分配序列,谁登记参加者,谁将参加者分配到各组中	研究中心分配顺序,研究医院的医生登记参加者,中心随机化系统将受试者分配到各组中
盲法	11	如果实施了盲法,描述分配的干预措施对谁设盲(如受试者、医护人员、评估结局者),以及盲法是如何实施的	开放标签,没有设盲
		描述干预措施的相似之处	试验组和对照组的治疗存在明显差异
统计学方法	12	描述比较各组主要结局和次要结局的统计方法	主要疗效分析是在意向性分析的基础上,使用分层的预期-持续时间Cox比例风险模型,对受试者基线时存在的不良临床特征进行调整
		描述额外分析如亚组分析和调整分析的方法	对基线时存在的不良临床特征进行调整。安全性分析在所有接受相应分组的研究药物治疗的受试者中进行

结果

章节和主题	条目	报告建议	示例中的报告内容
受试者流动(强烈推荐使用流程图)	13	描述每组接受随机分配、接受干预和进入主要结局分析的例数	略,详见原文
		描述各组随机化后退出和排除的人数及原因	
招募受试者	14	描述招募和随访的日期范围	略,详见原文
		描述结束或终止试验的原因	不涉及
基线资料	15	用表格描述各组的基线人口学特征和临床特征	略,详见原文
分析人数	16	纳入每个分析的各组受试者的人数(分母),以及分析是否基于原先的分配(分组)	略,详见原文
结局和评估	17	总结各组的主要结局和次要结局,评估效应大小及其精度(如95%CI)	略,详见原文
		对于二分类结局指标,建议描述绝对效应和相对效应大小	

章节和主题	条目	报告建议	示例中的报告内容
辅助分析	18	报告进行的其他所有分析如亚组分析和分析结果的调整,指出哪些是事先指定的,哪些是探索性的	仅说明基于接受治疗数据集、符合方案数据集的分析结果与意向治疗一致,未展示具体结果
危害	19	每组所有重要危害或非预期反应	略,详见原文
讨论			
局限性	20	阐述试验的局限性、潜在偏倚、不精确性和多重分析	首先,该研究不设盲,因此可能存在诊断怀疑偏倚,即研究中倾向于低估干预组的不良结局发生率。然而,研究数据显示利伐沙班组疑似复发患者的绝对数量略高,评审委员会最终确认的复发患者比例反而低于标准治疗组(16% *vs.* 25%)。这表明不设盲并不影响研究的结果
可推广性	21	试验结果的可推广性(外部有效性、适用性)	不太可能存在患者选择偏倚,因为在研究中对照组的复发率为3%,这与最近研究的复发率一致。受试者特征与其他研究相似,这支持了本研究结果的可推广性
解释	22	权衡利弊,结合其他相关的证据,对研究结果进行解释	略,详见原文
其他信息			
注册登记	23	试验的注册登记号和名称	NCT00440193
试验方案	24	可能的话,告知从何处获得完整的试验方案	略,详见原文
资助情况	25	资助或其他支持(如提供药物)的来源,资助者的作用	略,详见原文

（冯　琳　梁立荣　童朝晖）

参考文献

[1] MOHER D, HOPEWELL S, SCHULZ K F, et al. CONSORT 2010 explanation and elaboration: updated guidelines for reporting parallel group randomised trials. BMJ，2010，340:c869.

[2] SCHULZ K F, ALTMAN D G, MOHER D, 等 .CONSORT 2010 声明：报告平行对照随机临床试验指南的更新 . 中西医结合学报 ,2010,8(7):604-612.

[3] CONSORT GROUP. Consolidated standards of reporting trials. [2022-12-09]. http://www.consort-statement.org/.

[4] INVESTIGATORS E, BAUERSACHS R, BERKOWITZ S D, et al. Oral rivaroxaban for symptomatic venous thromboembolism. N Engl J Med, 2010,363(26):2499-2510.

第五章　诊断试验

诊断准确性研究报告规范（standards for reporting diagnostic accuracy study, STARD）旨在改进诊断试验研究的报告质量，通过建立一个科学、规范、循证的报告标准，使读者能够通过完整、准确的报告评价研究结果的内部有效性（潜在偏倚）和外部有效性（适用性）。目前 STARD 已成为国际诊断试验研究报告的权威指南。按照 STARD，诊断试验研究报告需包括 30 个条目[1-2]。为帮助读者更好地理解和应用，本章对清单中的 30 个条目进行逐一介绍和说明，并以 2014 年在 *Diabetes Technology & Therapeutics* 发表的一项诊断试验研究"糖化血红蛋白对 40 岁及以上社区中国成年人中新诊断糖尿病和糖尿病前期的诊断价值（原标题：Diagnostic efficiency of hemoglobin A1c for newly diagnosed diabetes and prediabetes in community-based Chinese adults aged 40 years or older）"为例[3]，对 STARD 中的方法学相关条目进行拆解，便于读者更好地设计与撰写诊断试验研究方案（表 5-5-1）。

表 5-5-1　诊断准确性研究报告规范（STARD）2015 的条目清单（中文翻译）及文献拆解

报告条目	条目	报告建议	示例中的报告内容
标题 / 摘要 / 引言			
标题或摘要	1	标题或摘要中描述出至少一种诊断准确性研究的评价指标（如敏感度、特异度、预测值或 AUC）	摘要中描述了多个诊断准确性研究的评价指标，包括 AUC 和约登指数（YI）

报告条目	条目	报告建议	示例中的报告内容
标题或摘要	2	包括研究设计、方法、结果和结论在内的结构化摘要(具体指导参见 STARD 摘要)	略,详见原文
前言	3	科学和临床背景,包括待评价诊断方法的预期用途和作用	欧洲和美国正在逐渐接受美国糖尿病协会提出的诊断糖尿病的糖化血红蛋白(HbA1c)界值 6.5%,但在中国人群中诊断糖尿病的 HbA1c 界值尚不清楚
	4	研究目的和假设	研究目的是评估 HbA1c 对中国 40 岁及以上社区人群新发糖尿病和糖尿病前期(空腹血糖受损和糖耐量受损)的诊断价值,并确定诊断界值
方法			
研究设计	5	数据采集是在完成待评价诊断方法和参考标准检测之前(前瞻性研究),还是之后(回顾性研究)	于 2011—2012 年在中国大陆 25 个社区的 259 657 名 40 岁及以上成年人中进行的 REACTION 研究(用于调查糖尿病与癌症相关性研究)基线调查的一部分,数据采集在待评价诊断方法和参考标准检测之前
研究对象	6	纳入和排除标准	纳入标准:年龄 40 ~ 90 岁的中国人。排除标准:既往诊断为糖尿病、癌症、慢性肝病、终末期肾病;既往接受过胃肠道手术、脾切除术或糖皮质激素治疗
	7	如何识别潜在的合格研究对象(症状、之前的检查结果、注册登记数据库)	在 REACTION 研究的参加者中识别潜在的研究对象
	8	何时、何地入选潜在的合格研究对象(机构、场所和日期)	2012 年 2 月和 3 月在中国山东省四个城市社区(一个来自济南市,三个来自济宁市)的 10 028 名受试者被邀请参加本研究,最终有 8 239 名符合纳入和排除标准的研究对象入组
	9	研究对象为连续、随机入组还是选取方便样本	研究对象为连续入组
试验方法	10	充分描述待评价诊断方法的细节,使其具备可重复性	文中详细描述了 HbA1c 的具体检测方法:在夜间禁食至少 10 小时后和早晨口服 75g 葡萄糖耐量试验 2 小时后采集血样,使用临床自动化分

续表

报告条目	条目	报告建议	示例中的报告内容
试验方法			析仪,采用葡萄糖氧化酶法进行检测分析。使用自动糖化血红蛋白仪(变体;Bio-Rad,Hercules,CA)在离子交换高效液相色谱上测定 HbA1c
	10	充分描述参考标准的细节,使其具备可重复性	根据 1999 年 WHO 的诊断标准,新发糖尿病被定义为空腹血糖水平 ≥ 7.0mmol/L 和 / 或餐后 2 小时血糖水平 ≥ 11.1mmol/L。糖尿病前期的特点是空腹血糖受损和糖耐量受损。空腹血糖受损定义为空腹血糖 ≥ 6.1mmol/L 且 <7.0mmol/L,餐后 2 小时血糖水平 <7.8mmol/L。糖耐量受损定义为空腹血糖水平 <7.0mmol/L,餐后 2 小时血糖水平 ≥ 7.8mmol/L 且 <11.1mmol/L
	11	选择参考标准的原理(如果存在其他备选的参考标准)	文中不涉及其他备选的参考标准
	12	描述待评价诊断方法的最佳界值或结果分类的定义和原理,区分界值是否为预先设定的还是探索性的	本研究使用的 HbA1c 诊断界值是探索性的,所以未在方法学部分描述待评价诊断方法的最佳界值或疾病分类的定义和原理
	13	待评价诊断方法的检测人员或读取结果人员是否知晓研究对象的临床资料和参考标准结果	不适用,因为诊断不需要人为判定
		参考标准的评估者是否知晓研究对象的临床资料和待评价诊断方法结果	不适用,因为诊断不需要人为判定
分析	14	用于评估诊断准确性的计算方法或比较方法	通过绘制 ROC 曲线,计算 HbA1c 的 AUC,以评估 HbA1c 对新诊断的糖尿病和糖尿病前期的诊断效率。采用 YI 的最大值 [(灵敏度+特异度)−1] 确定 HbA1c 诊断糖尿病和糖尿病前期的最佳界值,计算灵敏度、特异度、阳性预测值和阴性预测值来评估诊断价值

报告条目	条目	报告建议	示例中的报告内容
	15	如何处理待评价诊断方法或参考标准的不确定结果	未提及
	16	待评价诊断方法或参考标准中缺失数据的处理方法	未提及
分析	17	任何关于诊断准确性变异的分析,区分是预先设定的还是探索性的	未提及
	18	预期样本量及其计算方法	未提及,仅说明纳入了 8 239 名受试者,样本量较大,有足够的统计效能明确 HbA1c 的诊断界值对中国 40 岁及以上社区人群新发糖尿病和糖尿病前期的诊断价值

结果

研究对象	19	使用流程图报告研究对象的入选和诊断流程	未提及
	20	报告研究对象的基线人口学信息和临床特征	略,详见原文
研究对象	21	报告纳入的研究对象的疾病严重程度分布	略,详见原文
		报告未纳入的研究对象的疾病严重程度分布	未提及
	22	报告实施待评价诊断方法和参考标准的时间间隔,以及研究期间采取的任何临床干预措施	同时实施两种诊断方法的检测
试验结果	23	比照参考标准,使用四格表展示待评价诊断方法的检测结果(或分布)	由于本研究主要目的是确定诊断界值,所以未列出四格表
	24	报告诊断准确性的估计结果及其精确度(如 95%CI)	略,详见原文
	25	报告实施待评价诊断方法或参考标准期间出现的任何不良事件	待评价诊断方法或参考标准为血液检测,不涉及不良反应

319

续表

报告条目	条目	报告建议	示例中的报告内容
讨论			
	26	研究的局限性,包括潜在的偏倚来源,统计的不确定性及外推性	研究存在一些局限性。本研究是一项横断面流行病学研究,没有长期随访,结果需更大样本的研究来证实。由于该研究是流行病学调查,混杂因素对结果的影响可能无法完全消除,如贫血等疾病,可能会影响 HbA1c 检测结果,但由于研究没有检测血细胞分类,无法调整该混杂因素的影响。此外,HbA1c 不能反映短期内血糖水平的变化,仅通过 HbA1c 水平诊断糖尿病可能会错过糖尿病病程 <3 个月的患者。因此,对研究结果进行解读时需要考虑这些局限性
	27	实际意义,包括待评价诊断方法的预期用途和临床作用	HbA1c 可作为单一诊断检测方法用于中国山东省 40 岁及以上社区成年人群新发糖尿病和糖尿病前期的诊断。对新发糖尿病的诊断界值为 6.3%,并且诊断价值较高,对于糖尿病前期的诊断界值为 5.9%,但诊断价值相对较低
其他信息			
	28	研究注册号及注册名称	未提及
	29	能够获取完整研究方案的地址	未提及
	30	研究经费和其他支持的来源;经费赞助者的角色	略,详见原文

（褚水莲　梁立荣）

参考文献

[1] BOSSUYT P M, REITSMA J B, BRUNS D E, et al. STARD 2015: an updated list of essential items for reporting diagnostic accuracy studies. Radiology, 2015, 277（3）:826-832.

[2] 朱一丹, 李会娟, 武阳丰. 诊断准确性研究报告规范（STARD）2015 介绍与解读. 中国循证医学杂志, 2016, 16（6）: 730-735.

[3] LIANG K, SUN Y, LI W J, et al. Diagnostic efficiency of hemoglobin A1c for newly diagnosed diabetes and prediabetes in community-based Chinese adults aged 40 years or older. Diabetes Technol Ther. 2014, 16（12）：853-857.

中英文名词对照

Ⅰ类错误 .... type Ⅰ error

Ⅱ类错误 .... type Ⅱ error

A

安慰剂对照 .... placebo control

安全性评价 .... safety

安全性评价数据集 ....safety set, SS

B

病例 - 队列研究 ....case-cohort study

病例参比式研究 .... case-base reference study

病例系列研究 .... case series study

病例交叉研究 ....case crossover study

暴露 ....exposure

暴露偏倚 ....unmasking bias

备择假设 .... alternative hypothesis

比例风险 ....proportional hazard

比值比 ....odds ratio, OR

变异性 ....variability

变量 .... variable

标准操作程序 ....standard operation procedure, SOP

标准化率 ....standardized rate

不良事件 ....adverse event, AE

不良反应 .... adverse reaction, ADR

322

变异系数 ....coefficient of variation，CV

病例报告表 .... case report form, CRF

标准诊断试验 .... standard diagnostic test

病情检查偏倚 ....work-up bias

C

巢式病例对照研究 ....nested case-control study

抽样调查 ....sampling survey

测量偏倚 .... measurement bias

成组序贯设计 .... group sequential design

错分偏倚 ....misclassification bias

次要结局 .... secondary outcome

测量 ....measurement

重复性 .... reproducibility

操作定义 .... operational definition

成本 - 效果 .... cost-effectiveness

成本 - 效益 .... cost-benefit

成本 - 效用 ....cost-utility

错误分类 ....misclassification

参考试验 ....reference test

参考试验偏倚 .... reference test bias

D

单纯病例研究 .... case only study

单纯随机抽样 .... simple random sampling

多阶段抽样 ....multistage sampling

德隆法 .... Delong method

动态随机化 .... dynamic randomization

单盲 .... single blinding

观察性偏倚 .... observation bias

观察性研究 .... observational study

公平 .... justice

H

横断面研究 .... cross-sectional study

患病率研究 .... prevalence study

回顾性队列研究 .... retrospective cohort study

回归 .... regression

回忆偏倚 .... recall bias

混杂 .... confounding

混杂偏倚 .... confounding bias

混杂因子 .... confounder

合并偏倚 .... incorporation bias

回归填补 .... regression imputation

J

金标准 .... gold standard

检出症候偏倚 .... detection signal bias

交叉设计 .... cross-over design

界值 .... margin

结局 .... outcome

剂量反应对照 .... dose-response control

加载试验 .... add-on trial

简单随机化 .... simple randomization

竞争风险 .... competing risk

精确度 .... precision

决定系数 .... coefficient of determination

疾病谱偏倚 .... spectrum bias

S

T

脱落..dropout

替代结局.. surrogate outcome

统计分析计划...........................statistical analysis plan, SAP

体重指数.......................................body mass index, BMI

体外膜肺氧合 ...extracorporeal membrane oxygenation, ECMO

特异度.. specificity, SPE

W

无应答偏倚..non-respondent bias

无效假设..null hypothesis

外部对照..external control

误差.. error

误诊率...................................... mistake diagnostic rate

X

选择偏倚.. selection bias

现患病例 - 新发病例偏倚...............prevalence-incidence bias

相对危险度..relative risk, RR

系统抽样.. systemic sampling

线性趋势..linear trend

信息偏倚..information bias

幸存者偏倚..survivorship bias

效力 .... efficacy

效能.. power

效应值..effect size

析因设计.. factorial design

相关系数..correlation coefficient

相关性.. relevant

系统误差 .... systematic error

协方差矩阵 .... covariance matrix

Y

优效性界值 .... superiority margin

阳性药物对照 .... active / positive control

严重不良事件 .... serious adverse event, SAE

有趣 .... interest

样本量 .... sample size

因果关系 ....causality

阳性似然比 .... positive likelihood ratio, LR+

阴性似然比 ....negative likelihood ratio, LR−

阳性预测值 .... positive predictive value, PV+

阴性预测值 .... negative predictive value, PV−

约登指数 .... Youden index, YI

预测值 ....predictive value, PV

验前概率 .... pre-test probability

验后概率 ....post-test probability

意向治疗 ....intention-to-treat, ITT

Z

诊断试验 ....diagnostic test

整群抽样 ....cluster sampling

正态分布 .... normal distribution

中心随机化系统 ....central randomization system

沾染偏倚 ....contamination bias

主要结局 ....primary outcome

诊断标准 .... diagnostic criteria

组内相关系数 ....intraclass correlation coefficient, ICC